实用临床综合护理

许 军◎编著

吉林科学技术出版社

图书在版编目（CIP）数据

实用临床综合护理/ 许军编著. -- 长春 :吉林科
学技术出版社, 2019.10
ISBN 978-7-5578-6233-6

Ⅰ．①实… Ⅱ．①许… Ⅲ．①护理学Ⅳ.①R47

中国版本图书馆CIP数据核字(2019)第233844号

实用临床综合护理
SHIYONG LINCHUANG ZONGHE HULI

出 版 人　李　梁
责任编辑　李　征　李红梅
书籍装帧　山东道克图文快印有限公司
封面设计　山东道克图文快印有限公司
开　　本　787mm×1092mm　1/16
字　　数　316千字
印　　张　13.5
印　　数　3000册
版　　次　2019年10月第1版
印　　次　2019年10月第1次印刷

出　　版　吉林科学技术出版社
发　　行　吉林科学技术出版社
地　　址　长春市福祉大路5788号出版集团A座
邮　　编　130000
发行部电话/传真　0431-81629529　81629530　81629531
　　　　　　　　　81629532　81629533　81629534
储运部电话　0431-86059116
编辑部电话　0431-81629508
网　　址　http://www.jlstp.net
印　　刷　山东道克图文快印有限公司

书　　号　ISBN 978-7-5578-6233-6
定　　价　98.00元

前　言

　　随着医学模式的改变,对临床疾病患者的护理已不仅仅局限于对身体状况的护理,而是扩展到心理护理,以及帮助患者重新适应社会等方面。这就要求广大临床医护人员不仅具备扎实的业务素质、丰富的护理学理论知识、娴熟的操作技能、细致的观察能力和敏锐的判断能力,而且还应通过对患者的正确评估,发现病人现有或潜在的生理、心理问题,以协助医师进行有效的治疗。

　　本书共八章,内容包括创伤患者的护理、颈部疾病患者的护理、乳房疾病患者的护理、胸部损伤患者的护理、呼吸系统疾病患者的护理、循环系统疾病患者的护理、消化系统疾病患者的护理、泌尿系统疾病患者的护理等内容。系统地阐述了临床外科、临床内科常见疾病的护理技术,内容详实,结构安排严谨,可作为临床护理人员的工具书参考使用。

　　由于时间仓促,书中难免有疏漏或不妥之处,敬请广大同道与读者提出宝贵意见,不胜感激。

编　者

目　录

第一章　创伤患者的护理

第一节　损伤

损伤是机体受到外界各种致伤因素作用所引起的皮肤、肌组织、骨、脏腑等组织结构破坏，及其所带来的局部和全身的反应。随着交通的发达和机械化程度的提高，损伤越来越多见，已经引起人们的高度重视。作为医务人员，应随时做好抢救伤员的准备。人体受到的致伤因素不同，发生的损伤种类也各不相同，如高温引起烧伤、低温引起冻伤、碾轧引起机械伤等。

【分类】

1.按致伤原因分类

(1)擦伤：常因皮肤与外界硬物或毛糙物摩擦而发生。

(2)刺伤：多由金属、木刺等尖锐物所致。伤口较小而深，长度不一，易发生厌氧菌感染。

(3)挫伤：多为钝器所致，常为浅表软组织的挫伤。

(4)扭伤：常发生于关节周围，是关节部位的某一侧受到过大的牵张力使关节异常扭转，致相关韧带、肌腱、肌损伤或撕裂。

(5)挤压伤：指机体大范围的皮下组织或肌组织受巨大暴力捻挫或长时间挤压所造成的损伤。

(6)震荡伤：多由爆炸产生的冲击波、形成的高压及高速气流引起胸腔、腹腔内脏器官及耳鼓膜损伤等。

(7)切割伤：多因锐器或边缘锐利的物体切割所致。

(8)撕裂伤：常由不同方向的力作用于组织而导致浅表和深部组织的撕脱与断裂。

(9)火器伤：如子弹或弹片所致。

2.按皮肤完整性分类

(1)闭合性损伤：损伤后皮肤或黏膜保持完整，如挫伤、扭伤和挤压伤。

(2)开放性损伤：损伤部位皮肤或黏膜有破损，如擦伤、刺伤和切割伤。

【损伤的修复及影响因素】

损伤后组织修复的基本方式是增生的细胞和细胞间质再生增殖、充填、连接或代替缺损的组织，理想的修复是组织缺损完全由原来性质的细胞修复，恢复原有的结构和功能。

影响组织修复的主要因素：

1.局部因素

主要有受伤局部血液循环是否良好、伤口处组织张力大小、伤口内有无异物存留和感染、清创是否彻底等。

2.全身性因素

包括年龄、全身状况好坏、有无慢性消耗性疾病、有无并发症以及是否长期应用类固醇激素等。若受伤部位血液循环良好、组织张力小、处理及时正确、年龄小、营养丰富,则有利于伤口的愈合;反之,血液循环差、伤口张力大且清创不彻底或继发感染、长期体弱多病、大剂量长期使用类固醇激素等,则导致伤口愈合延迟或不愈合。

【临床表现】

1.局部表现

(1)疼痛:其程度与受伤部位、伤情轻重、炎症反应强弱等因素有关。疼痛常于致伤部位最明显,活动时加剧,制动后减轻,其部位有指示受伤部位的意义,因此在诊断尚未明确前禁用吗啡等强镇痛剂,以免掩盖病情,造成误诊或漏诊。疼痛一般在伤后2～3日缓解,遇有疼痛不减或加重时应考虑伤口是否有感染、异物存留等。

(2)肿胀:由局部出血和(或)炎症渗出所致。可伴有发红、青紫,组织疏松和血管丰富部位尤其明显,有血肿形成时还可出现波动感。

(3)功能障碍:主要由组织结构的破坏、肿胀、疼痛或局部炎症引起,如骨折或脱位的肢体不能正常运动,脑外伤后发生意识障碍,创伤性气胸导致呼吸困难。

(4)伤口或创面:开放性损伤时局部皮肤或黏膜被破坏,伤口或创面的形状、大小、深浅与外力的性质、作用力大小等有关,常表现为出血、组织结构破坏甚至深部脏器脱垂。较深的伤口还可引起神经、血管、肌肉肌腱等的损伤以及泥沙、木刺或弹片等异物的残留。

2.全身表现

(1)体温增高:创伤性炎症反应所致的发热,患者体温一般不超过38.5℃,若有脑干损伤或继发感染则可出现高热。

(2)其他:如食欲不振、乏力、脉搏细速、血压偏低、尿量减少、体重减轻等,严重时引起创伤性休克甚至多器官衰竭。

【实验室及其他检查】

1.实验室检查

血常规和血细胞比容可判断失血或感染情况;尿常规可提示是否有泌尿系统损伤;电解质检查可分析水、电解质、酸碱平衡紊乱的情况。

2.穿刺和导管检查

胸腔穿刺可明确血胸或气胸;腹腔穿刺可证实有无内脏破裂、出血;中心静脉插管可监测中心静脉压。

3.影像学检查

X线、B超、CT等检查可明确损伤部位、性质、程度等。

【诊断要点】

损伤后的诊断需要明确其部位、性质、程度、全身改变以及是否有并发症,以指导临床治疗。

1.受伤史

详细了解受伤的原因、致伤物性质、作用力大小、作用部位、作用方式、受伤当时患者的姿势;伤后处理经过及时间。

2.体格检查

首先观察是否存在对生命构成威胁的因素,如心搏骤停、窒息、呼吸困难、内脏破裂等;仔细检查局部有无伤口、触痛、畸形、活动障碍、生理反射异常;开放性损伤患者必须仔细检查伤口形状、大小、深浅,有无血管、神经损伤以及伤口内有无异物残留等。

检查时应注意:遇有伤员较多时,应密切关注那些因昏迷、重度休克、窒息而不能呼救的"沉默者";对于危重情况不应单纯为了检查而耽误抢救时机;检查步骤应尽量简洁,动作轻柔,避免在检查中加重损伤;检查中注意仔细寻找比较隐蔽的损伤;对于一时难以诊断清楚的病例,应在对症处理的过程中密切观察,及早发现阳性表现。

【治疗要点】

1.急救

损伤后的救治必须是抢救组织管理和抢救技术的结合,使伤员及早得到合理而有效的救治。必须优先抢救的急症主要包括心搏骤停、呼吸骤停、窒息、大出血、张力性气胸和休克。整个救治工作应遵循保存生命第一、恢复功能第二、顾全解剖完整性第三的原则。

(1)快抢:使患者尽快脱离事故或灾害现场,避免继续或再次受伤。

(2)快救:首先确保患者生命的安全,重症损伤要从现场着手急救,因地制宜,选择抢救措施。

1)解除窒息,保持呼吸道通畅:尽快解开衣领,清除呼吸道异物、血块和分泌物;有舌后坠时应托起下颌,或将舌牵出口外固定;必要时可进行气管插管或气管切开,条件不具备时可用粗针头经环甲膜插入气管通气。

2)心搏、呼吸骤停者,立即实施口对口人工呼吸和胸外心脏按压。

3)立即有效止血:现场止血可根据具体情况选择:①指压法:用手指压迫动脉经过骨骼表面的部位,达到止血的目的;②加压包扎法:将灭菌的纱布或敷料覆盖伤口,外加纱布垫压迫,再以绷带加压包扎;③填塞法:先用1~2层大的无菌纱布覆盖伤口,以纱布条或绷带充填伤口中,再加压包扎;④止血带法:一般用于四肢大出血且加压包扎无法止血时。使用止血带时,接触面积应较大,以免造成神经损伤。

4)严密包扎伤口和保护脱垂的脏器:包扎后可以减轻疼痛、减少出血和感染。最常用的材料是绷带、三角巾、四头带和干净毛巾等。有脏器脱垂时,禁止现场直接送回体腔,可用碗或盆覆盖后包扎,以妥善保护。

5)改善呼吸功能:开放性气胸需要封闭胸壁伤口;多根、多处肋骨骨折时需控制反常呼吸;血胸或气胸患者必要时进行胸膜腔穿刺抽出气体或血液。

6)固定和制动:以减轻疼痛,避免骨折端损伤血管和神经,也有利于防止休克和安全转运。一般不进行现场复位,只是对骨折、关节伤、较重的软组织伤等进行暂时固定。

(3)快送:经过急救处理,待伤情稳定、呼吸好转、骨折固定、伤口包扎后,指定专人护送伤者到医院进一步治疗。运送途中患者的头部应与运行的方向相反,避免因惯性使脑缺血加重导致突然死亡。

2.进一步救治

需分清轻重缓急,采取有效措施,应在确保患者生命安全的前提下,最大限度地保存组织、器官、肢体的功能和解剖完整性。

(1)局部处理:闭合性损伤者若无内脏合并伤、大出血、血管或神经受压,多不需要特殊处理;合并有骨折或关节脱位时则需要及时复位、固定,并逐步进行功能锻炼;遇有内脏或颅脑损伤时,应根据病情进行相应处理。开放性损伤需要及早清创缝合,促进伤口愈合。如伤口已经明显感染,则必须通过换药使其尽快愈合。

(2)全身处理:损伤较重者需要积极抗休克,立即建立静脉通路,输入平衡盐液或血浆代用品,低血容量休克患者,可使用休克裤。保护重要脏器的功能、加强营养支持、预防继发性感染;小而深的开放性伤口还需预防破伤风的发生。

【常见护理诊断/问题】

1.体液不足

与损伤或失血过多有关。

2.疼痛

与组织结构破坏和损伤性炎症有关。

3.组织完整性受损

与开放性或闭合性损伤有关。

4.躯体移动障碍

与躯体或肢体受伤、组织结构破坏或剧烈疼痛有关。

5.潜在的并发症

伤口出血、伤口感染、创伤性休克、器官衰竭、脂肪栓塞等。

【护理措施】

1.维持有效循环血量

(1)止血:根据出血部位和性质的不同进行止血,止血带是临时控制四肢伤口出血的最有效方法,但拟作断肢再植术者不用止血带;抗休克裤有助控制下肢及骨盆大出血,兼顾固定下肢骨折,但头颈及胸部有损伤时禁用休克裤,以免加重局部出血。

(2)合理安置体位:损伤较重的患者除了卧床休息之外,尚应根据病情安置体位,如胸部损伤者给予半坐卧位以利于膈肌活动,改善患者的呼吸;适当抬高患肢以利于静脉血液回流,减轻局部肿胀。

(3)建立静脉通道和输液:迅速建立2～3条静脉,根据医嘱给予患者输液、输血或应用血管活性药物等;根据血压,安排输液种类和调整输液、输血速度以尽快恢复有效循环血量。

(4)密切观察病情:损伤患者尤其是合并内脏损伤者病情变化常较复杂,护理人员应注意观察患者的生命体征、意识、肢体感觉和运动、伤口、胸腹部及颅脑等情况,及时发现异常并报告医生进行处理。经积极抗休克仍不能有效维持血压时,须在抗休克同时做好手术准备。

2.缓解疼痛

(1)患处制动:对于疼痛较重、骨折、关节脱位的患者暂时制动,可以促进组织的修复。

(2)体位:多采取平卧位肢体受伤时应抬高患肢,有利于伤处静脉回流和减轻肿胀,从而减轻局部疼痛。

（3）镇静、止痛：根据疼痛强度，遵医嘱合理使用镇静、止痛药物，同时注意观察病情变化和药物的不良反应。但对于暂时诊断不明的病例，则禁止使用强止痛剂如吗啡、哌替啶等，以免掩盖病情，造成误诊或漏诊。

3.妥善护理伤口、促进组织修复

（1）开放性伤口的护理：协助医生处理伤口，包括清创、缝合、包扎和固定；抬高患肢，告知骨、关节创伤或神经、肌腱、血管修补术后患者需制动，非创伤部位需适当活动；观察伤口，健康肉芽组织可用等渗盐水或凡士林纱条覆盖，若肉芽突出伤口，可用 3% ～ 5% 氯化钠溶液湿敷；保持引流通畅。

（2）闭合性伤口的护理：如扭伤，24 小时内予以局部冷敷，以减少局部组织的出血和肿胀，24 小时后改用热敷，以促进血肿和炎症的吸收，并指导患者进行理疗、按摩和功能锻炼；密切观察病情变化，胸部损伤患者有呼吸急促时，应警惕是否发生气胸，腹部损伤患者出现腹部胀痛时，应警惕是否发生腹内脏器破裂或出血。

4.协助患者功能锻炼

损伤极易引起组织或器官的功能障碍而降低生活质量，因此在治疗和护理的过程中，不仅要修复损伤的组织器官，还要尽可能地恢复其生理功能。护士应积极向患者及其家属解释功能锻炼的意义和必要性，协助或指导患者早期活动和进行各部位的功能锻炼，防止因长期制动、肌肉萎缩、瘢痕挛缩等引起肢体活动障碍。

5.并发症的护理

（1）伤口出血：指意外损伤后 48 小时内发生的出血，应严密观察敷料是否被血液透湿和引流液的性质，患者有无面色苍白和脉搏细速等表现，若发现异常及时报告医生并采取紧急处理。

（2）伤口感染：损伤尤其是开放性损伤患者必须积极预防感染的发生，护理过程中应保持皮肤及伤口的清洁，加强营养，提高机体的抗感染能力。密切注意患者有无发热、咳嗽咳痰，伤口有无疼痛、红肿和渗液等。伤口感染轻、引流充分者不必使用抗生素，严重感染者则需及时作细菌培养和药物敏感试验，并遵医嘱应用有效抗生素，若伤口深、感染重、有异物存留时，必须注射破伤风抗毒素。

（3）挤压综合征：凡肢体受到重物长时间挤压致局部肌肉缺血、缺氧改变，继而引起肌红蛋白血症、肌红蛋白尿、高血钾和急性肾衰竭为特点的全身性改变，称为挤压综合征。①早期禁止抬高患肢和对患肢进行按摩和热敷；②协助医生切开减压，清除坏死组织；③遵医嘱应用利尿药和碳酸氢钠，防止肌红蛋白阻塞肾小管。

【健康指导】

（1）向患者和家属讲解易引起损伤的危险因素，介绍发生损伤时自救的常识。

（2）说明影响伤口愈合的因素、各项治疗措施的必要性。

（3）鼓励患者积极锻炼，增加饮食，加强营养，促进机体尽早康复。

第二节　烧伤

各种致热因子作用于机体后所引起的组织损伤统称为烧伤。引起烧伤的因素:热力烧伤、化学烧伤、电烧伤、放射线损伤等。通常烧伤多指单纯因热力,如火焰、热液、热蒸汽、热金属作用于机体后所引起的组织损伤。

【烧伤深度和面积的估计】

热力作用于机体后,其伤情与热力的温度及热力作用的时间有关。热力温度越高,作用的时间越长,则烧伤伤情越重。热力烧伤的严重程度主要取决于烧伤的面积和深度。此外,烧伤的原因、部位、有无合并伤及中毒、患者的年龄和健康状况,亦会明显影响烧伤的预后。

1.烧伤深度估计

一般按国际通用的三度四分法进行判断。

2.烧伤面积的估计

成年人的体表面积为 $1.5\sim2m^2$,为了方便起见,在计算烧伤面积时常将人体体表面积按100%计。常用烧伤面积的估算方法:

(1)中国新九分法:将人体各部位分别定为若干个9%。小儿因头部相对较大,下肢相对较小,计算方法稍加修改。

(2)手掌法:患者五指并拢后其手掌面积为全身总面积的1%。此法测量简便,主要用于散在的小面积烧伤的估算。

计算烧伤面积时应注意问题:计算结果取整数,四舍五入;Ⅰ度烧伤面积不计算在内;呼吸道烧伤应特别标明。

【治疗要点】

包括现场急救、防治休克、创面处理和防治感染。

1.急救

烧伤后急救的方法和措施直接影响治疗和预后,因此在现场应正确实施急救。

(1)迅速使伤员脱离热源:迅速扑灭伤员身上的火焰或协助脱掉着火的衣服,可用冷水冲淋、跳入水中、浸湿的毯子包裹、就地翻滚压灭火焰等。忌奔跑呼叫,以免火借风势,烧伤头面部和呼吸道。油污着火时切忌跳入水中,以避免伤员头部露出水面时造成面部烧伤。热液浸湿的衣裤,用冷水降温后剪开或撕开,禁止强行拉扯,以免剥脱烧伤的皮肤组织。可用冷水浸泡受伤肢体或冷敷烧伤部位,减轻局部组织肿胀、疼痛和防止热力继续向深部组织渗透而使烧伤加重。

(2)保持呼吸道通畅:火焰、烟雾可致呼吸道烧伤,注意保持呼吸道通畅,必要时及时气管插管或气管切开,给予氧气吸入。合并 CO 中毒时应将伤者移至空气流通处,并及时给氧。

(3)保护创面:用清洁的布单或衣物包扎创面,避免污染。避免用有色药物涂抹,以免影响烧伤深度的判断。烧伤后局部有水疱时注意进行保护,避免弄破,防止造成创面感染。

(4)镇静止痛:安慰和鼓励患者,使其情绪稳定,诊断明确后可以酌情使用镇痛止痛剂。呼吸道烧伤、小儿患者以及合并颅脑损伤时禁止使用吗啡类制剂,以免抑制呼吸。

此外注意有无合并伤,对大出血、开放性气胸、颅脑损伤、骨折等施行相应的急救。

2.抗休克

液体疗法是防治休克的主要措施。早期应镇静、止痛,防止发生神经源性休克;之后应积极补液,扩充血容量,防止低血容量性休克。

(1)补液种类:①晶体液:首选平衡盐溶液,其次为等渗盐水,必要时补充 5％碳酸氢钠;②胶体液:首选血浆以补充渗出的血浆蛋白,也可用全血或血浆代用品,但血浆代用品用量不宜超过 1000ml;③水分:5％或 10％葡萄糖溶液。

(2)补液量:包括烧伤失液量和生理需水量两部分。烧伤失液量根据Ⅱ度和Ⅲ度烧伤面积估算,主要补充晶体和胶体。

1)补充晶体和胶体的量:烧伤后第一个 24 小时补液量为每 1％Ⅱ度、Ⅲ度烧伤面积每千克体重应补含胶体和晶体液 1.5ml(儿童 1.8ml、婴幼儿 2.0ml)。即:补充晶体和胶体液的量一烧伤面积(％)×体重(kg)×1.5ml(儿童 1.8ml、婴幼儿 2.0ml);第二个 24 小时所需补充晶体和胶体液的量为第一个 24 小时的 1/2。胶体和晶体液之比为 1:2,广泛深度烧伤其比例应为 1:1。

2)每日补充生理需水量:成人 2000ml,儿童 60～80ml/kg,婴幼儿 100ml/kg,常用 5％或 10％的葡萄糖溶液。

(3)补液方法:应掌握先快后慢的原则,晶体和胶体 1/2 应在烧伤后 8 小时内输完,另 1/2 在后 16 小时内输完;水分在 24 小时内均匀输入。晶体、胶体、水分要交替输入,特别要注意避免一开始就输入大量的不含电解质的液体(如 5％葡萄糖溶液),以免加重低钠血症,导致脑水肿,尤其是幼儿患者。

3.创面处理

创面处理的原则是保护创面、减轻损害和疼痛、防治感染。

(1)初期处理:目的是清除创面上沾染的异物和细菌,包括修剪掉创面周围的毛发,擦洗其周围正常的皮肤,拭去创面上的黏附物,以无菌生理盐水或消毒液冲洗创面直至清洁。Ⅰ度烧伤无须处理,如烧灼感重时可涂牙膏减轻疼痛。Ⅱ度烧伤清创后,如水疱皮肤完整应予保存,只需用无菌注射器抽出内液,如水疱已破裂应清除水疱皮。

(2)创面包扎与暴露:包扎主要适用于四肢、不合作者或门诊患者的Ⅱ～Ⅲ度烧伤,以达到保护创面、减少污染、吸收渗液能院外治疗的目的。包扎时应注意从肢体远端开始并适当加压,手指间分开包扎,以免指缝间发生糜烂,患肢适当抬高,关节置于功能位,密切观察,定期换药。暴露疗法适用于Ⅲ度、特殊部位(头面部、颈部、会阴部)烧伤以及特殊感染的创面(铜绿假单胞菌感染、真菌感染等)。暴露疗法的优点是便于随时观察创面情况、节省敷料、免除换药时的痛苦。全身多处烧伤者可采用包扎和暴露相结合的方法。

(3)感染创面的处理:对于创面的脓性分泌物可选用湿敷、半暴露疗法,使感染创面生长新鲜的肉芽组织,以利植皮或自行愈合。创面用药原则为一般的化脓性感染用呋喃西林、苯扎溴铵等;铜绿假单胞菌感染创面有绿色脓液、坏死组织较多,在细菌培养证实后选用乙酸、苯氧乙醇等。

(4)焦痂的处理:Ⅲ度烧伤后形成的焦痂是一层坚硬的凝固坏死组织。在焦痂溶解时可产生毒素并助长细菌繁殖,增加败血症发生的机会。因此,治疗时应保持焦痂的干燥,可以碘伏涂抹,每4小时一次。原则上,深度烧伤宜采用暴露疗法,在48~72小时内开始手术切痂和植皮。面积越大,越应采取积极措施,及早去除痂壳,植皮覆盖创面。

4.防治感染

烧伤发生感染可引起脓毒症,后果极为严重。致病菌主要为来自创面的金黄色葡萄球菌、铜绿假单胞菌、大肠埃希菌、厌氧菌等。

(1)正确使用抗菌药:抗菌药的选用应遵循针对性强、用药及时、停药果断的原则。严重感染患者可先合理选用两种抗菌药物联合抗感染,待细菌培养和药敏试验结果出来后再调整用药。

(2)清除感染源:认真处理创面,清除坏死组织,局部可应用1%磺胺嘧啶银霜或溶液、碘伏处理,污染较重的创面还需注射破伤风抗毒素。

(3)支持治疗:由于患者长时间处于高代谢状态,导致负氮平衡,全身营养状况和抵抗力低下,创面延迟愈合,因此应尽可能经胃肠道补给高热量、高蛋白、高维生素、易消化饮食,必要时给予肠内、肠外营养支持。

【常见护理诊断/问题】

1.有窒息的危险

与吸入性呼吸道烧伤有关。

2.体液不足

与烧伤后创面渗出大量血浆样液体有关。

3.皮肤完整性受损

与烧伤导致皮肤组织破坏有关。

4.营养失调:低于机体需要量

与烧伤后机体处于高分解状态和摄入不足有关。

5.自我形象紊乱

与烧伤后局部瘢痕形成、肢体畸形、活动障碍有关。

6.潜在并发症

感染、应激性溃疡等。

【护理措施】

1.维持有效呼吸

吸入性损伤后由于水肿和组织破坏,易引起呼吸困难或窒息,对生命构成威胁。护理过程中必须及时清理呼吸道分泌物,保持呼吸道通畅;鼓励患者深呼吸和咳嗽咳痰,协助其翻身并拍背;痰液黏稠不易咳出时,可进行超声雾化吸入;中、重度呼吸道烧伤患者多有不同程度缺氧,用鼻导管或面罩给氧;必要时气管插管、切开或机械辅助。

2.迅速纠正血容量不足和休克

首先尽快建立静脉通路,低血容量时由于静脉塌陷常使末梢静脉穿刺困难,必要时可进行大隐静脉切开或中心静脉穿刺。静脉补液必须尽早实施、加强监测,原则为先晶后胶、先盐后糖、先快后慢。补液观察:因为烧伤患者的伤情和机体条件差别,补液的效果往往不同,所以必须密切观察补液反应,及时调整补液方案。反映血容量不足的表现:口渴;尿量少,每小时不足30ml;脉搏快;血压低或脉压差小;肢体浅静脉或甲下毛细血管不易充盈;患者烦躁不安;中心静脉压偏低等。有上述表现时,可加快输液,病情好转后减慢。

3.加强创面护理

目的是保护创面、防治感染、促进愈合,最大限度恢复功能。

(1)包扎疗法的护理:①选用吸水性能好的敷料;②保持敷料干燥,除非敷料浸湿、有异味或有感染迹象,不必经常换药,以免损伤新生上皮。如创面感染,应及时清除脓性分泌物,勤换敷料;③伤口包扎压力均匀,及时观察肢体末梢血液循环情况,抬高肢体,减轻局部肿胀;④保持关节功能位,以防关节功能障碍和畸形。

(2)暴露疗法的护理:重点是保持创面干燥,促使创面结痂并保持痂皮或焦痂的完整,防止细菌及真菌感染。严格执行消毒隔离制度,防止交叉感染;保持室温在26~28℃,湿度60%~80%。①保持创面干燥,随时用无菌吸水敷料或棉签吸净创面渗液,必要时用红外线灯照射以促进创面干燥;②焦痂可用5%~10%磺胺嘧啶银软膏每日2~3次或2%~4%碘酒每日2~4次;③根据病情合理安置患者体位,定时翻身或使用烧伤专用翻身床,避免创面长期受压;④适当约束肢体,以防抓伤或擦伤暴露部;⑤使用烧伤湿润膏时,涂药厚度一般1~2mm,充分暴露创面,3~4小时换药一次,每次涂药前将前次药物及创面分泌物清除干净后,再重新涂药,直到愈合。

4.特殊烧伤部位的护理

(1)眼部烧伤:眼睑水肿轻度外翻不能回纳时,应予以保护,可用抗生素眼膏或生理盐水湿纱布覆盖;经常清除眼周围创面的渗出物及眼分泌物,按医嘱正确使用各种抗生素眼药水、眼药膏,防止感染。

(2)耳部烧伤:及时用无菌棉签清除积聚在耳郭内的分泌物;外耳道烧伤时要保持外耳道引流通畅,每日可先用3%过氧化氢溶液冲洗,轻轻拭干,必要时可置纱条引流。

(3)口鼻腔烧伤:保持鼻腔清洁,去除鼻腔尘埃及痂皮,有分泌液流出时,应及时用棉签吸干,过多时可用吸引器轻轻吸出;口唇及口腔黏膜烧伤时,要保持唇周局部创面干燥及口唇湿润(用冷开水棉球湿润),进餐宜用小汤匙防止损伤唇周创面及食物残渣污染创面,每次进食后需行口腔护理。

5.营养支持护理

烧伤患者呈高代谢状态,应补充足够的热量、蛋白质和维生素。根据患者饮食习惯,合理安排饮食。除休克患者外尽量鼓励患者经口进食。对进食困难或昏迷患者可给予管饲饮食,必要时通过静脉补充营养,提高机体的抵抗力。

6.心理护理

加强与患者的沟通,使其情绪稳定,正确面对烧伤以及由此引发的畸形、伤残等后遗症;对需要多次植皮的患者更应做好解释和护理工作,使其树立战胜疾病的信心,积极地配合治疗和护理。

7.并发症的护理

(1)感染:①采取保护性隔离措施,严格实施消毒灭菌制度和烧伤病房管理规定,保持床单、患者用具和病房的清洁,定时消毒病房空气,防止交叉感染;②做好口腔和会阴部护理,防止创面污染;③加强各种治疗性导管护理,严格无菌操作;④尽早、足量、联合交替使用抗菌药;⑤密切监测感染征象,注意观察创面色泽、渗液、肿胀、气味及痂下积脓等情况,如出现局部创面萎陷、肉芽色暗无光泽,坏死组织增多,并出现出血或淤血斑点,提示有创面脓毒症;⑥头面部和呼吸道烧伤的患者应保持口鼻腔清洁、呼吸道湿润和通畅,以避免肺部感染;⑦定时翻身,保持床单位干燥、整洁,避免局部长期受压而发生压疮。

(2)应激性溃疡:大面积烧伤后由于应激性溃疡,可引起上消化道出血,一般出现在烧伤后一周左右。有效抗休克和控制脓毒症是最好的预防方法。

【健康指导】

(1)加强防火安全教育及灭火、自救知识。

(2)与患者及其家属共同制定长期康复计划,协助和指导功能锻炼。

(3)鼓励并协助患者参与家庭和社会活动,提高其自理能力。

第三节　清创与换药

清创术是针对受到不同程度污染的开放性伤口所进行的处理工作,根据伤口受到污染程度的不同分为清洁伤口、污染伤口和感染伤口,后两者常需要用清创和换药的方法进行处理。由于清创时常需借助某些器械并扩大创口,因此又称为扩创术。

一、清创术

【目的】

清创术是处理开放性伤口最重要、最基本和最有效的手段,通过清创可以达到以下目的:

(1)查明伤情,以便做出明确诊断并为处理伤口做好准备。

(2)彻底止血,清除伤口内异物及污染组织。

(3)使污染伤口转变为清洁伤口,开放伤变为闭合伤。

(4)修复破损的神经、血管以及组织器官。

【步骤】

清创需在适当麻醉下进行。其步骤如下:

1.认真消毒伤口及其周围皮肤

以无菌敷料覆盖伤口后用洗手刷或棉球蘸肥皂液洗净伤口周围皮肤,局部有毛发者先剃毛,有油污时可用汽油等脱尽;然后揭去覆盖伤口的敷料,用大量生理盐水或苯扎溴铵反复冲洗伤口,冲走异物、血块、离散的坏死组织等;擦干后皮肤用碘酒、酒精消毒,铺无菌巾。

2.彻底清理伤口

由浅入深探查伤口情况,必要时可扩大创口。剪去创缘1~2mm的皮肤,充分显露创口,清除异物、血块、组织碎片以及失活的组织,咬除明显污染的骨断端,大块游离的骨片清洗后放回原处。由于皮下组织抗感染能力弱,清创时应适当多切除。清创、止血结束后,以无菌生理盐水再次冲洗伤道。

3.仔细修复损伤组织

修复前应重新铺消毒巾,更换手套和用过的手术器械,根据各种组织的特点进行修复。神经、血管、肌腱等须待病情稳定后接受专科处理。

【注意事项】

1.时间要求

受伤后早期细菌只是黏附在伤口表面,用一般的方法即可达到清创目的。随着在伤口表面停留的时间延长,细菌将大量生长繁殖、产生毒素,引起组织的感染。因此,损伤后清创越早效果越好,一般伤口要求在伤后6~8小时内实施;若伤口污染轻、坏死组织少、局部血运良好、伤后早期即进行了包扎,清创时间可延长到伤后12小时;头皮损伤后由于其血运丰富、抗感染能力强,清创时间甚至可延至伤后72小时,效果仍较满意。

2.操作要求

(1)一般应待休克纠正后再进行清创,若伤口不处理无法控制休克时,则须在快速扩容的同时,紧急清创、止血。

(2)严格无菌操作,即使伤口污染较重,仍然需要按无菌技术进行。

(3)动作轻柔,避免进一步加重组织的损伤和患者的痛苦。

(4)选择合适的麻醉方法,如上肢损伤选用臂丛神经麻醉、下肢损伤选用腰麻等。

(5)清创彻底,以利组织愈合和预防感染。重要的神经、血管、肌腱尽可能保存,争取一期缝合,如条件不允许,则除血管必须吻合外,神经、肌腱宜待伤口长好后,再择期二期修复。

【护理措施】

(1)密切观察伤口情况:包括伤口引流、敷料有无脱落或被渗液湿透、伤口有无疼痛、红肿等。

(2)安置合适的体位:骨、关节损伤或神经、肌腱、血管修补者,除患处固定、制动外,适当抬高患肢,以利于引流,减轻肢体肿胀。

(3)遵医嘱使用抗生素和破伤风抗毒素,预防感染和破伤风的发生。

(4)术后指导患者进行功能锻炼,促进功能恢复,防止肌肉萎缩和关节僵硬等并发症的发生。

二、换药

换药是外科最常用的治疗技术,又称为更换敷料,是指对创伤或手术后的伤口进行敷料更换,促进伤口愈合和防止并发症的过程。

【目的】

(1)动态观察伤口的生长和愈合情况。

(2)保持伤口引流通畅。

(3)及时清除伤口内的异物、脓液和过盛的肉芽组织,防止附加损伤和污染。

(4)为促进伤口愈合提供良好的局部条件。

【步骤】

伤口换药在床旁及换药室进行,患者体位以舒适和便于操作为宜,较大的换药一般取卧位,防止患者虚脱。换药时动作应轻柔,态度要和蔼,以减轻患者的痛苦。

1.换药的准备

(1)操作者的准备:换药前操作者应戴好口罩和工作帽,认真用肥皂或流动水洗净双手。

(2)物品准备:根据伤口类型准备相应物品,如换药碗或弯盘、组织镊、剪刀、纱布或绷带、碘酊乙醇棉球、冲洗伤口的药液,必要时需备探针、刮匙等。

(3)患者准备:向患者解释清楚换药的目的、程序以及可能出现的不适,取得其合作;放好屏风;患者身体下面铺油布,以防消毒液湿透患者的被褥;协助患者取舒适的体位,并充分显露换药部位以便于操作。

2.去除伤口原有的敷料

其操作方法是由内向外撕开胶布,顺伤口的长轴方向慢慢取下敷料,防止用力揭开,引起疼痛、渗血或肉芽组织损伤。内层敷料与伤口黏合较紧时,需要用无菌等渗盐水浸透再揭开,揭掉的污染敷料应放入污物桶内。

3.清洁、消毒和处理伤口

(1)清洁伤口换药:揭去敷料,观察伤口情况,无感染者则用乙醇棉球擦拭伤口和缝线,然后由内而外消毒伤口周围的皮肤,再以无菌敷料覆盖即可。若伤口有疼痛、红肿或少量渗液提示有感染的迹象,需要用换药镊夹破脓点,乙醇敷料覆盖;明显感染的伤口则拆除部分或全部缝线,按感染伤口处理。

(2)感染伤口换药:浅部感染伤口以酒精棉球消毒伤口周围皮肤,除去伤口表面脓苔,然后以0.1%氯己定(洗必泰)、过氧化氢溶液的拧干棉球清洗。遇有创面较大、久治不愈而肉芽组织鲜红的伤口,可选择点状植皮促进愈合。深部感染伤口换药时要求保持引流通畅,防止表皮组织过早长拢。每次换药时应探查伤口的深度,清除伤口内的脓液,疑有厌氧菌感染时需用过氧化氢溶液反复冲洗。为刺激肉芽组织生长,可用换药镊搔刮创缘使其少量出血,然后放置凡士林或收锁液纱布条引流。

(3)无菌辅料覆盖伤口:彻底处理伤口后,用70%乙醇再次消毒周围皮肤一次,以无菌纱布覆盖创面或伤口,胶布或绷带固定。

换药次数以伤口情况和伤口分泌物多少而定。一般清洁伤口在缝合后2～3天换药一次,直到伤口愈合后拆线;化脓性伤口脓液较多时应每天换药一次或随时换药;分泌物不多、肉芽组织生长良好的伤口2～3天换药一次。

第二章　颈部疾病患者的护理

第一节　甲状腺功能亢进

甲状腺功能亢进(hyperthyroidism),简称甲亢,是由各种原因引起循环中甲状腺素异常增多而出现以全身代谢亢进为主要特征的内分泌疾病。

【病因与发病机制】

目前多数认为原发性甲亢是一种自身免疫性疾病,其淋巴细胞产生的两类 G 类免疫球蛋白,即"长效甲状腺激素"和"甲状腺刺激免疫球蛋白"能抑制垂体前叶分泌 TSH,并与甲状腺滤泡壁细胞膜上的 TSH 受体结合,导致甲状腺分泌大量甲状腺素。继发性甲亢和高功能腺瘤的发病原因也未完全明确,患者血中长效甲状腺刺激激素等的浓度不高,可能与结节本身自主性分泌紊乱有关。

【临床表现】

轻重不一,典型表现有甲状腺激素分泌过多综合征、甲状腺肿及眼征 3 大主要症状。

1.甲状腺激素分泌过多综合征

由于甲状腺激素分泌增多和交感神经兴奋,患者可出现高代谢综合征和各系统功能受累,表现为性情急躁、易激惹、失眠、双手颤动、疲乏无力、怕热多汗、皮肤潮湿;食欲亢进却体重减轻、肠蠕动亢进和腹泻;内分泌紊乱(月经失调和阳痿);心悸、脉快有力(脉率常在 100 次/分以上,休息与睡眠时仍快)、脉压增大(主要由于收缩压升高)。其中脉率增快及脉压增大尤为重要,常作为判断病情程度和治疗效果的重要指标。少数患者伴有胫前黏液性水肿。

2.甲状腺肿大

原发性甲亢呈弥漫性、对称性肿大,无压痛,多无局部压迫症状。甲状腺扪诊可触及震颤,听诊闻及血管杂音。

3.眼征

典型者双侧眼球突出、眼裂增宽。严重者上下眼睑难以闭合;瞬目减少;眼向下看时上眼睑不随眼球下闭;上视时无额纹出现;两眼内聚困难等。

【治疗要点】

目前普遍采用的 3 种疗法:抗甲状腺药物治疗、放射性碘治疗和手术治疗。甲状腺大部切除术是目前对中度以上甲亢最常用而有效的外科治疗方法,能使 90%～95% 的患者获得痊愈。主要缺点是有一定的并发症和 4%～5% 的患者术后复发,也有少数患者术后发生甲状腺功能减退。

手术适应证:①继发性甲亢或高功能腺瘤;②中度以上的原发性甲亢;③腺体较大,伴有压迫症状,或胸骨后甲状腺肿等类型的甲亢;④抗甲状腺药物或131I治疗后复发者或坚持长期用药困难者。此外,甲亢对妊娠可造成不良影响(流产、早产等),而妊娠又可能加重甲亢,故妊娠早、中期的甲亢患者凡具有上述指征者仍应考虑手术治疗。

手术禁忌证:①青少年患者;②症状较轻者;③老年患者或有严重器质性疾病不能耐受手术治疗者。

【常见护理诊断/问题】

1.焦虑

与交感神经功能亢进、环境改变、担心手术及预后有关。

2.清理呼吸道无效

与咽喉部及气管受刺激、分泌物增多及切口疼痛有关。

3.潜在并发症

呼吸困难和窒息、喉返神经损伤、喉上神经损伤、手足抽搐、甲状腺危象等。

4.营养失调:低于机体需要量

与甲亢所致代谢需求显著增高有关。

【护理措施】

1.术前护理

充分而完善的术前准备和护理是保证手术顺利进行和预防术后并发症的关键。

(1)休息与心理护理:了解患者心理状态,有针对性地与患者沟通,消除顾虑和恐惧心理,避免情绪激动;尽量限制访客,避免过多外来刺激;保持病房安静,指导患者减少活动,适当卧床,以免体力消耗。精神过度紧张或失眠者,适当应用镇静剂或安眠药物。告之患者晨测基础代谢率的注意事项。

(2)用药护理:通过药物使患者基础代谢率降低,是甲亢患者手术准备的重要环节,常用的方法有:

1)单用碘剂:①常用的碘剂:复方碘化钾溶液口服,每日3次,第1日每次3滴,第2日每次4滴,依此逐日每次增加1滴至每次16滴,然后维持此剂量。服药2~3周后甲亢症状得到基本控制后,便可进行手术。②服用方法:由于碘剂可刺激口腔和胃黏膜,引起恶心、呕吐、食欲减退等不良反应,因此,可指导患者在用餐时将碘剂滴在馒头或饼干上同服,或于饭后用冷开水稀释后服用。③碘剂的作用:抑制蛋白水解酶,减少甲状腺球蛋白的分解,从而抑制甲状腺素的释放,有助避免术后甲状腺危象的发生。但由于碘剂不能抑制甲状腺素合成,一旦停服,贮存于甲状腺滤泡内的甲状腺球蛋白大量分解,将使原有甲亢症状重新出现、甚至加重。故碘剂不能单独治疗甲亢,仅用于手术前准备,凡不拟行手术治疗的甲亢患者均不宜服用碘剂。

2)抗甲状腺药物:先用硫脲类药物,待甲亢症状基本控制后停药,再单独服用碘剂1~2周后再行手术。由于硫脲类药物能使甲状腺肿大充血,手术时易发生出血,增加手术困难和危险;而碘剂能减少甲状腺的血流量,减少腺体充血,使腺体缩小变硬,因此服用硫脲类药物后必须加用碘剂。在此期间应严密观察用药的效果与不良反应。

3)普萘洛尔:对于不能耐受碘剂或硫脲类药物,或对此两类药物不能耐受或无反应的患者。单用普萘洛尔或与碘剂合用做术前准备，每 6 小时服药 1 次，每次 20～60mg，一般服用 4～7 日后，使脉率降至正常水平时，即可实施手术。由于普萘洛尔半衰期不到 8 小时，故最末 1 次须在术前 1～2 小时服用，术后继续口服 4～7 日。此外，术前禁用阿托品，以免引起心动过速。

术前准备成功的标准：患者情绪稳定，睡眠好转，体重增加，脉率稳定在每分钟 90 次以下，脉压恢复正常，基础代谢率＋20％以下，腺体缩小变硬。

（3）饮食护理：给予高热量、高蛋白质和富含维生素的食物加强营养支持，保证术前营养；给予足够的液体摄入以补充出汗等丢失的水分，但有心脏疾病患者应避免大量摄入水，以防水肿和心力衰竭。禁用对中枢神经有兴奋作用的浓茶、咖啡等刺激性饮料，戒烟、酒，勿进食富含粗纤维的食物以免增加肠蠕动导致腹泻。每周测体重一次。

（4）眼睛护理：对于原发性甲亢突眼患者要注意保护眼睛，常滴眼药水。外出戴墨镜或眼罩以免强光、风沙及灰尘刺激；睡前用抗生素眼膏敷眼，戴黑眼罩或以油纱布遮盖，以免角膜过度暴露后干燥受损，发生溃疡。

（5）术前准备：术前教会患者头低肩高体位，可用软枕每日练习数次，使机体适应手术时颈过伸的体位，以适应手术时体位改变；指导患者深呼吸，学会有效咳嗽的方法，有助于术后保持呼吸道通畅；术前 12 小时禁食，4 小时禁水。患者接往手术室后备麻醉床，床旁备引流装置、无菌手套、拆线包及气管切开包等。

2.术后护理

（1）体位和活动：术后取平卧位，待血压平稳或全麻清醒后取半坐卧位，以利呼吸和引流。指导患者在床上变换体位、起身、咳嗽时可用手固定颈部以减少震动。术后第 2 天床上坐起，或弯曲颈部时，将手放于颈后支撑头部重量，并保持头颈部于舒适位置；术后 2～4 天或以后，进行颈部肌肉功能锻炼，防止切口挛缩。

（2）引流管护理：术野常规放置橡皮片或胶管引流并接负压吸引器 24～48 小时，局部冰袋冷敷 24 小时。注意观察引流液的量和颜色，保持引流通畅，及时更换浸湿的敷料，估计并记录出血量。

（3）病情观察：①监测生命体征，尤其是脉率、体温变化，警惕甲状腺危象发生；②观察切口敷料渗血情况，及时更换浸湿的敷料；③有无音调降低或声音嘶哑；④进流质饮食后，有无呛咳和误咽；⑤有无面部、唇部或手足部针刺样麻木感或强直感；⑥保持呼吸道通畅，注意避免引流管阻塞导致颈部积血、形成血肿压迫气管而引起呼吸不畅。

（4）饮食与营养：术后清醒患者，即可给予少量温水或凉水。若无呛咳、误咽等不适，可逐步给予便于吞咽的微温流质饮食，注意过热可使手术部位血管扩张，加重创口渗血。以后逐步过渡到半流质和软食。甲状腺手术对胃肠道功能影响很小，只是在吞咽时感觉疼痛不适，应鼓励患者少量多餐，加强营养，促进切口愈合。

（5）术后并发症的观察与护理

1）呼吸困难和窒息：是最危急的并发症，多发生于术后 48 小时内。常见原因：①切口内出血压迫气管；②喉头水肿；③气管塌陷；④痰液堵塞气道；⑤双侧喉返神经损伤。表现为进行性呼吸困难、烦躁、发绀、甚至窒息；可有颈部肿胀、切口渗出鲜血等。对于血肿压迫所致呼吸困难和窒息，须立即进行床边抢救，剪开缝线，敞开伤口，迅速除去血肿，结扎出血的血管。若呼吸仍无改善则行气管切开、给氧,待病情好转,再送手术室做进一步检查、止血和其他处理。喉头水肿者立即应用大剂量激素如地塞米松 30mg 静脉滴入。呼吸困难无好转时,行环甲膜穿刺或气管切开。痰液堵塞者及时排痰。

2)喉返神经损伤:大多数是手术处理甲状腺下极时损伤,喉返神经被切断、缝扎、钳夹或牵拉过度,少数是由于血肿压迫或瘢痕组织的牵拉引起。钳夹、牵拉或血肿压迫所致操作多为暂时性,经理疗等及时处理后,一般在 3~6 个月内可逐渐恢复。一侧喉返神经损伤可由健侧声带向患侧过度内收而代偿,但不能恢复原音色;切断、缝扎会引起永久性损伤。双侧喉返神经损伤可导致失声或严重的呼吸困难,甚至窒息,需立即作气管切开。

3)喉上神经损伤:多在处理甲状腺上极时损伤喉上神经内支(感觉)或外支(运动)所致。若损伤外支,可使环甲肌瘫痪,引起声带松弛、声调降低;损伤内支,则使喉部黏膜感觉丧失,患者进食特别是饮水时,丧失喉部的反射性咳嗽,易发生误咽或呛咳,应协助患者取坐位进半流质饮食,一般于术后经理疗后数日可恢复正常。

4)手足抽搐:手术时甲状旁腺被误切除、挫伤或其血液供应受累,致甲状旁腺功能低下、血钙浓度下降、神经肌肉应激性显著提高,引起手足抽搐。多于术后 1~3 日出现。多数患者症状轻且短暂,仅有面部、唇部或手足部的针刺感、麻木感或强直感,经 2~3 周后,未受损伤的甲状旁腺增生、代偿,症状可消失。严重者可出现面肌和手足伴有疼痛的持续性痉挛,每日发作多次,每次持续 10~20 分钟或更长,甚至可发生喉和膈肌痉挛,引起窒息死亡。预防的关键在于切除甲状腺时注意保留腺体背面的甲状旁腺。护理措施:①适当限制肉类、乳品和蛋类等食品,因其含磷较高,影响钙的吸收。多吃绿叶蔬菜、豆制品和海味等高钙低磷食物。②症状轻者口服葡萄糖酸钙或乳酸钙 2~4g,每日 3 次。③症状较重或长期不能恢复者,可加服维生素 D3,每日 50000~100000U,以促进钙在肠道内的吸收。④抽搐发作时,立即遵医嘱静脉注射 10% 葡萄糖酸钙或氯化钙 10~20ml。⑤每周测血钙和尿钙一次。

5)甲状腺危象:是甲亢术后的严重并发症,其发生原因可能与术前准备不足、甲亢症状未能很好控制及手术应激有关。表现为术后 12~36 小时内出现高热(>39℃)、脉快而弱(>120 次/分)、大汗、烦躁不安、谵妄,甚至昏迷,常伴有呕吐、水泻。若不及时处理,可迅速发展至虚脱、休克、昏迷甚至死亡。甲亢患者基础代谢率降至正常范围后再手术,是预防甲状腺危象的关键。护理措施:术后早期加强巡视和病情观察,一旦发生危象,立即通知医师予以处理:①碘剂:口服复方碘化钾溶液 3~5ml,紧急时将 10% 碘化钠 5~10ml 加入 10% 葡萄糖 500ml 中静脉滴注,以降低循环血液中甲状腺的水平。②氢化可的松:每日 200~400mg,分次静脉点滴,以拮抗应激反应。③肾上腺能阻滞剂:利血平 1~2mg,肌内注射;或普萘洛尔 5mg,加入葡萄糖溶液 100ml 中静脉滴注,以降低周围组织对甲状腺素的反应。④镇静剂:常用巴比妥钠 100mg 或冬眠合剂Ⅱ号半量肌内注射,每 6~8 小时 1 次。⑤降温:用退热、冬眠药物或物理降温等综合措施,保持患者体温在 37℃左右。⑥静脉输入大量葡萄糖溶液。⑦给氧:减轻组织缺氧。⑧心力衰竭者,加用洋地黄制剂。⑨保持病室安静,避免刺激。

(6)特殊药物的应用:甲亢患者术后继续服用复方碘化钾溶液,每日 3 次,以每次 16 滴开始,逐日每次减少 1 滴,至每次 3 或 5 滴停止。年轻患者术后常口服甲状腺素,每日 30~60mg,连服 6~12 个月,以抑制促甲状腺激素的分泌和预防复发。

【健康指导】

1.康复与自我护理指导

指导患者正确面对疾病,自我控制情绪,保持心情愉快、心境平和。合理安排休息与饮食,维持机体代谢需求。鼓励患者尽可能生活自理,促进康复。

2.术前体位训练及用药指导

术前指导患者练习手术时的头、颈过伸体位。方法:枕垫肩下,头和颈后仰,抬高床头5°~10°,练习时间由短至长,直到能坚持2小时。饭后2小时内避免练习,防止发生呕吐。说明甲亢术前、后服药的重要性并督促执行。教会患者正确服用碘剂的方法,如将碘剂滴在饼干、面包等食物上,一并服下,既能保证剂量准确,又能减轻胃肠道不良反应。

3.复诊指导

嘱出院患者定期门诊复查,术后3个月、6个月、12个月复诊,以后每年1次,以了解甲状腺的功能,若出现心悸、手足震颤、抽搐等情况及时就诊。

第二节　甲状腺肿瘤

一、甲状腺腺瘤

甲状腺腺瘤是最常见的甲状腺良性肿瘤。本病多见于40岁以下的妇女。按病理形态可分为滤泡状和乳头状囊性腺瘤两种。前者多见,周围有完整的包膜;后者少见,且不易与乳头状腺癌区分。

【临床表现】

多数患者无任何不适症状,常在无意中或体检时发现颈部出现圆形或椭圆形结节,多为单发,表面光滑,稍硬;无压痛,边界清楚,随吞咽上下移动。腺瘤生长缓慢。若乳头状囊性腺瘤因囊壁血管破裂而发生囊内出血时,肿瘤可在短期内迅速增大,局部出现胀痛。

【治疗要点】

甲状腺腺瘤有诱发甲亢(约20%)和恶变(约10%)的可能,原则上应早期行包括腺瘤的患侧甲状腺大部或部分(腺瘤小)切除。切除标本必须立即行病理学检查,以判定肿块病变性质。

【常见护理诊断/问题与护理措施】

参见甲亢患者的护理。

二、甲状腺癌

甲状腺癌是最常见的甲状腺恶性肿瘤,约占全身恶性肿瘤的1%。女性发病率高于男性。除髓样癌来源于滤泡旁降钙素分泌细胞外,其他甲状腺癌起源于滤泡上皮细胞。

【病因】

1.内分泌激素

可能与TSH及雌激素有关。

2.放射线因素

儿童期有头颈部外放疗史者。

3.其他因素

遗传因素及基因突变。

【临床表现】

乳头状癌和滤泡状癌初期多无明显症状。腺体内有表面不平、质硬而固定的肿块是甲状腺癌的共同表现。随着病程进展,肿块逐渐增大、质硬、表面高低不平、吞咽时肿块移动度减小。未分化癌上述症状发展迅速,并侵犯周围组织。晚期癌肿常因压迫喉返神经、气管或食管而出现声音嘶哑、呼吸困难或吞咽困难等;若压迫颈交感神经节,可产生 Homner 综合征(患侧上眼睑下垂、眼球内陷、瞳孔缩小、同侧头面部潮红无汗);若颈丛浅支受侵,可有耳、枕、肩等部位的疼痛。可有颈淋巴结转移及远处脏器转移。颈部淋巴结转移在未分化癌发生较早,有的患者甲状腺肿块不明显,先发现转移灶,就医时应想到甲状腺癌的可能;远处转移多见于扁骨(颅骨、锥骨、胸骨、盆骨等)和肺。因髓样癌组织可产生激素样活性物质(5一羟色胺和降钙素等),患者可出现腹泻、心悸、颜面潮红和血钙降低等症状,并伴有其他内分泌腺体的增生。

【治疗要点】

手术切除是各型甲状腺癌(除未分化癌)的基本治疗方法。根据患者情况再辅以内分泌及放射外照射等疗法。

1.手术治疗

包括甲状腺本身的切除及颈淋巴结的清扫。甲状腺手术切除范围目前仍有分歧,范围最小的为腺叶加峡部切除,最大至甲状腺全部切除。疗效与肿瘤的病理类型有关,并根据病情及病理类型决定是否加行颈部淋巴结清扫术或放射性碘治疗。

2.内分泌治疗

甲状腺癌作次全切除或全切除者终身服用甲状腺片,抑制 TSH。剂量以保持 TSH 低水平但不引起甲亢为原则。

3.放射性核素治疗

术后[131]I治疗适用于 45 岁以上乳头状腺癌、滤泡状腺癌、多发性病灶、局部浸润性肿瘤及存在远处转移者。

4.放射外照射治疗

主要用于未分化型甲状腺癌。

【常见护理诊断/问题】

1.恐惧

与颈部肿块性质不明、担心手术及预后有关。

2.清理呼吸道无效

与咽喉部及气管受刺激、分泌物增多及切口疼痛有关。

3.潜在并发症

呼吸困难和窒息、喉返神经损伤、喉上神经损伤或手足抽搐等。

【护理措施】

1.术前护理

(1)心理护理:加强沟通,告知患者甲状腺癌的有关知识,说明手术的必要性、手术的方法、术后恢复过程及预后情况,消除其顾虑和恐惧。

(2)术前准备:配合医师完成术前检查及准备。指导患者练习术时体位,必要时,剃除其耳后毛发,以便行颈淋巴结清扫术。术前晚遵医嘱予以镇静安眠类药物,使其身心处于接受手术的最佳状态。

2.术后护理

(1)体位:回病室后,取平卧位;麻醉清醒、血压平稳后,改半坐卧位,利于呼吸和引流。若有颈部引流管,予以正确连接负压引流装置,切口局部冰袋冷敷 24 小时。

(2)饮食:病情平稳或麻醉清醒后,给少量饮水。若无不适,鼓励进食或经吸管吸入便于吞咽的温凉流质饮食,克服吞咽不适的困难,逐步过渡为半流质饮食及软食,禁忌过热饮食。

(3)病情观察:严密监测生命体征,注意有无并发症发生。了解患者的呼吸,发音和吞咽情况,保持呼吸道通畅,预防肺部并发症,判断有无呼吸困难、声音嘶哑、音调降低、误咽、呛咳、有无手足抽搐等。妥善固定颈部引流管,保持引流通畅,观察并记录引流液的量、颜色及性状;及时发现创面渗血情况,估计渗血量,予以更换敷料。

(4)备气管切开包:甲状腺手术,尤其行颈部淋巴结清扫术者,床旁必须备气管切开包。肿块较大、长期压迫气管的患者,术后可能出现气管软化塌陷而引起窒息,或因术后出血引流不畅而淤积颈部,局部迅速肿胀,患者呼吸困难。均需立即配合医生行气管切开及床旁抢救或拆除切口缝线,清除血肿。

【健康指导】

(1)功能锻炼:术后卧床期间鼓励患者床上活动,促进血液循环和切口愈合。头颈、部在制动一段时间后,可开始逐步练习活动,促进颈部功能恢复。颈淋巴结清扫术者,斜方肌不同程度受损,故切口愈合后应开始肩关节和颈部的功能锻炼,随时注意保持患肢高于健侧,以防肩下垂。颈部功能锻炼方法:第一步颈部首先置于正中位;第二步颈向前弯,使下颌贴于胸前;第三步颈部向左右两方转望;第四步颈部向左右下侧,使耳贴近肩部。以上动作重复 10 次,可预防瘢痕收缩,减轻颈部肌肉劳累,增加舒适感。功能锻炼应至少持续至出院后 3 个月。

(2)心理调适:不同病理类型的甲状腺癌预后有明显差异,指导患者调整心态,积极配合后续治疗。

(3)后续治疗:指导甲状腺全切除者遵医嘱坚持服用甲状腺素制剂,抑制促甲状腺激素的分泌,预防肿瘤复发。术后遵医嘱按时行放疗等。

(4)定期复诊:教会患者自行检查颈部。出院后定期复诊,检查颈部、肺部及甲状腺功能等。若发现结节、肿块及时就诊。

第三章　乳房疾病患者的护理

第一节　急性乳腺炎

急性乳腺炎是乳房的急性化脓性感染。多发生在产后哺乳期妇女,以初产妇最为常见,好发生在产后 3~4 周。致病菌主要为金黄色葡萄球菌,少数为链球菌。

【病因与发病机制】

除因患者产后抵抗力降低以外,还与下列因素有关。

1.乳汁淤积

引起乳汁淤积的主要原因:①乳头发育不良(过小或凹陷)妨碍哺乳。②乳汁过多或婴儿吸乳少时不能完全排空。③乳管不通(脱落上皮或衣服纤维堵塞),影响乳汁排出。

2.细菌入侵

主要为金黄色葡萄球菌,少数为链球菌,来自婴儿口腔炎、母亲乳头或周围皮肤,当乳头破损,细菌则沿淋巴管入侵。

【临床表现】

1.局部表现

初期患侧乳房肿胀疼痛,压痛性肿块,局部皮肤可有红、肿、发热,病情发展时症状可加重,并有脓肿形成,一般在局部症状红肿热痛 3 天以后出现。浅部脓肿可有波动感和疼痛,局部皮肤表面有脱屑,腋窝淋巴结肿大、疼痛。

2.全身表现

寒战、高热、心率加快,食欲不振,全身不适,白细胞上升。

【治疗要点】

控制感染、排空乳汁。脓肿形成前以抗菌药治疗为主,脓肿形成后,需及时切开引流。

1.非手术处理

(1)一般处理:①患乳停止哺乳,尽量定时排空乳房内乳汁,消除乳汁淤积。②局部外敷,用 25% $MgSO_4$ 湿敷,或采用中药蒲公英外敷,或用物理疗法促进炎症的吸收。

(2)全身抗菌药治疗:原则为早期、足量应用抗菌素。针对革兰阳性球菌有效的药物,如青霉素、头孢菌素等。或根据脓液的细菌培养和药敏试验结果选用。由于抗菌药可被分泌至乳汁,故应避免使用对婴儿有不良影响的抗菌药,如四环素、氨基糖苷类、磺胺类和甲硝唑。

(3)终止乳汁分泌:感染严重、脓肿切开引流后或出现乳瘘时(切口常出现乳汁)需回乳。常用方法:①口服溴隐亭 1.25mg,每日 2 次,服用 7~14 天;或己烯雌酚 1~2mg,每日 3 次,2~3 天。②肌内注射苯甲酸雌二醇,每次 2mg,每日 1 次,至乳汁分泌停止。③中药炒麦芽,每日 60mg,分 2 次煎服或芒硝外敷。

2.手术处理

脓肿形成后切开引流。于波动最明显处先穿刺抽吸取得脓液后,于该处切开放置皮片引流。脓肿切开引流时应注意:①切口一般呈放射状,避免损伤乳管引起乳瘘;乳晕部脓肿可沿乳晕边缘作弧形切口;乳房深部较大或乳房后脓肿,可沿乳房下缘做弧形切口。②分离多房脓肿的房间隔膜以利引流。③为保证引流通畅,引流条应放在脓腔最低部位,必要时另加切口作对口引流。

【常见护理诊断/问题】

1.疼痛

与乳汁淤积和乳房急性炎症、使乳房压力显著增加有关。表现为患乳胀痛或波动性疼痛。

2.体温过高

与乳腺急性化脓性感染有关。

3.知识缺乏

不了解乳房保健和正确哺乳的知识。表现为不注意哺乳卫生、乳汁排空不畅等。

4.潜在并发症

乳瘘等。

【护理措施】

1.局部处理

(1)患乳暂停哺乳:定时用吸乳器吸空乳汁,防止乳汁淤积。

(2)促进局部血液循环:用宽松的胸罩托起两侧乳房,以减轻疼痛、促进血液循环。

(3)炎症发生后应注意:①用乳罩托起肿大的乳房以减轻疼痛。②消除乳汁淤积可用吸乳器,或用手、梳子背沿乳管方向加压按摩,使乳管通畅。③局部热敷:每次 20～30 分钟,每天 3～4 次,促进血液循环,利于炎症消散。

2.休息与营养

注意休息、适当运动、劳逸结合。给予高蛋白、高维生素、低脂肪食物,保证足量水分摄入。

3.遵医嘱

应用抗菌药

4.对症处理

高热者,予以物理降温,必要时遵医嘱应用解热镇痛药物;脓肿切开引流后,保持引流通畅,定时更换切口敷料。

5.病情观察

定时测体温、脉搏、呼吸,监测白细胞计数及分类变化,必要时做血培养及药物敏感试验。

【健康指导】

(1)保持乳头和乳晕清洁:妊娠期用肥皂及温水清洗乳头,妊娠后期每天清洗一次;每次哺乳前后亦需清洁乳头,保持局部干燥和洁净。

(2)纠正乳头内陷:乳头内陷者应于妊娠期每天挤捏、提拉乳头。

(3)养成良好的哺乳习惯:定时哺乳,每次哺乳时让婴儿吸净乳汁,如有淤积及时用吸乳器或手法按摩排出乳汁;培养婴儿不含乳头睡眠的习惯;注意婴儿口腔卫生,及时治疗婴儿口腔炎症。

第二节　乳腺囊性增生病

乳腺囊性增生病也称慢性囊性乳腺病,是妇女常见的乳腺疾病,好发于 30～50 岁的女性,为女性的乳腺组织的良性增生。

【病因与发病机制】

发病原因与卵巢功能失调有关。雌激素水平相对过高,黄体素分泌减少,二者比例失调导致本病的发生。组织学的变化主要是乳管囊性扩张,可形成大小不等的囊肿,其内上皮增生呈乳头状,有的破裂出血形成血性、棕色或黄绿色液体,表现为乳头溢液。乳管周围也有不同程度的纤维增生。

【临床表现】

周期性乳房胀痛和肿块。本病病程较长,发展缓慢。

1.乳房疼痛

主要的表现是乳房胀痛和肿块。特点是部分患者症状具有周期性,疼痛与月经周期有关,月经来潮前疼痛加重,月经来潮后减轻或消失,有时整个月经周期都有疼痛。

2.乳房肿块

触诊发现一侧或双侧乳房有弥漫性增厚,可局限于乳房的一部分,也可分散于整个乳房,肿块呈颗粒状、结节状或片状,大小不一,质韧而不硬,增厚区与周围乳房组织分界不明显。

3.乳头溢液

少数患者有乳头溢液,呈黄绿色或血性。

【治疗要点】

主要是观察、随访和对症治疗。

1.非手术治疗

主要是观察和药物治疗,以减轻疼痛为主。观察期间可用中医中药调理,或口服乳康片、乳康宁等,也可中药逍遥散 3～9g,每日 3 次,结合服用维生素 E 50mg,每日 3 次,能起到缓解疼痛的作用。抗雌激素治疗仅在症状严重时采用,可口服他莫昔芬。由于本病有恶变可能,应嘱患者每隔 2～3 月到医院复查,有对侧乳腺癌或有乳腺癌家族史者应密切随访。

2.手术治疗

若肿块周围乳腺组织局灶性增生较为明显、形成孤立肿块或 B 超、钼靶 X 线摄片发现局部有沙粒样钙化灶者,应尽早手术切除肿块并作病理学检查。

【常见护理诊断/问题】

疼痛:与内分泌失调致乳腺实质过度增生有关。

【护理措施】

1.减轻疼痛

(1)心理护理:解释疼痛发生的原因,消除患者的思想顾虑,保持心情舒畅。

(2)用宽松乳罩托起乳房。

(3)按医嘱服用中药调理或其他对症治疗药物。

2.定期复查

可乳房自我检查,以便及时发现恶性变。

第三节 乳房良性肿瘤

临床常见的乳房良性肿瘤为乳房纤维腺瘤和乳管内乳头状瘤。

一、乳房纤维腺瘤

乳房纤维腺瘤是女性常见的乳房良性肿瘤,多见于30岁以下,以18～25岁发病最多。

【病因与发病机制】

一般认为与雌激素水平过高有关。多见于性功能旺盛时期的年轻女性。

【临床表现】

主要表现为乳房肿块。特点为:①除肿块外,患者常无自觉症状,一般增大较慢,但妊娠及哺乳期间因受雌激素刺激可迅速增大。②肿块好发于外上象限,多为单发(75％),少数多发。③肿块质地坚韧有弹性,有包膜,边界清楚、光滑,活动度大,易推动。④无压痛,也无腋窝淋巴结肿大。⑤与月经无关。

【治疗要点】

虽然是良性肿瘤,但有恶变可能,故应早期手术切除,并行病理检查,以明确有无恶变。

【常见护理诊断/问题】

知识缺乏:缺乏乳房纤维腺瘤诊治的相关知识。

【护理措施】

(1)告之患者乳房纤维腺瘤的病因及治疗方法。

(2)行肿瘤切除术后,嘱患者保持切口敷料清洁干燥。

(3)暂不手术者应密切观察肿块的变化,明显增大者应及时到医院诊治。

二、乳管内乳头状瘤

乳管内乳头状瘤(又称囊性乳头状瘤)多发生于20～60岁之间女性,以40～50岁居多,75％发生在大乳管近乳头的膨大部位(壶腹部),瘤体很小,且有很多壁薄的血管,容易出血。乳管内乳头状瘤属良性,但有恶变的可能,恶变率为6％～8％。

【临床表现】

乳头血性溢液为主要临床特点,溢液为鲜血、血清样或浆液。肿块不明显,有时乳晕区可扪及较小肿块,轻压此肿块,常可见乳头溢出血性液。

【治疗要点】

病例有恶变可能,应尽快手术切除,肿块切除或单纯乳房切除。术中快速冰冻病理检查。

【常见护理诊断/问题】

焦虑:与乳头溢液、缺乏乳管内乳头状瘤诊治的相关知识有关。

【护理措施】

(1)告之患者乳头溢液的病因、手术治疗的必要性,解除患者的思想顾虑。

(2)术后保持切口敷料的清洁干燥,按时回医院换药。

(3)定期回医院复查。

第四节 乳腺癌

乳腺癌是女性最常见的恶性肿瘤之一,仅次于子宫颈癌,在我国占全身恶性肿瘤的 7%～10%,发病率达 23/10 万,且呈越来越多的趋势,有超过子宫颈癌的倾向。以 40～60 岁居多,但有年轻化趋势。男性乳腺癌的发病率极低。

【病因与发病机制】

病因尚不清楚,通常认为易患因素:

1.性激素变化

①雌酮和雌二醇与乳腺癌的发病直接相关。20 岁以前本病少见,20 岁以后迅速上升,以更年期(45～49 岁)以及 60～64 岁居多,更年期卵巢功能逐渐减退,以至垂体前叶功能增强,促使肾上腺皮质产生雌激素;60～64 岁,肾上腺皮质产生较多雄激素。激素变化使乳房腺体上皮细胞过度增生。

2.内分泌因素

月经初潮早于 12 岁、绝经晚于 50 岁、未婚、未哺乳及 35 岁以上未生育者发病率高。

3.遗传因素

乳腺癌在某些特殊家庭内按显性遗传法则传递。一级亲属中有乳腺癌病史者,发病危险性是普通人群的 2～3 倍。

4.地区因素

欧美多,亚洲国家少。北美、北欧地区乳腺癌的发病率为亚、非、拉美地区的 4 倍,而低发地区居民移居至高发地区后,第二、三代移民的乳腺癌发病率逐渐上升,提示环境因素及生活方式与乳腺癌的发病有一定关系。

5.饮食习惯

营养过剩、肥胖、脂肪饮食可加强和延长雌激素对乳腺上皮细胞的刺激,从而增加发病机会。高脂饮食者发病多,肥胖者发病率高。

6.癌前期病变

乳房良性疾病与乳腺癌的关系尚有争论。多数认为,乳腺小叶的上皮高度增生或不典型增生,可能与乳腺癌发病有关。如乳腺增生恶变。

7.社会心理因素

许多研究表明乳腺癌的发病与社会心理应激事件相关。国内女性乳腺癌流行病学调查亦显示,女性乳腺癌患者发病前 15 年应激负性生活事件频度和生活事件单位(life-event-unit,LEU)分值均较非肿瘤患者高,提示负性生活事件与乳腺癌的发病有关。

8.其他因素

如放射线、致癌药物等。

【临床表现】

1.早期表现

患侧乳房无痛性、单发小肿块,常无自觉症状,而于洗澡、更衣或查体时发现。肿块多位于外上象限,质硬、不光滑,与周围组织分界不清,不易推动。

2.晚期表现

乳腺癌发展至晚期可出现以下表现:

(1)肿块固定:癌肿侵入胸膜和胸肌时,固定于胸壁而不易推动。

(2)皮肤改变:周围组织或皮肤被肿块累及时,可使乳房外形改变,癌肿块侵入 Cooper 韧带后可使韧带收缩而失去弹性,导致皮肤凹陷(酒窝征);癌细胞阻塞于皮下、皮内淋巴管可引起局部淋巴水肿,由于皮肤在毛囊处与皮下组织连接紧密,毛囊处出现凹陷(橘皮征);晚期癌细胞浸润皮肤,皮肤表面出现多个坚硬小结,形成卫星结节;乳腺癌晚期,癌细胞侵入背部、对侧胸壁,可限制呼吸,称铠甲胸;有时皮肤破溃形成溃疡呈菜花状。

(3)乳头改变:癌肿侵入乳管使之收缩将乳头牵向患侧,如外上象限癌肿使乳头抬高。乳头深部癌肿侵入乳管使乳头凹陷、乳头不对称。

(4)区域淋巴结肿大:常为患侧腋窝淋巴结肿大,淋巴结先为散在、数目少、质硬、无痛、可活动,以后数目增多、粘连成团,甚至与皮肤粘连。大量癌细胞堵塞腋窝淋巴管可致上肢淋巴水肿。胸骨旁淋巴结肿大,位置深,手术时才发现。晚期锁骨上淋巴结增大、变硬。少数对侧腋窝淋巴结转移。

(5)全身症状:晚期发生血液转移,出现相应症状。患者可有晚期恶性肿瘤表现。如:肺转移时出现胸痛、咳嗽、气急;骨转移时出现腰背痛、病理性骨折(椎体、骨盆、股骨);肝转移时出现肝大、黄疸。

3.特殊乳腺癌表现

(1)炎性乳癌:少见,一般发生于年轻女性,尤其在妊娠及哺乳期,发展迅速,转移早,预后极差。表现为:乳房增大,皮肤红肿热痛,似急性炎症,触诊整个乳房肿大发硬,无明显局限性肿块。

(2)乳头湿疹样癌:少见,恶性程度低,发展慢。发生在乳头区大乳管内,后发展到乳头。表现为:乳头刺痒、灼痛,湿疹样变;乳头乳晕脱屑、糜烂、瘙痒;病变继续发展则乳头内陷、破损。淋巴转移出现晚。

【治疗要点】

以手术为主,辅以化学药物、放射、内分泌、生物等综合治疗。

1.手术治疗

这是最根本的治疗方法。适应证为 TNM 分期的 0、Ⅰ、Ⅱ期及部分Ⅲ期患者。已有远处转移、全身情况差、主要脏器有严重疾病不能耐受手术者属于手术禁忌。

(1)改良乳腺癌根治术:切除整个乳房,一种是保留胸大肌,切除胸小肌和乳房,同时作腋窝淋巴结清扫;二是保留胸大肌、胸小肌。该术式适用于Ⅰ、Ⅱ期乳腺癌患者。由于该术式保留了胸肌,术后外观效果好,目前已成为常用的手术方式。

(2)乳腺癌根治术:切除乳房和癌肿周围至少 5cm 皮肤、乳房周围脂肪、胸大小肌和筋膜、腋窝、锁骨下脂肪组织及淋巴结。适用于局部晚期乳腺癌,中、高位腋窝淋巴结转移或肿瘤浸润胸大、小肌的患者。

(3)单纯乳房切除术:切除整个乳房,包括腋尾部及胸大肌筋膜。适用于原位癌、微小癌及年迈体弱不宜做根治术或晚期乳腺癌尚能局部切除者。

(4)乳腺癌扩大根治术:根治术加 2～4 肋软骨及肋间肌加胸廓内动、静脉及周围淋巴结。该术式目前较少应用。

总体上,改良乳腺癌根治术是当前比较适用的主要手术方式,有胸骨旁淋巴结转移时行扩大根治术;晚期乳腺癌选择乳腺癌姑息性切除。

2.化学治疗

这是必要的全身性辅助治疗方式,可降低术后复发率和生存率。一般主张早期应用,治疗期为 6 个月。不同的化疗药物作用部位不同,常用 CMF 方案(环磷酰胺、氨甲蝶呤、5-氟尿嘧啶)、CAF 方案(环磷酰胺、阿霉素、5-氟尿嘧啶)、AC-MF 方案(阿霉素、环磷酰胺、氨甲蝶呤、5-氟尿嘧啶)、MFO 方案(丝裂霉素、5-氟尿嘧啶、长春新碱)等。主要化疗反应有呕吐、静脉炎、肝功能异常、骨髓抑制等。

3.放射治疗

可在术前、术后采用。术前杀灭癌肿周围癌细胞,术后减少扩散及复发,可提高 5 年生存率。一般在术后 2～3 周,在锁骨上、胸骨旁以及腋窝等区域进行放射。此外,骨转移灶及局部复发灶照射,可缓解症状。

放疗指征:

(1)病理证实有腋中或腋上组淋巴结转移者。

(2)阳性淋巴结占淋巴总数 1/2 以上或有 4 个以上淋巴结阳性者。

(3)病理证实胸骨旁淋巴结阳性者。

(4)原位癌灶位于乳腺中央或内侧并作根治术后,尤其是腋淋巴结阳性者。

4.内分泌疗法

(1)他莫昔芬:是常用的药物,可降低乳腺癌术后复发及转移,同时可减少对侧乳腺癌的发病率;适用于雌激素受体、黄体酮受体阳性的绝经妇女。他莫昔芬的用量为每日 20mg,至少服用 3 年,一般为 5 年。该药的主要不良反应有潮热、恶心、呕吐、静脉血栓形成、眼部不良反应、阴道干燥或分泌物多。他莫昔芬的第二代药物是托瑞米芬(法乐通)。

(2)芳香化酶抑制剂(如来曲唑等):能抑制肾上腺分泌的雄激素转变为雌激素过程中的芳香化环节,从而降低雌二醇,达到治疗乳腺癌的目的。适用于受体阳性的绝经后妇女。

(3)卵巢去势治疗:包括药物、手术或放射去势,目前临床少用。

5.生物治疗

近年来临床上推广应用的曲妥珠单抗注射液,系通过转基因技术,对 C-erB-2 过度表达的乳腺癌患者有一定效果。

【常见护理诊断/问题】

1.自我形象紊乱

与手术前担心乳房缺失、术后乳房切除影响自我形象与婚姻质量有关。

2.有组织完整性受损的危险

与留置引流管、患侧上肢淋巴引流不畅、头静脉被结扎、腋静脉栓塞或感染有关。

3.知识缺乏

缺乏有关术后患肢功能锻炼的知识。

【护理措施】

1.正确对待手术引起的自我形象改变

(1)做好患者的心理护理：护理人员应有针对性地进行心理护理，多了解和关心患者，向患者和家属耐心解释手术的必要性和重要性，鼓励患者表述手术创伤对自己今后角色的影响，介绍患者与曾接受过类似手术且已经痊愈的患者联系，通过成功者的现身说法帮助患者度过心理调适期，使之相信一侧乳房切除将不影响正常的家庭生活、工作和社交；告知患者今后行乳房重建的可能，鼓励其树立战胜疾病的信心，以良好的心态面对疾病和治疗。

(2)取得其丈夫的理解和支持：对已婚患者，应同时对其丈夫进行心理辅导，鼓励夫妻双方坦诚相待，让丈夫认识手术的必要性和重要性以及手术对患者的影响，取得丈夫的理解、支持和关心，并能接受妻子手术后身体形象的改变。

2.术前护理

术前严格备皮，对手术范围大、需要植皮的患者，除常规备皮外，同时做好供皮区(如腹部或同侧大腿)的皮肤准备。乳房皮肤溃疡者，术前每天换药至创面好转，乳头凹陷者应清洁局部。术前需告诉患者摘下戒指、手镯，勿涂带颜色的指甲油、口红。

3.术后护理

(1)体位：术后麻醉清醒、血压平稳后取半卧位，患肢内收位。

(2)病情观察：密切观察生命体征，观察切口敷料渗血、渗液情况，并予以记录。乳腺癌扩大根治术患者注意呼吸，及时发现气胸(胸闷、呼吸困难)，鼓励患者深呼吸防止肺部并发症。

(3)加强伤口护理：①注意伤口敷料情况，用胸带加压包扎，使皮瓣与胸壁贴合紧密，注意松紧度(注意患侧手臂血液循环情况)，松紧度以能容纳一手指、能维持正常血运、不影响患者呼吸为宜。②观察皮瓣颜色及创面愈合情况，正常皮瓣的温度较健侧略低，颜色红润，并与胸壁紧贴，若皮瓣颜色暗红，则提示血循环欠佳，有可能坏死，应报告医生及时处理。③观察患侧上肢远端血液循环情况，若手指发麻、皮肤发绀、皮温下降、脉搏扪不清，提示腋窝部血管受压，应及时调整绷带的松紧度。④绷带加压包扎一般维持7~10日，包扎期间告知患者不能自行松解绷带，瘙痒时不能将手指伸入敷料下搔抓。若绷带松脱，应及时重新加压包扎。

(4)维持有效引流：注意负压引流管，连接固定，保持通畅及有效负压。注意引流的量、颜色，注意有无出血。

1)保持有效的负压吸引：负压吸引的压力大小要适宜。若负压过高可致引流管瘪陷，致引流不畅；过低则不能达到有效引流的目的，易致皮下积液、积血。若引流管外形无改变，但未闻及负压抽吸声，应观察连接管是否紧密，压力调节是否适当。

2)妥善固定引流管,防止受压和扭曲:引流过程中若有局部积液、皮瓣不能紧贴胸壁且有波动感,应报告医师,及时处理。

3)观察引流液的颜色和量:术后1~2日,每日引流血性液50~200ml,以后颜色及量逐渐变淡、减少。

4)拔管:术后4~5日,每日引流液转为淡黄色、量少于10~15ml、创面与皮肤紧贴,手指按压伤口周围皮肤无空虚感,即可考虑拔管。若拔管后仍有皮下积液,可在严格消毒后抽液并局部加压包扎。

5)预防患侧上肢肿胀:患侧上肢肿胀系患侧腋窝淋巴结切除、头静脉被结扎、腋静脉栓塞、局部积液或感染等因素导致上肢淋巴回流障碍所致。

护理应注意不可在患肢量血压、注射及抽血;患肢负重不宜过大,不使用强力洗涤剂,不宜戴首饰或手表;抬高、按摩、适当活动患肢,或使用弹力绷带,以利于回流;出现水肿时,可适当限制钠的摄入,应用利尿剂,有助于淋巴循环,减轻淋巴水肿。保护患肢,避免意外伤害。

(5)防止皮肤干燥、脱屑:建议采用护肤霜,因淋巴管阻塞使局部皮肤感觉迟钝、角化增生,皮肤干燥粗糙。

(6)指导患者做患肢功能锻炼:由于手术切除了胸部肌肉、筋膜和皮肤,使患侧肩关节活动明显受限。随时间推移,肩关节挛缩可导致冰冻肩。术后加强肩关节活动可增强肌肉力量、松解和预防粘连,最大限度地恢复肩关节的活动范围。为减少和避免术后残疾,鼓励和协助患者早期开始患侧上肢的功能锻炼。

1)术后24小时内:活动手指及腕部,可做伸指、握拳、屈腕等锻炼。

2)术后1~3日:进行上肢肌肉的等长收缩,利用肌肉泵作用促进血液、淋巴回流;可利用健侧上肢或他人协助患侧上肢进行屈肘、伸臂等锻炼,逐渐过渡到肩关节的小范围前屈、后伸运动(前屈小于30。,后伸小于15。)。

3)术后4~7日:患者可坐起,鼓励患者用患侧手洗脸、刷牙、进食等,并作以患侧手触摸对侧肩部及同侧耳朵的锻炼。

4)术后1~2周:术后1周皮瓣基本愈合,开始做肩关节活动,以肩部为中心,前后摆臂。术后10日左右皮瓣与胸壁黏附已较牢固,循序渐进地作抬高患侧上肢(将患侧的肘关节伸屈、手掌置于对侧肩部,直至患侧肘关节与肩平)、手指爬墙(每天标记高度,逐渐递增幅度,直至患侧手指能高举过头)、梳头(以患侧手越过头顶梳对侧头发、扪对侧耳朵)等的锻炼。指导患者做患肢功能锻炼时应注意锻炼的内容和活动量应根据患者的实际情况而定,一般每日3~4次,每次20~30分钟为宜;应循序渐进,功能锻炼的内容应逐渐增加;术后7~10日内不外展肩关节,不要以患侧肢体支撑身体,以防止皮瓣移动而影响创面愈合。

【健康指导】

1.活动

术后近期避免用患侧上肢搬动、提取重物,继续行功能锻炼。

2.避孕

术后5年内应避免妊娠,以免促使乳腺癌复发。

3.放疗或化疗

放疗期间应注意保护皮肤,如出现放射性皮炎时及时就诊。化疗期间定期做肝、肾功能检查,每次化疗前 1 天或当天查血白细胞计数,化疗后 5～7 日复查血白细胞计数,若白细胞<3×10^9/L,需及时就诊。放疗、化疗期间因抵抗力低,应少到公共场所,以减少感染机会;加强营养,多食高蛋白、高维生素、高热量、低脂肪的食物,增强机体的抵抗力。

4.义乳或假体

提供患者改善自我形象的方法。

(1)介绍假体的作用和应用。

(2)出院时暂佩戴无重量的义乳(有重量的义乳在愈合后佩戴),乳房硕大者,为保持体态匀称,待伤口一期愈合后即可佩戴有重量的义乳。

(3)避免衣着过度紧身。

(4)根治术后 3 个月可行乳房再造术,假体植入禁止用于肿瘤转移或乳腺炎者。

5.乳房自我检查

20 岁以上的女性应每月自我检查一次,宜在月经干净后 5～7 日进行;绝经后妇女宜在每月固定时间到医院体检;40 岁以上的妇女、乳腺癌术后的患者每年行钼靶 X 线摄片检查,以便早期发现乳腺癌或乳腺癌复发征象。乳腺癌患者的姐妹和女儿属发生乳腺癌的高危人群,更要高度警惕。乳房自查方法包括:

(1)视诊:站在镜前以各种姿势(两臂放松垂于身体两侧、向前弯腰或双手上举置于头后),观察双侧乳房的大小和外形是否对称;有无局限性隆起、凹陷或皮肤橘皮样改变;有无乳头回缩或抬高。

(2)触诊:仰卧位,肩下垫薄枕,被查侧的手臂枕于头下,使乳房完全平铺于胸壁。双侧手指并拢平放于乳房,从乳房外上象限开始检查,依次为外上、外下、内下、内上象限,然后检查乳头、乳晕,最后检查腋窝注意有无肿块,乳头有无溢液。若发现肿块和乳头溢液,应及时到医院做进一步检查。

第四章　胸部损伤患者的护理

第一节　肋骨骨折

肋骨骨折在胸部损伤中最常见,可分为单根和多根骨折,同一根肋骨可有一处或多处骨折。肋骨骨折以第 4～7 肋骨多见,老年人因骨质疏松、脆性较大,胸部损伤时易发生骨折。

【病因与发病机制】

暴力或钝器撞击胸部,使受伤部位的肋骨向内弯曲折断;胸部挤压的间接暴力,使肋骨向外过度弯曲折断。骨折时尖锐的肋骨断端向内移位,可刺破胸膜、肋间血管或胸腔内组织、器官。相邻多根多处肋骨骨折时,该处胸壁失去完整肋骨支撑而软化,出现反常呼吸运动,即吸气时软化的胸壁内陷,呼气时外凸,这类胸廓称为连枷胸。胸壁软化时由于两侧胸膜腔压力不平衡,出现纵隔随着两侧胸腔的压力变化而左右移动,称为纵隔扑动。纵隔扑动可引起体内缺氧和二氧化碳潴留,并影响静脉血液回流,严重时发生呼吸和循环功能衰竭。

【临床表现】

1.局部疼痛

这是肋骨骨折最明显的症状,且随咳嗽、深呼吸或身体转动等运动而加重,有时患者可自己听到或感觉到肋骨骨折处有"咯噔咯噔"的骨摩擦感。疼痛和胸廓稳定性受破坏,可使呼吸动度受限、呼吸浅快和肺泡通气减少,患者不敢咳嗽,痰潴留,从而引起下呼吸道分泌物梗阻、肺实变或肺不张。对于老弱患者或原有肺部疾患的患者尤应予以重视。

2."反常呼吸运动"

多根多处肋骨骨折可出现"反常呼吸运动",是导致和加重休克的重要因素之一。

3.并发症

第 1 或第 2 肋骨骨折常合并锁骨或肩胛骨骨折,并可能合并胸内脏器及大血管损伤、支气管或气管断裂或心脏挫伤,还常合并颅脑伤;下胸部肋骨骨折可能合并腹内脏器损伤,特别是肝、脾和肾破裂,还应注意合并脊柱和骨盆骨折。当第 7 肋以下的肋骨骨折时,由于骨折处肋间神经受刺激,可产生传导性腹痛。

【实验室及其他检查】

肋骨骨折的诊断主要依据受伤史、临床表现和 x 线胸片检查。

X 线胸片上大都能够显示肋骨骨折。但是,对于肋软骨骨折、"柳枝骨折"、骨折无错位或肋骨中段骨折在胸片上因两侧的肋骨相互重叠处,均不易发现。

肋骨骨折除了合并胸膜和肺损伤及其所引起的血胸和(或)气胸之外,还常合并其他胸部损伤或胸部以外部位的损伤。

【诊断要点】

(1)患者伤后局部疼痛、肿胀、有血肿或瘀斑。

(2)有明显的压痛或畸形,有时可触摸到骨擦感或听到骨擦音。

(3)深呼吸、咳嗽、说话、喷嚏及躯干转动时疼痛加剧。

(4)胸廓挤压试验阳性:两手分别置于胸骨和胸椎,前后挤压胸廓,可引起骨折处剧烈疼痛。

(5)患者常能指出的最痛点,即骨折处。若肋骨骨折合并气胸时,可出现胸闷、气促,伤侧呼吸运动减弱,胸部叩诊呈鼓音,呼吸音及语颤减弱或消失。

(6)X线检查可明确骨折部位及骨折根数。

【治疗要点】

1.闭合性单处肋骨骨折

治疗的重点是镇痛、固定胸廓和防治并发症。可采用药物或用肋间神经阻滞镇痛。

骨折两端因有上下肋骨和肋间肌支撑,很少发生错位、活动,多能自行愈合。固定胸廓主要是为了减少骨折端活动和减轻疼痛。方法:宽胶条固定、多条胸带固定或弹力胸带固定。鼓励、协助患者咳嗽排痰,减少呼吸系统并发症发生。

2.闭合性多根多处肋骨骨折

现场急救可用坚硬的垫子或手掌施压于胸壁软化部位。病情危重者,应保持呼吸道通畅,对咳嗽无力、不能有效排痰或呼吸衰竭者,需要行气管插管或气管切开,以利于吸痰、吸氧和施行呼吸机辅助呼吸。

(1)处理原则:纠正反常呼吸运动、抗休克、防治感染和处理合并损伤。

(2)固定胸廓方法

1)厚敷料固定包扎:适用于软化胸壁范围较小者或紧急处理时暂时使用。方法是用棉垫数块或沙袋压迫覆盖于胸壁软化区,并固定包扎。注意压力适中,不宜过紧,以免肋骨骨折端嵌入胸膜腔内,发生气胸、血胸等并发症。

2)胸壁牵引固定:在局麻下用手术钳夹住游离段肋骨,或用不锈钢丝绕过肋骨上、下缘,将软化胸壁提起,固定于胸壁支架上,或用牵引绳通过滑车进行重量牵引,牵引时间为2~3周。

3)呼吸机"内固定":适用于伴有呼吸功能不全的患者。施行气管插管或气管切开术,连接呼吸机进行持续或间歇正压呼吸2~4周,待胸壁相对稳定、血气分析结果正常后逐渐停止呼吸机治疗。

4)手术内固定:适用于合并有胸内脏器损伤须开胸手术的患者。可在手术时切开胸壁软组织,暴露肋骨骨折断端,用金属缝线固定每一处骨折的肋骨。对于双侧前胸部胸壁软化,可用金属板通过胸壁后方将胸骨向前方托起,再将金属板的两端分别固定于左右两侧胸廓的肋骨前方。

3.开放性肋骨骨折

清创胸壁伤口,应及早彻底清创治疗。清除碎骨片及无生机的组织,咬平骨折断端,以免刺伤周围组织。如有肋间血管破损者,应分别缝扎破裂血管远近端。剪除一段肋间神经,有利于减轻术后疼痛。固定骨折断端,如胸膜腔已穿破,行闭式胸腔闭式引流。胸膜破损者按开放性气胸处理。术后常规注射破伤风抗毒血清和给予抗生素防治感染。

【常见护理诊断/问题】

1.低效性呼吸状态

与骨折断端摩擦所致疼痛、胸廓运动受限等有关。

2.不舒适

疼痛与组织损伤有关。

3.心排血量减少

与反常呼吸有关。

4.恐惧

与突然、强烈的意外创伤有关。

【护理措施】

1.处理连枷胸

应配合医生紧急行胸壁加压包扎固定或牵引固定,消除或减轻反常呼吸运动,恢复呼吸功能。

2.严密观察病情变化,及早发现并发症做好抢救准备

观察血压、脉搏、呼吸及周身状态的变化。病情严重者每隔15~30分钟测量血压、呼吸、脉搏1次,并做好记录。呼吸困难者,给予吸氧,流量为2~4L/min并做好记录。呼吸衰竭时,应加压给氧或应用人工辅助呼吸。

3.保持呼吸道通畅

呼吸道梗阻是胸部损伤死亡的常见原因。因此保持呼吸道通畅十分重要。

(1)解除紧束胸部衣物,人工开放气道,有舌后坠者钳出舌头。

(2)轻症者,应鼓励患者咳嗽,并协助患者排痰,即在患者咳嗽时,护士用双手掌按压伤处,以保护骨折部位,减少胸壁震动引起疼痛,吸气时双手放松,咳嗽时双手加压。

(3)经气管镜负压吸引。如痰液较深,鼻气管吸引效果不好时可采用气管镜吸引法,此法可能对声带有不同程度的损伤,应避免多次应用。

(4)气管插管。气管内分泌物不易吸出或伤员病情危重时,则需要做气管内插管,患者能够吸入经过湿化的氧气,利于分泌物的吸引,且随时可以做人工呼吸。

(5)气管切开。对老年重症、严重呼吸肌功能障碍、肺水肿、肺不张、呼吸困难、高度缺氧者,应行气管切开,这样便于吸引和使用呼吸机。气管切开后应经常湿化,在吸引前经气管导管注入少量无菌盐水,既可刺激患者咳嗽,又能稀释痰液,如配合使用超声雾化效果更好。

4.减轻疼痛与不适

疼痛限制患者深呼吸及有效咳痰,应采取有效的止痛措施。

(1)可采用胸带固定胸廓。

(2)绝对卧床,减少活动,防止断端摩擦引起疼痛。

(3)咳嗽时,双手掌按压骨折处,起到固定作用,减少震动。

(4)外敷止痛膏,以达到活血祛瘀、止痛作用。

(5)给口服止痛药,必要时用1%普鲁卡因作肋间神经局部封闭。

5.卧位

患者取半卧位,根据患者需要及时调整靠背角度,在腰背部垫一薄枕,以维持其正常前凸曲线,减轻腰肌疲劳。及时移动下滑身体,以防患者上半身前倾影响呼吸。移动时需有 3 名护士,一人扶患者背部及健侧,另外两人分别站在床两侧,双手同时插入患者腰部及大腿下,一起用力抬患者上移。再将床单两角固定于靠背顶端,防止床褥下滑。另外,在腋窝部垫一软枕,或用被褥卷成卷,中间穿一粗布带,两头固定于床边,以防膝部过伸,增加支撑面,防止患者上半身下滑。保持患者皮肤清洁干燥,及时更换松软床褥,按摩背部及骶尾部,防止压伤。

6.饮食

根据医嘱调整饮食,病情允许情况下,教会患者床上用餐,必要时由护士喂食。多食水果、蔬菜,忌食辛辣油腻,防止便秘。避免因用力排便引起骨折端刺破胸膜及肺脏出现继发性气胸、血胸。

7.输液速度

对合并创伤性湿肺患者,输液速度不宜过快,以 20～30 滴/分为宜,防止发生肺水肿及心力衰竭。

8.胸部情况的观察

(1)观察胸部运动有无改变,特别要注意那些早期胸部摄片不能配合,无法显示肋骨双重骨折的患者,由于呼吸表浅,皮下气肿引起胸壁软组织肿胀,或其他严重合并伤的掩盖,妨碍了胸壁运动的观察,导致不能及时发现反常呼吸。

(2)密切观察皮下气肿及纵隔气肿的演变,记录气肿延伸范围,如气肿蔓延迅速,应立即告知医生,查找气肿来源,采取措施予以控制。对气肿张力极大,使患者痛苦难忍者,在胸骨柄切迹上 2cm 做一横行小切口至深筋膜排气减压。

9.外固定的护理

(1)观察固定胶布有无脱落、过敏。过敏轻者给局部涂氟轻松软膏,禁止抓挠,防止感染。出现水泡或溃破者,可涂以龙胆紫或无菌敷料覆盖,并更换弹力胸带固定。弹力胸带松紧要适宜,必要时给以调整。

(2)肋骨牵引者,要定时检查,防止布巾钳从肋骨上滑脱。患者活动身躯时要注意保护牵引。

10.病室环境

有气管切开者,应经常保持室内清洁,温湿度适宜,定期空气消毒,减少探视,禁止在室内吸烟。

11.补充血容量,维持正常心排血量

建立静脉通路,补充液体,维持水、电解质及酸碱平衡。

12.咯血的护理

痰中带血丝为轻度肺、支气管损伤,安静休息数日后可自愈。咯血或咳大量泡沫样血痰,常提示肺、支气管严重损伤,应首先稳定患者情绪,鼓励咳出支气管内积血,以减少肺不张的发生。大量咯血时,行体位引流以防止窒息,并做好剖胸探查的准备。

13.预防感染

除密切观察体温的变化,还应注意无菌操作,鼓励患者深呼吸,有效咳嗽、排痰,保持胸膜腔引流管通畅,遵医嘱应用抗生素,预防胸腔感染的发生。

14.胸腔闭式引流的护理

见本章相关内容。

15.心理护理

由于胸部损伤患者的主要心理活动是恐惧,因此,心理护理的中心任务是增强患者的安全感。保持病房环境整洁。加强与患者及家属的沟通,做好病情介绍及解释安慰工作,说明各项诊疗、护理操作及手术的必要性和安全性,解释各种症状和不适的原因、持续的时间及预后,尊重患者,理解患者,表现出对患者疾苦的同情和关心,帮助患者树立信心,配合治疗。

16.并发症预防及护理

卧床期间,每小时协助或鼓励患者施行深呼吸及有效咳痰,以促进肺膨胀,减少感染的发生。呼吸困难者尽早作气管切开,定时吸痰,改善低氧状态。

【健康指导】

(1)胸部损伤患者需要做胸膜腔穿刺、胸腔闭式引流,操作前向患者或家属说明治疗的目的、意义,以取得配合。

(2)向患者说明深呼吸、有效咳嗽的意义,鼓励患者在胸痛的情况下积极配合治疗。

(3)告知患者肋骨骨折愈合后,损伤恢复期间胸部仍有轻微疼痛,活动不适时疼痛可能会加重,但不影响患侧肩关节锻炼及活动。

第二节　气胸

胸膜腔内积气,称为气胸。多因胸部挤压伤、肋骨骨折、胸部锐器伤引起胸膜、肺或支气管的损伤而发生。气胸的发生率在胸部外伤中仅次于肋骨骨折。肋骨骨折时常发生气胸,多合并血胸。

【病因与发病机制】

根据空气通道状态、胸膜腔压力改变和对呼吸影响的程度,将气胸分为以下三类。

1.闭合性气胸

胸壁或肺有伤口,当空气进入胸膜腔后,伤口迅速闭合,空气不再进入。胸膜腔压力仍低于大气压。伤侧肺部分压缩,健肺可代偿功能,故对呼吸影响较轻。

2.开放性气胸

胸壁或肺的伤口较大,伤道持续开放,胸膜腔与外界相通,胸膜腔压力等于大气压。吸气时大量气体进入患侧胸膜腔,压力明显高于健侧,致纵隔向健侧进一步移位;呼气时空气由伤口排出体外,两侧胸膜腔压力差缩小,纵隔移回伤侧。纵隔随呼吸运动而左右移位的反常运动,称为纵隔扑动。纵隔扑动严重影响静脉血液回流心脏,可导致循环功能障碍。开放性气胸的严重程度取决于伤口的大小。胸壁伤口直径大于声门(成人2.75cm),出入空气量多造成呼吸严重紊乱。胸壁伤口越大,病情越严重,死亡率越高。

3.张力性气胸

又称高压性气胸,胸壁、肺或支气管的伤口呈单向活瓣样,吸气时活瓣开放,空气进入胸膜腔,呼气时活瓣关闭,空气不能从胸膜腔排出。因此随着呼吸的持续进行,伤侧胸膜腔内气体不断增加,压力不断增高,最终高于大气压。伤侧肺完全压缩,纵隔被推向健侧,使健侧肺也受压,通气量大大降低。由于纵隔移位,胸膜腔压力增高,使腔静脉扭曲,造成回心血量和心排血量减少,引起呼吸衰竭。因上、下腔静脉与右心房和右侧胸腔毗邻,故右侧张力性气胸比左侧更为危险。有时胸膜腔内的高压空气进入纵隔,扩散至皮下组织,形成颈部、面部、胸部等皮下气肿。

以上各种气胸,尤其是开放性和张力性气胸,如果污染较重,处理不当,容易造成肺实变、肺感染或脓胸。

【临床表现】

1.闭合性气胸

胸膜腔少量积气,肺萎陷在 30％ 以下者,多无明显症状。大量积气常有明显的呼吸困难,气管向健侧移位,伤侧胸部叩诊呈鼓音,呼吸音减弱或消失。

2.开放性气胸

患者常有明显的呼吸困难、发绀,甚至休克。胸壁伤口处能听到空气出入胸膜腔地吹风声。伤侧胸部叩诊呈鼓音,听诊呼吸音减弱或消失。

3.张力性气胸

患者表现为严重或极度呼吸困难、发绀、大汗淋漓、意识障碍等。查体可见伤侧胸部饱满,常触及皮下气肿,叩诊呈高度鼓音,呼吸音消失。

【实验室及其他检查】

1.胸腔穿刺测压

判定气胸种类的简易而可靠的方法。在胸腔穿刺时,如果注射器针栓被吸入,为闭合性气胸;如针栓不动,为开放性气胸;如针栓退出为张力性气胸。

2.胸部 X 线检查

可了解胸膜腔气量的多少、肺萎陷压缩的程度、有无其他并发症及纵隔移位程度。在直立位胸片显示胸膜腔有游离气体,在壁胸膜与肺之间见无肺纹理的空气带。气胸伴有血胸时,在直立位 X 线片中可见到气液平面。小量气胸在平卧位 X 线片中,可无阳性改变,而在立位呼气末 X 线片中容易有阳性发现。气胸若同时伴有皮下气肿,则较难做出诊断,因 X 线片中所见皮下积气,常被误认为肺的成分。

3.血气分析

因为胸片无法显示可能存在的肺功能障碍,因此,对气胸患者只有通过血气分析,才能了解有无缺氧、二氧化碳潴留及酸碱平衡失调,以判断有无呼吸衰竭及衰竭程度。

4.其他检查

对气胸患者若疑为支气管断裂,可作气管分叉断层摄片检查;条件允许者可作纤维支气管镜检查。

【诊断要点】

(1)有胸外伤史。

(2)闭合性气胸:肺压缩小于30%者,可有轻度呼吸增快或无明显症状;肺压缩大于30%者,可有胸闷、气促,伤侧叩诊鼓音,呼吸音减弱或消失。X线检查显示患侧有胸膜腔积气、肺萎陷及纵隔移位征象。

(3)开放性气胸:胸壁有开放性伤口,可听到空气经伤口进出的声音,胸膜腔与外界相通,呼吸困难更显著,可有发绀、休克。

(4)张力性气胸:极度呼吸困难,甚至发绀和休克。纵隔移位极显著,80%以上患者有皮下气肿。

(5)胸腔穿刺:抽出气体,张力性气胸有高压气体向外冲出。

【治疗要点】

根据临床表现,结合胸部 x 线改变,一般可明确诊断。

1.闭合性气胸

如肺压缩小于30%,无明显症状者,无须特殊处理。鼓励患者作膨肺动作,积气 1~2 周后可自行吸收。

大量气胸应行胸膜腔穿刺,先自患侧锁骨中线第二肋间行胸腔穿刺抽气。如抽气后,症状一度减轻但不久又加重,应行胸腔闭式引流。应用抗菌药物预防感染。

2.开放性气胸

急救要点为立即封闭伤口,将开放性气胸转变为闭合性气胸。紧急时利用手边任何物品,如围巾、衣服或手掌紧密盖住伤口。在转运过程中如患者呼吸困难加重或有张力性气胸表现,可暂时打开敷料,放出高压气体。送达医院后,采取吸氧、补充血容量、清创缝合胸壁伤口、胸腔闭式引流、应用抗生素预防感染等治疗措施。如有胸内器官损伤或进行性出血,需开胸探查。

3.张力性气胸

这是可迅速致死的危急重症,抢救要争分夺秒,立即进行胸膜腔排气减压。可用一个或几个粗针头,在伤侧锁骨中线第 2 肋间刺入胸腔。在转送过程中于插入针头的接头处,绑缚一个橡胶手指套,将指套顶端剪 1cm 开口,可起到活瓣作用。送达医院后吸氧、进行胸腔闭式引流术。

4.其他治疗

如引流管不断排出大量气体,要考虑到气管或支气管断裂的可能,做进一步检查处理。合并血胸者,应行下胸部闭式引流术或作相应的处理引流积血。

【常见护理诊断/问题】

1.低效性呼吸状态

与胸部损伤所致疼痛、胸廓运动受限、肺萎陷等有关。

2.不舒适

疼痛与组织损伤有关。

3.心排血量减少

与大出血、纵隔扑动、心脏衰竭等有关。

4.恐惧

与突然强烈的意外创伤有关。

【护理措施】

1.急救

(1)开放性气胸:开放性气胸的急救处理,是用无菌敷料如凡士林纱布加棉垫封盖伤口,再用胶布或绷带包扎固定,使开放性气胸变为闭合性气胸。然后行胸膜腔穿刺,抽气减压,暂时解除呼吸困难。

(2)张力性气胸:立即排气,降低胸腔内压力。在危急状况下可用一粗针头在伤侧第2肋间锁骨中线处刺入胸膜腔,有气体喷出,即能收到排气减压效果。在患者转送过程中,于插入针的针栓处,缚扎一橡胶手指套,将指套顶端剪一个1cm的开口,可起活瓣作用,即在呼气时能张开裂口排气,吸气时闭合,防止空气进入;或用一条长橡胶管或塑料管一端连接插入胸膜腔的针栓处,另一端放在无菌水封瓶水面下,以保证持续排气。

2.严密观察病情

严密观察生命体征;注意有无气促、发绀、气管移位、皮下气肿征象;注意观察神志、瞳孔的变化;重视胸部和腹部体征以及肢体活动等情况,警惕多发性损伤,尤其是胸腹联合伤。

3.减轻疼痛

与不适疼痛限制患者深呼吸及有效咳痰,应采取有效的止痛措施。对合并肋骨骨折患者可采用胸带固定,也可用1%普鲁卡因进行肋间神经封闭。患者咳嗽或咳痰时,协助或指导患者及家属用双手按压患侧胸壁,以减轻疼痛。疼痛剧烈者,遵医嘱给予止痛剂。

4.保持呼吸道通畅

及时清除呼吸道血液、呕吐物、异物。对咳嗽无力、不能有效排痰或呼吸衰竭者,行气管插管或气管切开吸氧、吸痰或辅助呼吸。

5.维持呼吸功能

(1)保持呼吸道通畅,预防窒息:常规给予鼻导管吸氧;鼓励和协助患者有效咳嗽排痰;及时清除口腔和呼吸道内的血液、痰液及呕吐物,痰液黏稠不易排出时,应用祛痰药或超声雾化吸入,以稀释痰液并促进排出;大量呼吸道分泌物潴留、误吸或呼吸衰竭的患者,可采用鼻导管深部吸痰或支气管镜下吸痰,及时清除分泌物和吸入物,必要时行气管切开,应用呼吸机辅助呼吸。

(2)病情稳定者取半卧位,以利于呼吸、咳嗽排痰及胸腔闭式引流。

6.补充血容量,维持正常心排血量

迅速建立静脉通路。在监测中心静脉压的同时,补充足够的液体,维持水、电解质及酸碱平衡。通过补充血容量或抗休克处理,病情无明显好转且出现胸膜腔活动性出血征者,需迅速协助医生做好剖胸止血的准备。胸腔活动性出血可有如下表现:①脉搏逐渐增快,血压持续下降。②血压虽有短暂回升,又迅速下降。③血液红细胞计数、血红蛋白、血细胞比容持续降低。④胸腔闭式引流血量≥200ml/h,持续2~3小时以上。⑤胸膜腔穿刺抽血很快凝固或因血凝固抽不出血,且胸部 X 线示胸膜腔阴影继续增大。

7.合并肋骨骨折的护理

(1)防止胸腔内出血和气胸形成,X线透视可以发现这些并发症,病程早期可多次检查确定。

(2)用胶布粘贴固定的患者,由于目前天气炎热,要防止皮肤过敏或湿疹。

(3)鼓励患者多咳嗽排痰,防止肺不张和肺部感染。

8.咯血的护理

轻度肺、支气管损伤患者痰中带血丝,安静休息数日后可自愈;咯血或咳大量泡沫样血痰,常提示肺、支气管损伤严重,应首先稳定患者情绪,鼓励咳出支气管内积血,以减少肺不张的发生;大量咯血时,行体位引流以防止窒息,并做好剖胸探查的准备。

9.预防感染

胸部损伤时,细菌可从伤口或肺破裂处进入胸膜腔,易导致胸内感染。除密切观察体温的变化,还应注意无菌操作,鼓励患者深呼吸,有效咳嗽、排痰,保持胸膜腔引流管通畅,遵医嘱应用抗生素,预防胸腔感染的发生。

10.胸腔闭式引流的护理

见本章相关内容。

11.胸腹联合伤

下胸、上腹部损伤患者,注意胸腹腔脏器有无损伤,诊断未明确前患者禁饮食、留置胃管行胃肠减压,亦可同时经胃管注入硫酸钡造影来协助诊断。观察胸腔闭式引流管中有无胃肠液,并做好术前各项准备。

12.心理护理

由于胸部损伤患者的主要心理活动是恐惧,因此,心理护理的中心任务是增强患者的安全感。保持病房环境整洁。加强与患者及家属的沟通,做好病情介绍及解释安慰工作,说明各项诊疗、护理操作及手术的必要性和安全性,解释各种症状和不适的原因、持续时间及预后,尊重患者,理解患者,表现出对患者疾苦的同情和关心,帮助患者树立信心,配合治疗。

13.并发症预防及护理

(1)卧床期间,每小时协助或鼓励患者施行深呼吸及有效咳痰,以促进肺膨胀,减少感染的发生。呼吸困难者尽早作气管切开,定时吸痰,改善低氧状态。

(2)严重失血者,除积极止血外,输血补液保障肾灌注,尽早应用利尿剂,预防肾衰竭发生。

(3)严重肺损伤者记录液体出入量,避免输液过多、过快而并发肺水肿。

【健康指导】

(1)胸部损伤患者需要做胸膜腔穿刺、胸腔闭式引流,操作前向患者或家属说明治疗的目的、意义,以取得配合。

(2)向患者说明深呼吸、有效咳嗽的意义,鼓励患者在胸痛的情况下积极配合治疗。

(3)告知患者肋骨骨折愈合后,损伤恢复期间胸部仍有轻微疼痛,活动不适时疼痛可能会加重,但不影响患侧肩关节锻炼及活动。

(4)胸部损伤后出现肺容积显著减少或严重肺纤维化的患者,活动后可能出现气短症状,嘱患者戒烟并减少或避免刺激物的吸入。

(5)心肺损伤严重者定期来院复诊。

第三节　胸腔闭式引流

胸腔闭式引流又称水封闭式引流,是根据胸膜腔的生理特点设计的.是依靠水封瓶中液体使胸膜腔与外界隔离。胸腔闭式引流术用于引流胸膜腔内的积气、积液,适用于气胸、血胸、脓胸及各种开胸手术的引流,重建胸膜腔的负压,维持纵隔的正常位置,促进肺复张。

【适应证】

(1)气胸:开放性气胸经清创术后缝闭伤口者;张力性气胸经减压后又复发者;自发性气胸或气胸反复穿刺抽吸无效者。

(2)血胸:中等量以上血胸或反复穿刺抽吸无效者。

(3)脓胸:急慢性脓胸或脓气胸者。

(4)心胸手术后需引流胸腔内积气或渗液者。

【胸腔闭式引流的目的】

(1)排除胸腔内液体、气体。

(2)恢复和保持胸膜腔负压。

(3)维持纵隔的正常位置,促使患侧肺迅速膨胀。

(4)防止感染。

【引流管的安放位置】

1.引流气体

选在锁骨中线第 2 肋间或腋中线第 3 肋间插管。

2.引流血液

选在腋中线和腋后线之间的第 6～8 肋间。

3.引流脓液

尽量选在脓腔的最低点。

【胸腔引流的种类及装置】

1.单瓶水封闭式引流

一个容量 2000～3000ml 的广口无菌引流瓶,内装无菌盐水,上面有两个空洞的紧密橡皮塞,两根中空的管由橡皮塞上插入,短管为空气通路,长管插至水平面下 3～4cm,另一端与患者的胸腔闭式引流管连接。当引流液逐渐增加时,应倒掉水封瓶内部分液体,否则深入水下的管子愈来愈长,患者加大压力才能将胸膜腔内气体或液体排出。

2.双瓶水封闭式引流

包括上述相同的水封瓶与集液瓶,引流胸膜腔内的液体时,水封瓶的密闭系统不会受到引流量的影响。

3.三瓶水封系统

与双瓶相似,只增加一个控制瓶,使其起到施加抽吸压力的作用。抽吸力通常由通气管没水面的深度决定。若没水面 15~20cm,相当于对该患者施加了 1.5~2kPa 的负压抽力。如果抽吸力超过水面管子的高度时,外界空气即会被吸入此系统中,所以压力控制瓶中始终有水泡产生表示抽吸功能正常。

【胸腔闭式引流术的操作】患者取坐位或半卧位,局部消毒后,在置管处用 2% 利多卡因溶液 3~5ml 胸壁逐层浸润麻醉。作一长约 2cm 切口,插入止血钳逐层分开胸壁组织,沿肋骨上缘刺入胸膜腔,将有侧孔的胶管经切口插入胸膜腔内 4~5cm,其外端连接于无菌引流瓶。缝合切口,固定引流管。

排液的引流管选用质地较硬、管径为 1.5~2cm 的硅胶或橡胶管,不易折叠堵塞,利于通畅引流。排气的引流管可选用质地较软、管径为 1cm 的胶管,既能达到引流的目的,又可减少局部刺激,减轻疼痛。

【胸腔闭式引流的护理】

1.保持管道的密闭

(1)随时检查引流装置是否密闭及引流管有无脱落。

(2)水封瓶长玻璃管没入水中 3~4cm,并始终保持直立。

(3)引流管周围用油纱布严密覆盖并固定。

(4)搬动患者或更换引流瓶时,需双重钳闭引流管,以防空气进入。

(5)引流管连接处脱落或引流瓶损坏,应立即用手捏闭管道并行双钳夹闭胸腔闭式引流导管,更换引流装置。

(6)若引流管从胸腔滑脱,立即用手捏闭伤口处皮肤,消毒后用凡士林纱布封闭伤口,协助医生做进一步处理。

2.严格无菌操作,防止逆行感染

(1)引流装置应保持无菌。

(2)保持胸壁引流口处辅料清洁干燥,一旦渗湿,及时更换。

(3)引流瓶应低于胸壁引流口平面 60~100cm,运送患者时双钳夹管,下床活动时,引流管位置应低于膝关节水平,保持密封。任何情况下引流管不应高于患者胸腔,以免引流液逆流入胸膜腔造成感染。

(4)每班严格交接引流量,并在引流瓶上做标记,每日更换一次引流瓶。目前临床上大多使用一次性无菌引流装置,按说明书进行操作或隔日更换一次引流袋,引流量多时应随时更换。更换时严格遵守无菌操作规程。

3.保持引流管通畅闭式引流

主要靠重力引流,有效保持引流管通畅的方法有以下几种。

(1)患者取半坐位。

(2)定时挤压胸膜腔引流管,30~60 分钟 1 次,防止引流管阻塞、扭曲、受压。挤压方法为:用止血钳夹住排液管下端,两手同时挤压引流管;使阻塞物得以移动而保持引流的通畅,挤压完毕打开止血钳,使引流液流出。

（3）鼓励患者定时咳嗽、做深呼吸运动及变换体位，以利胸腔内液体、气体排出，促进肺扩张。

4.观察和记录

（1）注意观察长玻璃管中的水柱波动情况。因为水柱波动的幅度反映无效腔的大小与胸膜腔内负压的大小。一般情况下水柱上下波动 4～6cm。若水柱波动过高，可能存在肺不张；若无波动，可能是引流管不通畅或肺已完全扩张；但若患者出现胸闷气促、气管向健侧偏移等肺受压症状，为引流管被血块阻塞，应设法捏挤或使用负压间断抽吸引流瓶的短玻璃管，使其通畅，并立即通知医生处理。

（2）用橡皮筋或胶带条环绕引流管，以别针穿过橡皮筋或胶带条再固定于床上，或将引流管两端的床单拉紧形成一凹槽，再用别针固定。引流瓶放置应低于胸腔闭式引流出口 60cm 以上，并妥善安置，以免意外踢倒。搬运患者前，先用止血钳夹住引流管，将引流瓶放在病床上以利搬运。在松开止血钳前需先把引流瓶放到低于胸腔的位置。

（3）胸腔闭式引流的观察并记录引流液量、性状。创伤后如出血已停止，引出胸液多呈暗红色。引流液呈鲜红色，伴有血凝块，考虑胸腔内有进行性出血，应当立即通知医师，并准备剖胸手术。

5.拔管

24 小时引流液少于 50ml，脓液小于 10ml，无气体溢出，患者无呼吸困难，听诊呼吸音恢复，X 线检查肺膨胀良好，可去除胸管。

方法：安排患者坐在床边缘或躺向健侧，嘱患者深吸一口气后屏气拔管，并迅速用凡士林纱布覆盖，再盖上纱布，胶布固定。对于引流管放置时间长、放置粗引流管者，拔管前留置缝合线，去管后结扎封闭引流管口。拔管后最初几小时观察患者有无呼吸困难，引流管口处有无渗液、漏气，管口周围有无皮下气肿等。

第五章　呼吸系统疾病患者的护理

第一节　急性气管-支气管炎

急性气管-支气管炎(acute tracheobronchitis)是由生物、物理、化学刺激或过敏等因素引起的急性气管-支气管黏膜炎症,临床表现主要为咳嗽和咳痰,以小儿、老年人等体弱者多见,由细菌、病毒感染引起,受凉为主要诱因,多发生于寒冷季节或气候突变时。

【病因与发病机制】

1.微生物

常见病毒为腺病毒、流感病毒、单纯疱疹病毒、呼吸道合胞病毒和副流感病毒等,常见细菌为流感嗜血杆菌、肺炎链球菌、卡他莫拉菌等,近年来支原体和衣原体感染明显增加,在病毒感染后继发细菌感染亦较多见。

2.物理、化学因素

冷空气、粉尘、刺激性气体或烟雾的吸入均可刺激气管-支气管黏膜,引起急性损伤和炎症反应。

3.过敏反应

常见的吸入性过敏原如花粉、有机粉尘、真菌孢子、动物毛皮及排泄物等,对细菌蛋白质过敏、寄生虫(如蛔虫、钩虫的幼虫)在肺内移行,也均可致病。

【临床表现】

1.症状

起病较急,全身症状较轻,可有发热,多于3~5天后消退,持续发热提示可能并发肺炎。初为干咳或有少量黏液性痰液,随后可转为黏液脓痰,痰量增多,咳嗽加剧,偶伴血痰。患者在深呼吸和咳嗽时可感胸骨后疼痛,伴支气管痉挛时可出现程度不等的气促、胸闷。

2.体征

呼吸音可正常,也可听到散在干、湿性啰音,支气管痉挛时可闻及哮鸣音。

【诊断要点】

根据病史,咳嗽、咳痰等呼吸道症状,肺部散在啰音等体征,结合血常规和胸部 X 线检查,可做出临床诊断。病毒和细菌检查有利于病因诊断,需与流行性感冒、急性上呼吸道感染、支气管肺炎等相鉴别。

【治疗要点】

1.一般治疗

休息,避免劳累,多饮水,保暖,防止受凉。

2.对症治疗

咳嗽无痰或少痰时,可用喷托维林镇咳;有痰不易咳出时,可用盐酸氨溴索(沐舒坦)、桃金娘油提取物(吉若通)等化痰,或雾化吸入;也可口服复方甘草合剂等中成药。发热、疼痛时,可用解热镇痛药对症处理。

3.抗菌治疗

首选大环内酯类、青霉素类,也可选头孢菌素类或喹诺酮类药物,感染严重时应根据药敏试验选择药物。

【常见护理诊断/问题】

1.清理呼吸道无效

与呼吸道分泌物多、痰液黏稠有关。

2.体温过高

与气管-支气管炎症有关。

3.舒适受限

与气道炎症所致的全身症状有关。

【护理措施】

1.环境与体位

保持室内空气洁净、流通,温度为 23～25℃,湿度为 50%～60%;协助患者取舒适体位,多休息。

2.饮食与活动

指导患者摄入高蛋白、高维生素、高热量、清淡易消化的饮食,避免辛辣刺激性食品。多饮水,每天 1500ml 以上,有利于稀释痰液。指导患者活动以不感到疲劳为宜,如散步等。

3.病情观察

观察咳嗽、咳痰情况,记录痰的颜色、量及性状等,正确收集痰标本送检。监测生命体征。

4.发热护理

可选用温水拭浴、冰袋等物理降温方式,指导患者多饮水。

5.用药护理

遵医嘱使用抗生素及止咳、祛痰、止痛等药物,用药过程中注意观察药物疗效及副作用,及时处理不良反应。

6.促进有效排痰

(1)深呼吸和有效咳嗽:指导患者采取有效咳嗽排痰的方法。咳嗽时取坐位,头稍前倾、肩膀放松、稍屈膝,如病情允许可使双足着地,利于胸腔扩张。咳嗽前先缓慢深吸气,吸气后屏气片刻再快速咳嗽,咳嗽时腹肌收缩,腹壁内陷,加强有效咳嗽,排出痰液,再缓慢吸气或平静呼吸片刻,准备再次咳嗽。排痰后用温水漱口保持口腔清洁。

(2)吸入疗法:痰液黏稠、排痰困难者可遵医嘱雾化吸入治疗。

(3)胸背部叩击:禁用于未经引流的气胸、肋骨骨折或有骨折史、咯血、低血压、肺水肿等患者。叩击方法:患者侧卧或坐位,胸背部覆盖单层薄布,叩击者双手手指弯曲并拢,掌侧呈杯状,用手腕的力量,从肺底自下而上、从外到内,迅速、有节律地叩击胸背部,叩击频率和力量以患者能接受为宜。每次叩 5～15 分钟,每天 3～4 次,在餐后 2 小时至餐前 30 分钟内进行。叩击时密切观察患者反应,如有不适立即停止。排痰后协助患者口腔护理,观察痰液性状。

(4)机械吸痰:适用于痰液黏稠、咳嗽无力、意识不清者。按需适时吸痰,每次吸痰少于 15 秒钟。吸痰前、后适当提高氧气吸入浓度,防止引起低氧血症。

7.心理护理

向患者及家属介绍疾病相关知识,避免产生焦虑等情绪。如患者感疼痛,应采取各种方法帮助患者缓解疼痛,如听音乐等,必要时遵医嘱使用药物缓解,观察用药反应。

【健康指导】

1.增强体质

鼓励患者积极参加体育锻炼,增强体质及免疫力,选择合适的体育活动,如太极、散步、慢跑等有氧运动。

2.避免复发

避免吸入环境中的有害气体、化学物质等刺激物,戒烟并避免被动吸烟。

第二节　慢性阻塞性肺疾病

慢性阻塞性肺疾病(chronic obstructive pulmonary disease,COPD)简称慢阻肺,是一种以气流受限为特征的肺部疾病,气流受限不完全可逆,呈进行性发展。

COPD 是呼吸系统常见病和多发病,患病率和死亡率高,其死亡率居疾病死因的第 4 位。近年对我国 7 个地区 20245 名成人的调查显示,40 岁以上人群 COPD 患病率为 8.2%。因患者肺功能进行性减退,严重影响劳动力和生活质量,据世界卫生组织的研究,至 2020 年,COPD 疾病的经济负担将上升为世界第 5 位。

【病因与发病机制】

病因尚不清楚,目前认为 COPD 与气道、肺实质和肺血管的慢性炎症密切相关。

1.吸烟

吸烟者慢性支气管炎的患病率比不吸烟者高 2～8 倍,烟龄越长、吸烟量越大,COPD 患病率越高。烟草中的尼古丁、焦油、氢氰酸等化学物质可损伤气道上皮细胞,使巨噬细胞吞噬功能降低,纤毛运动减退,黏液分泌增加,气道净化能力减弱而引起感染。慢性炎症和吸烟刺激可使支气管平滑肌收缩,气流受限,还使氧自由基增多,诱导中性粒细胞释放蛋白酶,抑制抗蛋白酶系统,使肺弹力纤维受到破坏,诱发肺气肿。

2.职业性粉尘和化学物质

如烟雾、工业废气、过敏原、室内空气污染等,高浓度或长时间吸入,均可导致 COPD。

3.空气污染

大气中的有害气体,如 SO_2、NO_2、Cl_2 可损伤气道黏膜,使纤毛清除功能下降,黏液分泌增多,诱发细菌感染。

4.感染

病毒和细菌感染是 COPD 发生和急性加重的重要因素,长期、反复感染可破坏气道黏膜正常防御功能,损伤细支气管和肺泡,导致 COPD 发生。

5.蛋白酶-抗蛋白酶失衡

蛋白酶对组织有损伤和破坏作用,抗蛋白酶对弹性蛋白酶等多种蛋白酶有抑制作用,蛋白酶增多或抗蛋白酶不足均能导致组织结构破坏产生肺气肿。

6.氧化应激

氧化物可直接作用并破坏蛋白质、脂质、核酸等生物大分子,导致细胞功能衰竭或死亡,也可引起蛋白酶-抗蛋白酶失衡,促进炎症反应。

7.炎症机制

COPD 的特征性改变是气道、肺实质、肺血管的慢性炎症,中性粒细胞的活化和聚集是重要环节。通过释放中性粒细胞的多种蛋白酶引起慢性黏液高分泌状态并破坏肺实质。

8.其他

多种机体内在因素(如自主神经功能失调、呼吸道防御和免疫功能降低、营养不良以及气温变化等)都可能参与 COPD 的发生、发展。

【临床表现】

(一)症状

1.慢性咳嗽、咳痰

多为晨起咳嗽,咳痰明显,白天较轻,夜间有阵咳或排痰,多为白色黏液或浆液性泡沫痰,偶带血丝。急性发作伴细菌感染时痰量增多,可排脓痰。随病情发展可终身不愈。

2.气短或呼吸困难

早期仅在体力劳动时出现,随着病情进行性加重,甚至休息时也感到呼吸困难,这是 COPD 的标志性症状。

3.喘息和胸闷

重症患者或急性加重期出现喘息。

4.其他

晚期患者有体重下降、食欲减退等全身症状。

(二)体征

早期可无异常,随着病情进展出现以下体征:①视诊:胸廓前后径增大,肋间隙增宽,胸骨下角增大,称为桶状胸;②听诊:双肺呼吸音减弱,呼气延长,部分患者可闻及干性和(或)湿性啰音;③叩诊:肺部叩诊过清音,心浊音界缩小,肺下界和肝浊音界下降;④触诊:两侧语颤减弱或消失。

(三)COPD 严重程度分级

根据第 1 秒用力呼气容积占用力肺活量的百分比(FEV_1/FVC)、第 1 秒用力呼气容积占预计值百分比($FEV_1\%$ 预计值)和症状可对 COPD 严重程度分级(表 5-1)。

(四)COPD 病程分期

1.急性加重期

在短期内咳嗽、咳痰、气短和(或)喘息加重,痰量增多,呈脓性或黏液脓性,可伴发热。

2.稳定期

咳嗽、咳痰、气短等症状稳定 或较轻。

表 5-1　慢性阻塞性肺疾病的严重程度分级

级别	程度	分级标准
0 级	高危期	有慢性咳嗽、咳痰,肺功能正常
Ⅰ级	轻度	轻度通气受限($FEV_1/FVC<70\%$,$FEV_1\geqslant80\%$预计值),伴或不伴咳嗽、咳痰
Ⅱ级	中度	通气受限加重($FEV_1/FVC<70\%$,50%预计值$\leqslant FEV_1<80\%$预计值),伴或不伴慢性咳嗽、咳痰
Ⅲ级	重度	通气受限加重($FEV_1/FVC<70\%$,30%预计值$\leqslant FEV_1<50\%$预计值),症状加重,活动时多有呼吸急促
Ⅳ级	极重度	通气受限($FEV_1/FVC<70\%$,$FEV_1<30\%$预计值;或当 $FEV_1<50\%$预计值合并出现呼吸衰竭或右心衰竭等并发症,仍属于Ⅳ级),患者生活质量降低,若进一步恶化可危及生命

(五)并发症

自发性气胸、慢性肺源性心脏病、呼吸衰竭等。

【诊断要点】

根据吸烟等高危因素史、临床症状、体征、肺功能检查等综合分析确定。不完全可逆的气流受限是诊断 COPD 的必备条件。

【治疗要点】

(一)急性加重期治疗

1.支气管舒张剂

可缓解患者呼吸困难症状。①β_2-受体激动剂:沙丁胺醇气雾剂,每次 $100\sim200\mu g$($1\sim2$喷),疗效持续 $4\sim5$ 小时;特布他林气雾剂亦有同样效果;沙美特罗、福莫特罗等长效制剂每日吸入 2 次。②抗胆碱能药:异丙托溴铵气雾剂,起效较沙丁胺醇慢,每次 $40\sim80\mu g$($2\sim4$ 喷),每天 $3\sim4$ 次;长效制剂噻托溴铵每次吸入 $18\mu g$,每天 1 次。③茶碱类:茶碱缓释或控释片 0.2g,每天 2 次;氨茶碱 0.1g,每天 3 次。有严重喘息症状者可给予雾化吸入治疗以缓解症状。

2.低流量吸氧

发生低氧血症者可持续低流量鼻导管吸氧或文丘(Venturi)面罩吸氧,一般给氧浓度为$25\%\sim29\%$。

3.抗生素

根据病原菌种类和药敏试验结果选用抗生素治疗,如 β-内酰胺类或 β-内酰胺酶抑制剂、第

2代头孢菌素、大环内酯类或喹诺酮类。

4.糖皮质激素

选用糖皮质激素口服或静脉滴注。对急性加重期患者可考虑口服泼尼松龙每天 30～40mg,或静脉给予甲泼尼龙 40～80mg。

5.祛痰剂

溴己新 8～16mg,每日 3 次;盐酸氨溴索 30mg,每日 3 次。

6.机械通气

根据病情选择无创或有创机械通气。机械通气的护理详见本章"呼吸衰竭"。

(二)稳定期治疗

(1)避免诱发因素,戒烟,避免接触有害气体、粉尘及烟雾,避免受凉等。

(2)支气管舒张剂的应用以沙美特罗、福莫特罗等长效制剂为主。

(3)对痰液不易咳出者使用祛痰剂,常用盐酸氨溴索 30mg,每天 3 次。

(4)对重度和极重度、反复加重的患者,长期吸入糖皮质激素和 β_2-受体激动剂联合制剂,能增加运动耐量、减少急性加重发作频率、提高生活质量,甚至改善肺功能。临床上最常用的是沙美特罗加氟替卡松、福莫特罗加布地奈德。

(5)长期家庭氧疗(LTOT):持续鼻导管吸氧 1～2L/min,每天 15 小时以上,以提升患者 PaO_2 和 SaO_2。LTOT 指针:①$PaO_2 \leqslant 7.33kPa(55mmHg)$ 或 $SaO_2 \leqslant 88\%$,伴或不伴高碳酸血症;②PaO_2 7.33～8kPa(55～60mmHg) 或 $SaO_2 \leqslant 88\%$,伴有肺动脉高压、心力衰竭所致的水肿或红细胞增多症。

【常见护理诊断/问题】

1.气体交换受损

与小气道阻塞、呼吸面积减少、通气/血流比值失调等有关。

2.清理呼吸道无效

与呼吸道炎症、阻塞,痰液过多而黏稠,咳痰无力等有关。

3.活动无耐力

与供氧不足、疲劳、呼吸困难有关。

4.营养失调:低于机体需要量

与疾病迁延、呼吸困难、疲劳等引起食欲下降、摄入不足、能量需求增加有关。

5.焦虑

与呼吸困难影响生活、工作和经济状况不良等因素有关。

6.睡眠形态紊乱

与呼吸困难、不能平卧、环境刺激有关。

7.潜在并发症

自发性气胸、肺心病、呼吸衰竭、肺性脑病、心律失常等。

【护理措施】

1.环境和休息

保持室内环境舒适,空气洁净。戒烟。患者采取舒适体位,如半卧位,护理操作集中完成。

2.饮食与活动

根据患者的喜好,选择高蛋白、高维生素、高热量、易消化的食物,清淡为主,避免辛辣食品,避免摄入容易引起腹胀及便秘的食物,少食多餐,必要时可静脉输入营养物质。适量饮水,稀释痰液。根据病情制订有效的运动计划,方式多种多样,如散步、练太极拳等。病情较重者鼓励床上活动,活动以不感到疲劳为宜。

3.病情观察

观察患者咳嗽、咳痰的情况,包括痰液的颜色、量及性状,咳痰是否顺畅,以及呼吸困难程度等;监测动脉血气分析和水、电解质、酸碱平衡状况;监测生命体征,重点观察患者的神志,如出现表情淡漠、神志恍惚等肺性脑病征象时应立即通知医师积极处理,做好抢救记录。

4.用药护理

遵医嘱应用抗感染、止咳、祛痰、平喘等药物,注意观察疗效和副作用。①抗生素:可能导致过敏,甚至过敏性休克,产生耐药性或二重感染。②止咳药:可待因具有麻醉性中枢镇咳作用,可致恶心、呕吐,甚至成瘾,抑制咳嗽而加重呼吸道阻塞。③祛痰药:盐酸氨溴索副作用较轻;痰热清有清热、解毒、化痰功效,可能出现皮疹、高热、喉头水肿、胸闷气促等。④平喘药:茶碱滴速过快、药量过大可引起茶碱毒副作用,表现为胃肠道症状、心血管症状等,偶可兴奋呼吸中枢,严重者引起抽搐或死亡。⑤糖皮质激素:可能引起口咽部念珠菌感染、声音嘶哑、向心性肥胖、骨质疏松、消化性溃疡等,宜在餐后服用,并遵医嘱服用,不能自行减药或停药。

5.保持呼吸道通畅

遵医嘱每日行雾化吸入治疗。指导患者有效咳嗽排痰,胸部叩击、振动排痰仪或咳痰机有利于分泌物排出,必要时机械吸痰。

6.口腔护理

做好口腔护理,尤其每次咳痰后用温水漱口,有口咽部念珠菌感染者可给予制霉菌素液漱口,一天3次。

7.氧疗的护理

给予鼻导管持续低流量(1~2L/min)、低浓度(25%~29%)氧气吸入,鼓励每天吸氧15小时以上。

8.呼吸肌功能锻炼

目的是使浅而快的呼吸转变为深而慢的有效呼吸,加强胸、膈呼吸肌肌力和耐力,改善呼吸功能。呼吸功能锻炼包括腹式呼吸、缩唇呼吸等。

(1)腹式呼吸:指导患者取立位、坐位或平卧位,平卧位者两膝半屈(或膝下垫一软枕),使腹肌放松。两手掌分别放于前胸部与上腹部,用鼻缓慢吸气时,膈肌最大程度下降,腹肌松弛,感腹部手掌向上抬起,胸部手掌原位不动,抑制胸廓运动;呼气时,腹肌收缩,腹部手掌下降,帮助膈肌松弛,膈肌随胸腔内压增加而上抬,增加呼气量。同时可配合缩唇呼吸。因腹式呼吸增加能量消耗,指导患者只能在疾病恢复期进行。

(2)缩唇呼吸:指导患者闭嘴用鼻吸气,将口唇缩小(呈吹口哨样)缓慢呼气,呼气时腹部内陷,胸部前倾,尽量将气呼出,以延长呼气时间,同时口腔压力增加,传至末梢气道,避免小气道过早关闭,提高肺泡有效通气量。吸气与呼气时间比为1:2或1:3,尽量深吸慢呼,每分钟7

～8次,每次10～20分钟,每天2次。

9.机械通气护理

参见本章第10节"呼吸衰竭"。

10.心理护理

患者因长期患病、社交活动减少,易产生焦虑等情绪,应多与患者沟通,了解患者心理、性格,增强患者战胜疾病的信心。调动家庭支持系统,与患者和家属一起制订并实施康复计划,避免诱因,进行呼吸肌功能锻炼,有规律合理用药,教会患者缓解焦虑的方法。

【健康指导】

1.康复锻炼

使患者理解康复锻炼的意义,发挥其主观能动性,制订个体锻炼计划,加强体育锻炼,提高机体免疫能力。指导患者进行呼吸功能锻炼(缩唇、腹式呼吸等),以利于肺功能的恢复。教会患者及家属判断呼吸困难的严重程度,合理安排工作、生活。

2.坚持长期家庭氧疗

指导患者和家属了解氧疗的目的和注意事项,且夜间应持续吸氧;宣传教育用氧安全:防火、防热、防油、防震;指导正确清洁、消毒氧疗设备。

3.生活指导

劝导患者戒烟,避免粉尘和刺激性气体吸入,避免与呼吸道感染者接触,减少去公共场所的次数。关注气候变化,及时增减衣物,避免受凉、感冒及劳累等诱发因素。

4.饮食指导

合理膳食,避免进食刺激性食物和产气食物,如辣椒、洋葱、油炸食品、豆类、甜食、汽水、啤酒等。

5.使用免疫调节剂及疫苗

免疫能力低下、无过敏史的患者,可接种流感疫苗[每年1～2次(春秋)]和(或)肺炎疫苗(每3～5年1次);遵医嘱口服细菌溶解产物(泛福舒),皮下注射胸腺素或迈普新等免疫调节剂。

6.定期随访复查

第三节　支气管哮喘

支气管哮喘简称哮喘,是由多种细胞(嗜酸性粒细胞、肥大细胞、T淋巴细胞、中性粒细胞、气道上皮细胞等)和细胞组分参与的气道慢性炎症性疾病。这种慢性炎症导致呼吸道反应性增加,通常出现广泛、多变的可逆性气流受限,并引起反复发作性的喘息、气急、胸闷或咳嗽等症状,常在夜间和(或)清晨发作、加剧,多数患者可自行缓解或经治疗缓解。

全球约有1.6亿哮喘患者,各国患病率1%～30%不等,我国患病率为0.5%～5%。一般认为儿童患病率高于青壮年,老年人群的患病率有增高的趋势,成人男女患病率大致相同,发达国家高于发展中国家,城市高于农村。约40%的患者有家族史。近20年来,许多国家哮喘的患病率和病死率均呈上升趋势,引起了世界卫生组织和各国政府的重视,世界各国的哮喘防治专家共同起草并不断更新的全球哮喘防治倡议(global initiative for asthma,GINA)成为哮喘防治的重要指南。

【病因与发病机制】

(一)病因

哮喘的病因尚未完全清楚,患者个体变应性体质及环境因素的影响是发病的危险因素。常见的环境因素:①吸入物:如尘螨、花粉、真菌、动物毛屑、二氧化硫、氨气等;②感染:如细菌、病毒、原虫、寄生虫等;③食物:如鱼、虾、蟹、蛋类、牛奶等;④药物:如普萘洛尔、阿司匹林等;⑤其他:如气候变化、运动、妊娠等。

(二)发病机制

哮喘的发病机制不完全清楚,变态反应(Ⅰ型最多,其次是Ⅳ型等)、呼吸道炎症、气道高反应性及神经等因素及其相互作用被认为与哮喘的发病关系密切。

1.免疫学机制

当外源性变应原进入机体,激活 T 淋巴细胞,产生白细胞介素(IL-4 等)进一步激活 B 淋巴细胞,后者合成特异性 IgE,并结合于肥大细胞和嗜碱性粒细胞等表面的 IgE 受体,使机体处于致敏状态。当相应变应原再次进入体内时,可与结合在细胞表面的 IgE 交联,使该细胞合成并释放多种活性介质,导致气道平滑肌收缩、血管通透性增加、炎症细胞浸润和腺体分泌亢进等,引起哮喘发作。

根据变应原吸入后哮喘发生的时间,可分为速发型哮喘反应、迟发型哮喘反应和双相型哮喘反应。速发型哮喘反应几乎在吸入变应原的同时立即发生反应,15～30 分钟达高峰,2 小时后逐渐恢复正常;迟发型哮喘反应约在吸入变应原后 6 小时发病,持续时间长,可达数天,且临床症状重,常呈持续性哮喘表现,肺功能损害严重而持久,迟发型哮喘反应是呼吸道慢性炎症反应的结果。

2.气道炎症

气道慢性炎症被认为是哮喘的本质,是由多种炎症细胞、炎症介质和细胞因子相互作用,导致气道反应性增高,平滑肌收缩,黏液分泌增加,血管通透性增加、渗出增多,气道重塑并进一步加重气道炎症过程。

3.气道高反应性(airway hyperresponsiveness,AHR)

表现为气道对各种刺激因子出现过强或过早的收缩反应,是哮喘发生、发展的另一个重要因素。目前普遍认为气道炎症是导致 AHR 的重要机制之一。AHR 常有家族倾向,受遗传因素影响。AHR 为支气管哮喘患者的共同病理生理特征。长期吸烟、接触臭氧、病毒性上呼吸道感染、慢性阻塞性肺疾病等患者也可出现 AHR。

4.神经机制

也被认为是哮喘发病的重要环节。支气管受自主神经支配,哮喘与 β-肾上腺素受体功能低下和迷走神经张力亢进有关,并可能存在有 α-肾上腺素能神经的反应性增加。当舒张支气管平滑肌的神经递质(如血管活性肠肽、一氧化氮)与收缩支气管平滑肌的递质(如 P 物质、神经激肽)两者平衡失调时,则可引起支气管平滑肌收缩。

【临床表现】

(一)症状

哮喘的症状为发作性伴有哮鸣音的呼气性呼吸困难或发作性胸闷和咳嗽;严重者被迫采取坐位或端坐呼吸,干咳或咳大量白色泡沫痰,甚至出现发绀等。哮喘症状可在数分钟内发作,经数小时至数天,用支气管舒张剂后缓解或自行缓解。常在夜间及凌晨发作和加重。若咳嗽为唯一症状称之为咳嗽变异性哮喘;有些青少年在运动时出现胸闷、咳嗽和呼吸困难则为运动性哮喘。

(二)体征

哮喘发作时胸部呈过度充气状态,有广泛哮鸣音,呼气音延长;在轻度哮喘或非常严重哮喘发作时,哮鸣音可不出现,称为寂静胸。严重哮喘患者可出现心率增快、奇脉、胸腹反常运动和发绀。非发作期体检可无异常。

(三)分期及控制水平分级

支气管哮喘可分为急性发作期和非急性发作期。

1.急性发作期

指气促、咳嗽、胸闷等症状突然发生或加剧,常有呼吸困难,以呼气流量降低为其特征,常因接触变应原等刺激物或治疗不当所致。哮喘急性发作时其程度轻重不一,病情加重可在数小时或数天内出现,偶尔数分钟内即可危及生命,应及时对病情做出正确评估,予以有效的紧急治疗。哮喘急性发作时严重程度评估见表5-2。

表 5-2　哮喘急性发作的病情严重度的分级

临床特点	轻度	中度	重度	危重
气短	步行、上楼时	稍事活动	休息时	
体位	可平卧	喜坐位	端坐呼吸	
讲话方式	连续成句	常有中断	单字	不能讲话
精神状态	可有焦虑/尚安静	时有焦虑或烦躁	常有焦虑、烦躁	嗜睡、意识模糊
出汗	无	有	大汗淋漓	
呼吸频率	轻度增加	增加	常>30 次/分钟	
辅助呼吸肌活动及三凹征	常无	可有	常有	胸腹反常运动
哮鸣音	散在,呼吸末期	响亮、弥散	响亮、弥散	减弱乃至无
脉率(次/分)	<100	100～120	>120	>120 或脉率变慢或不规则
奇脉(收缩压下降)	无 [1. 33kPa (10mmHg)]	可有[1.33～3.33kPa (10～25mmHg)]	常有[>3.33kPa(> 25mmHg)]	无

（续表）

临床特点	轻度	中度	重度	危重
使用 β_2-受体激动剂后 PEF 预计值或个人最佳值	>80%	60%～80%	<60% 或 <100L/min 或作用时间<2 小时	
PaO_2（吸空气）	正常	8～10.7kPa（60～80mmHg）	<8kPa(60mmHg)	
$PaCO_2$	<6kPa(40mmHg)	≤6kPa(45mmHg)	>6kPa(45mmHg)	
SaO_2（吸空气）	>95%	91%～95%	≤90%	
pH	—	—	降低	降低

2.非急性发作期

亦称慢性持续期,指许多哮喘患者即使没有急性发作,但在相当长的时间内仍有不同频度和不同程度的喘息、气急、胸闷、咳嗽等症状,可伴有肺通气功能下降。可根据白天、夜间哮喘症状出现的频率和肺功能检查结果,将慢性持续期哮喘病情严重程度分为间歇性、轻度持续、中度持续和重度持续 4 级,但这种分级方法在日常工作中已少采用,主要用于临床研究。目前应用最为广泛的非急性发作期哮喘严重性评估方法为哮喘控制水平,这种评估方法包括了目前临床控制评估和未来风险评估,临床控制又可分为控制、部分控制和未控制 3 个等级,具体指标见表 5-3。

表 5-3 非急性发作期哮喘控制水平的分级

A.目前临床控制评估(最好 4 周岁以上)

临床特征	控制(满足以下所有情况)	部分控制(任何 1 周出现以下 1 种表现)	未控制
白天症状	无(或≤2 次/周)	>2 次/周	
活动受限	无	有	
夜间症状/憋醒	无	有	
需使用缓解药或急救治疗	无(或≤2 次/周)	>2 次/周	出现≥3 项哮喘部分控制的表现
肺功能(PEF 或 FEV_1)	正常	<正常预计值或个人最佳值的 80%	

B.未来风险评估(急性发作风险,病情不稳定,肺功能迅速下降,药物不良反应)

与未来不良事件风险增加的相关包括:
临床控制不佳;过去一年频繁急性发作;曾因严重哮喘而住院治疗;FEV1 低;烟草暴露;高剂量药物治疗

(四)并发症

哮喘发作时可并发气胸、纵隔气肿、肺不张,重症患者可出现水、电解质及酸碱平衡紊乱等并发症,长期反复发作和感染可并发 COPD、肺源性心脏病等。

【诊断要点】

(1)反复发作喘息、气急、胸闷或咳嗽,多与接触变应原、冷空气、物理或化学性刺激、病毒性上呼吸道感染、运动等有关。

(2)发作时双肺可闻及散在或弥散性、以呼气相为主的哮鸣音,呼气相延长。

(3)上述症状可经治疗缓解或自行缓解。

(4)除外其他疾病所引起的喘息、气急、胸闷和咳嗽。

(5)临床表现不典型者(如无明显喘息或体征)至少应有下列 3 项中的 1 项:①支气管激发试验或运动试验阳性;②支气管舒张试验阳性,FEV1 增加≥15%,且 FEV1 增加绝对值≥200ml;③昼夜 PEF 变异率≥20%。

符合(1)~(4)条或(4)、(5)条者,可以诊断为支气管哮喘。

【治疗要点】

目前哮喘尚无特效的治疗方法。治疗目标为控制和消除症状,防止病情恶化,改善肺功能至最佳水平,维持正常活动能力,避免药物不良反应。

(一)脱离变应原

脱离变应原是防治哮喘最有效的方法,部分患者能找出引起哮喘发作的变应原或其他非特异性刺激因素,应立即使患者脱离变应原。

(二)药物治疗

哮喘治疗药物可分为控制性药物和缓解性药物。各类药物介绍见表 5-4。

表 5-4　哮喘治疗药物分类

缓解性药物	控制性药物
短效 β_2-受体激动剂(SABA)	吸入型糖皮质激素(ICS)
短效吸入型抗胆碱能药物(SAMA)	白三烯调节剂
短效茶碱	长效 β_2-受体激动剂(LABA,不单独使用)
全身用糖皮质激素	缓释茶碱
	色甘酸钠
	抗 IgE 抗体
	联合药物(如 ICS/LABA)

1.糖皮质激素

主要通过多环节阻止气道炎症的发展及降低气道高反应性,是当前控制哮喘发作最有效的抗炎药物,可采用吸入、口服和静脉用药。

(1)吸入:常用吸入药物有倍氯米松、布地奈德、氟替卡松、莫米松等,局部有较强的抗炎作用,常需连续、规律吸入 1 周以上才能生效,由于吸入药物剂量较小,作用于呼吸道局部,进入血液后在肝脏迅速灭活,全身不良反应少,是目前长期甚至终身抗感染治疗哮喘的最常用药。哮喘急性发作时只吸入糖皮质激素难以控制,需首先使用 β_2-受体激动剂,待症状稍缓解后或同时吸入糖皮质激素;为增强治疗效果,同时减少吸入大剂量糖皮质激素导致的肾上腺皮质功能抑制、骨质疏松等不良反应,可与长效 β_2-受体激动剂、控释茶碱或白三烯受体拮抗剂等联合使用。

(2)口服给药:当吸入糖皮质激素无效或需短期加强治疗时,可用短疗程、大剂量泼尼松或甲泼尼龙,症状缓解后,可逐渐减量直至停用,或改用吸入剂。

(3)静脉用药:重度或严重哮喘发作时,应及早静脉给药,如琥珀酸氢化可的松或甲泼尼龙,症状缓解后逐渐减量,并改口服和吸入维持。

2. β_2-受体激动剂

主要通过舒张支气管平滑肌改善气道阻塞,是控制哮喘急性发作的首选药物。常用短效 β_2-受体激动剂有沙丁胺醇、特布他林和非诺特罗,作用时间为 $4\sim6$ 小时;长效 β_2-受体激动剂有丙卡特罗、沙美特罗和福莫特罗,作用时间为 $10\sim12$ 小时。β_2-受体激动剂的缓释型和控释型制剂疗效维持时间较长,适用于防治反复发作性哮喘和夜间哮喘。长效 β_2-受体激动剂尚有一定的抗气道炎症作用。用药方法有定量气雾剂(MDI)吸入、干粉吸入、雾化吸入、口服或静脉注射,多用吸入法,因高浓度药物直接进入气道,全身不良反应少。目前短效 β_2-受体激动剂常用吸入剂型为 MDI,可治疗哮喘急性发作,也可用于维持治疗。使用时需手控和吸入同步,儿童和重症患者不易掌握,可在定量气雾器与含口器中接一储雾罐,通过重复呼吸,可吸入大部分药物。目前常用沙丁胺醇或特布他林 MDI,每次 $1\sim2$ 喷,每天 $3\sim4$ 次,$5\sim10$ 分钟起效。对重症哮喘、儿童哮喘亦可用雾化吸入法给药,如沙丁胺醇 5mg 稀释于 $5\sim20$ml 溶液中雾化吸入。因 β_2-受体激动剂的口服或静脉剂型用药量及副作用较吸入法大,现临床已较少使用。

3.茶碱类

为黄嘌呤类生物碱,可通过抑制磷酸二酯酶提高平滑肌细胞内 cAMP 浓度,拮抗腺苷受体,刺激肾上腺素分泌,扩张支气管,增强呼吸肌收缩,增强气道纤毛清除功能等,是目前治疗哮喘的有效药物。茶碱与糖皮质激素合用具有协同增强的作用,轻、中度哮喘患者一般口服剂量每日 $6\sim10$mg/kg,茶碱缓释片和控释片适用于控制夜间哮喘。静脉给药主要适用于重、危重症哮喘,静脉注射首次剂量为 $4\sim6$mg/kg,维持量为每小时 $0.6\sim0.8$mg/kg,每天注射量一般不超过 1.0g。

4.抗胆碱药

为 M 胆碱受体拮抗剂。异丙托溴铵雾化吸入约 10 分钟起效,维持 $4\sim6$ 小时,吸入后阻断节后迷走神经通路,降低迷走神经兴奋性而使支气管扩张,并有减少痰液分泌的作用。与 $\beta2$-受体激动剂联合协同作用,尤其适用于夜间哮喘和痰多者。

5.色甘酸钠及尼多酸钠

属于非糖皮质激素抗炎药,主要通过抑制炎症细胞(尤其是肥大细胞)释放多种炎症介质,能预防变应原引起速发和迟发反应以及过度通气、运动引起的气道收缩。因口服本药胃肠道不易吸收,宜采取干粉吸入或雾化吸入。孕妇慎用。

6.白三烯(LT)调节剂

通过调节 LT 的生物活性而发挥抗炎作用,同时也有舒张支气管平滑肌的作用,常用半胱氨酰 LT 受体拮抗剂,如扎鲁司特、孟鲁司特。

7.其他药物

酮替芬和新一代 H_1-受体拮抗剂(阿司咪唑、曲尼斯特等)对季节性哮喘和轻症哮喘有效,也适用于对 β_2-受体兴奋剂有不良反应者或联合用药的情况。

(三)急性发作期的治疗

治疗的目的是尽快缓解气道阻塞,及时纠正缺氧和恢复肺功能,预防哮喘进一步恶化或再次发作,防止并发症发生。临床一般根据病情严重度的分级进行综合性治疗。

1.轻度

定时吸入糖皮质激素(每天 $200\sim500\mu g$);出现症状时吸入短效 β_2-受体激动剂,可间断吸入;如症状无改善可加服 β_2-受体激动剂控释片或小量茶碱控释片(每天 200mg),或加用抗胆碱药(如异丙托溴铵)气雾剂吸入。

2.中度

糖皮质激素吸入剂量增大(每天 $500\sim1000\mu g$),常规吸入 β_2-受体激动剂或口服其长效药;症状不缓解者加用抗胆碱药气雾剂吸入,或加服 LT 拮抗剂,或口服糖皮质激素每天小于 60mg,必要时可用氨茶碱静脉滴注。

3.重度至危重度

β_2-受体激动剂持续雾化吸入,或合用抗胆碱药;或沙丁胺醇或氨茶碱静脉滴注,加用口服 LT 拮抗剂。糖皮质激素(琥珀酸氢化可的松或甲泼尼龙)静脉滴注,病情好转,逐渐减量,改为口服。适当补液,维持水、电解质、酸碱平衡。如氧疗不能纠正缺氧,可行机械通气。目前预防下呼吸道感染等综合治疗是危重症哮喘的有效治疗措施。

(四)哮喘的长期治疗

一般哮喘经急性发作期治疗症状可得到控制,但其慢性炎症病理生理改变仍存在,为此,必须制订长期治疗方案,以防止和减少哮喘再次急性发作。根据病情评估,制订合适的治疗方案,注意个体化,以最小的剂量、最简单的联合应用、最少的不良反应和最佳控制症状为原则。

(五)免疫疗法

1.特异性免疫疗法(脱敏疗法或减敏疗法)

采用特异性变应原(如尘螨、花粉等制剂)定期反复皮下注射,剂量由低至高,以产生免疫耐受性,使患者脱(减)敏。

2.非特异性免疫疗法

如注射卡介苗、转移因子等生物制品抑制变应原反应的过程,有一定辅助疗效,目前采用基因工程制备的人重组抗 IgE 单克隆抗体治疗中、重度变应性哮喘已取得较好疗效。

【常见护理诊断/问题】

1.低效性呼吸形态

与支气管炎症和气道平滑肌痉挛有关。

2.清理呼吸道无效

与过度通气、水分丢失过多致痰液黏稠有关。

3.焦虑、恐惧

与哮喘发作、极度呼吸困难伴濒死感有关。

4.知识缺乏

缺乏疾病诱发因素及防治方法等知识。

5.潜在并发症

水、电解质、酸碱平衡紊乱,自发性气胸,呼吸衰竭等。

【护理措施】

1.一般护理

有明确过敏原者,应尽快脱离变应原。提供安静、舒适的休息环境,保持室内空气流通,避免放置花草、地毯、皮毛,整理床铺时避免尘埃飞扬等。根据病情提供舒适体位,如为端坐呼吸者提供跨床小桌以作支撑,减少体力消耗。提供清淡、易消化、足够热量的饮食,避免进食硬、冷、油煎食物,不宜食用鱼、虾、蟹、蛋类、牛奶等易过敏食物。哮喘急性发作时,患者呼吸增快、出汗,常伴脱水、痰液黏稠,易形成痰栓阻塞小支气管,加重呼吸困难,应鼓励患者每天饮水2500~3000ml,以补充丢失的水分,稀释痰液,改善呼吸功能。病情危重时,应协助患者进行生活护理。

2.心理护理

哮喘反复发作易致患者出现各种心理问题,尤其是重度哮喘患者可有极度烦躁、焦虑或恐惧,医护人员应多陪伴患者,解释避免不良情绪的重要性,通过语言和非语言沟通安慰患者,使其保持情绪稳定。

3.用药护理

按医嘱准确给予支气管舒张剂、糖皮质激素、静脉补液等,注意观察药物疗效及不良反应。

(1)β_2-受体激动剂:主要不良反应为偶有头痛、头晕、心悸、手指震颤等,停药或坚持用药一段时间后症状可消失;药物用量过大可引起严重心律失常,甚至发生猝死。应注意:①指导患者按需用药,不宜长期规律使用,因为长期应用可引起 β_2-受体功能下降和气道反应性增高,出现耐受性;②指导患者正确使用各种吸入装置,以保证有效吸入药物治疗剂量;③β_2-受体激动剂缓释片内含控释材料,指导患者须整片吞服。

(2)茶碱类:静脉注射浓度不宜过高,注射速度不超过每分钟 0.25mg/kg,以防中毒反应。主要不良反应有恶心、呕吐等胃肠道症状,心动过速、心律失常、血压下降等心血管症状,偶有呼吸中枢兴奋作用,甚至引起抽搐直至死亡。慎用于妊娠、发热、小儿或老年及心、肝、肾功能障碍或甲状腺功能亢进者。与西咪替丁、大环内酯类、喹诺酮类药物等合用时可影响茶碱代谢而排泄减慢,应减少用量。茶碱缓释片和控释片须整片吞服。

(3)糖皮质激素:①部分患者吸入后可出现声音嘶哑、口咽部念珠菌感染等并发症,应指导患者吸药后用清水充分漱口,减轻局部反应,减少胃肠吸收;如长期吸入剂量大于 1mg/d,应注意观察有无发生肾上腺皮质功能抑制、骨质疏松等全身不良反应。②全身用药应注意肥胖、糖尿病、高血压、骨质疏松、消化性溃疡等不良反应,宜在饭后服用,以减少对消化道的刺激。

激素的用量应严格遵医嘱进行阶梯式逐渐减量,嘱患者不得擅自停药或减量。

(4)色甘酸钠:吸入后在体内无积蓄作用,一般 4 周内见效,如 8 周无效者应停用。少数患者吸入后有咽喉不适、胸部紧迫感,偶见皮疹,甚至诱发哮喘。必要时可同时吸入 β₂-受体激动剂,防止哮喘发生。

(5)其他:抗胆碱药吸入时,少数患者可有口苦或口干感。酮替芬有镇静、头晕、口干、嗜睡等不良反应,持续服药数天可自行减轻,慎用于高空作业人员、驾驶员、操作精密仪器者。LT调节剂的主要不良反应是较轻微的胃肠道症状,少数有皮疹、血管性水肿、转氨酶增高,停药后可恢复。在发作及缓解期,患者禁用阿司匹林、β₂-肾上腺素受体拮抗剂(普萘洛尔等)和其他能诱发哮喘的药物,以免诱发或加重哮喘。免疫治疗过程中有可能发生严重哮喘发作和全身过敏反应,因而治疗需在有急救条件的医院进行,并严密观察患者反应。

4.病情观察

观察患者生命体征、意识、面容、出汗、发绀、呼吸困难程度、咳嗽、咳痰等,注意痰液黏稠度和量。监测呼吸音、哮鸣音变化,了解病情和治疗效果。加强对急性发作患者的监护,尤其是夜间和凌晨哮喘易发作时段,及时发现危重症状或并发症。如出现呼吸窘迫或无力、发绀明显、说话不连贯、大汗淋漓、心率增快、奇脉、哮鸣音减少、呼吸音减弱或消失等,提示病情严重或出现并发症,应及时通知医师并立即抢救。监测动脉血气分析,血电解质、酸碱平衡状况,对严重哮喘发作者,应准确记录液体出入量。

5.对症护理

注意保持呼吸道通畅,遵医嘱给予鼻导管或面罩吸氧,改善呼吸功能。一般吸氧流量为每分钟 2~4L,应根据动脉血气分析结果和患者的临床表现及时调整吸氧流量或浓度,吸入的氧气应加温、加湿,避免气道干燥和寒冷气流的刺激而加重气道痉挛。严重发作经一般药物治疗无效,缺氧不能纠正时,应协助医师进行无创机械通气,做好建立人工气道、有创机械通气的准备工作。如有气胸、纵隔气肿等严重并发症时,应立即协助医师进行排气减压。

【健康指导】

哮喘是一种气道慢性炎症性疾病,健康教育对疾病的预防和控制起着不容忽视的作用,应从帮助患者及家属获得哮喘有关的基本知识做起,通过教育使哮喘患者提高自我管理技能,以达到控制哮喘发作、改善生活质量、降低发病率和病死率的目的。

1.正确认识哮喘

强调长期防治哮喘的重要性,哮喘虽不能彻底治愈,但通过长期、适当的治疗可有效控制哮喘发作,使患者及家属树立战胜疾病的信心。

2.避免诱发因素

指导患者及家属了解诱发哮喘的各种因素,帮助患者识别个体的过敏原和刺激因素,以及避免诱因的方法,如减少和避免过敏原的吸入、戒烟及避免被动吸烟、避免摄入易过敏的食物、预防呼吸道感染、避免剧烈运动、忌用可诱发哮喘的药物等。

3.自我监测、预防和控制哮喘发作

帮助患者及家属了解哮喘发病机制及其本质以及发作先兆、症状等。指导患者自我监测病情,包括哮喘控制测试(ACT)、使用峰速仪监测和记录 PEFR 值及记录哮喘日记等;识别哮喘发作或加重的先兆,知晓哮喘急性发作的紧急处理方法;嘱患者随身携带止喘气雾剂,如速效 β_2-肾上腺素受体拮抗剂"万托林"等以有效预防和控制发作。

4.用药指导

指导患者及家属按医嘱正确用药,积极配合治疗,不擅自减药或停药。帮助患者了解每一种药物的药名、用法、剂量、疗效、主要不良反应及如何减少或避免不良反应的发生,尤其是糖皮质激素吸入制剂的重要性及不良反应,使患者坚持用药。

5.指导正确使用各种吸入装置

目前临床上使用的吸入装置种类较多,使用方法略有不同,在指导患者使用之前,应与患者一起仔细阅读说明书,然后演示正确使用方法,关键步骤为吸药后屏气 5～10 秒,使较小的雾粒在更远的外周气道沉降,然后再缓慢呼气。如需要 2 喷,最好休息 3 分钟后再喷第 2 次,指导患者反复练习直至正确掌握。一般先用支气管扩张剂,再用糖皮质激素等抗炎吸入剂,以更好发挥疗效。

6.心理指导

指导患者保持有规律的生活和积极、乐观的情绪,特别向患者说明发病与精神因素和生活压力的关系。指导患者自我放松技术,鼓励患者积极参加适当的体育锻炼和娱乐活动,以调整情绪,提高机体抗病能力。动员与患者关系密切的人员如家人或朋友,参与对哮喘患者的管理,为其身心健康提供各方面的支持,并充分利用社会支持系统。

7.定期门诊与急诊指导

指导患者坚持长期定期门诊随访,根据病情 1～6 个月门诊复诊 1 次;如出现哮喘加重、恶化的征象,在紧急处理的同时,应立即到医院就诊。

第四节　支气管扩张症

支气管扩张症(bronchiectasis)指直径大于 2mm 中等大小的近端支气管由于管壁肌肉和弹性组织破坏引起的异常扩张,临床表现为慢性咳嗽、咳大量脓性痰液和(或)反复咯血。随着免疫接种和抗生素的应用,本病的发病率已明显降低。

【病因与发病机制】

支气管扩张的病因有先天性和继发性,由先天性发育缺陷和遗传性疾病引起者较少见,更多为继发性,重要的发病因素是支气管-肺组织感染和支气管阻塞。

1.支气管-肺组织感染和阻塞

婴幼儿麻疹、支气管肺炎、百日咳等感染是最常见病因,反复感染对支气管管壁各层组织的破坏,削弱了平滑肌和弹性纤维对管壁的支撑作用,在咳嗽时支气管管腔内压增高,以及呼吸时胸腔负压的牵引,逐渐形成支气管扩张。支气管内膜结核引起管腔狭窄、阻塞可导致支气管扩张,肺结核纤维组织增生和收缩牵拉也可导致支气管变形扩张,由于多发于肺上叶,引流较好,痰量不多或无痰,故称之为"干性"支气管扩张。另外,肿瘤、异物吸入或因管外肿大淋巴结压迫引起支气管阻塞导致肺不张,由于失去肺泡弹性组织的缓冲,胸腔负压直接牵拉支气管管壁,也可导致支气管扩张。总之,感染引起支气管阻塞,阻塞又加重感染,两者互为因果,促使支气管扩张的发生与发展。

2.支气管先天性发育缺损和遗传因素

此类支气管扩张症较少见,如支气管先天性发育障碍、肺囊性纤维化、Kartagener 综合征等患者所发生的支气管扩张。

3.机体免疫功能失调

部分支气管扩张患者有不同程度的体液免疫和(或)细胞免疫功能异常,提示支气管扩张可能与机体免疫功能失调有关,如类风湿关节炎、系统性红斑狼疮、溃疡性结肠炎、克罗恩病、支气管哮喘等疾病可伴有支气管扩张。

【临床表现】

多数患者幼年、童年或青年期发病,呈慢性过程。典型症状如下:

(一)症状

1.慢性咳嗽

伴大量脓痰约 90% 的患者有此症状,晨起或入夜卧床时,由于体位变化,气道分泌物刺激支气管黏膜引起咳嗽、痰量增多。可根据痰量估计疾病严重程度:轻度<10ml/d;中度 10~150ml/d;重度>150ml/d。呼吸道感染急性发作时,黄绿色脓痰每天可达数百毫升;伴有厌氧菌混合感染时痰有恶臭。痰液静置后可分 3 层:上层为泡沫,中层为混浊黏液,下层为脓性物和坏死组织。

2.反复咯血

从痰中带血到大量咯血,常由呼吸道感染诱发。若患者仅有反复咯血,平时无咳嗽、脓痰等呼吸道症状称之为"干性支气管扩张",其支气管扩张多发生于引流良好的部位,且不易感染。

3.反复肺部感染

由于支气管扩张,清除气道分泌物的功能降低或丧失,导致支气管引流不畅,可发生同一肺段反复感染的症状,一旦大量脓痰排出后,症状随即减轻。

4.慢性感染

中毒症状消瘦、贫血,儿童生长发育迟缓。

(二)体征

早期或干性支气管扩张可无异常肺部体征。典型变化为病变部位持续存在湿性啰音,部分患者有杵状指(趾)、贫血。如合并肺炎、肺脓肿、肺气肿等则出现相应体征。

【诊断要点】

根据反复发作的慢性咳嗽、咳大量脓性痰、反复咯血的典型临床表现,及支气管炎迁延不愈或幼年时患麻疹、百日咳的病史;听诊有性质恒定、持久存在、部位固定的湿性啰音;胸部 X线或 CT 检查,支气管造影、纤维支气管镜检查,临床可做出诊断。注意与慢性支气管炎、肺脓肿、肺结核、先天性肺囊肿及弥漫性泛细支气管炎鉴别。

【治疗要点】

治疗原则是防治呼吸道反复感染,保持呼吸道引流通畅,必要时手术治疗。

(一)内科治疗

戒烟,避免受凉,加强营养,纠正贫血,增强体质及预防呼吸道感染。

1.保持呼吸道通畅

用祛痰剂和支气管舒张剂稀释痰液,促进排痰,保持呼吸道引流通畅。再通过体位引流或纤维支气管镜吸痰,促进脓痰引流,控制继发感染和减轻全身中毒症状。

(1)祛痰药:口服溴己新 8~16mg;氨溴索 30mg 或复方甘草合剂 10ml,每天 3 次。

(2)支气管舒张药:对于支气管反应性增高或炎性刺激而导致支气管痉挛影响痰液排出的患者,可使用 β2-受体激动剂或异丙托溴铵雾化吸入,或口服氨茶碱解除支气管痉挛。

(3)体位引流:有助于排出痰液,减少继发感染和全身中毒症状。对痰多、黏稠而不易咳出者,有时其作用强于抗生素治疗。

2.控制感染

急性感染时根据病情、痰培养及药物敏感试验选用合适抗生素控制感染。一般轻症者常口服阿莫西林或氨苄西林,第一、二代头孢菌素,氟喹诺酮类或磺胺类抗生素;重症者常需第三代头孢菌素加氨基糖苷类联合静脉用药;如有厌氧菌感染者加用甲硝唑或替硝唑。

(二)手术治疗

病灶较局限且内科治疗无效者,应考虑手术治疗;若病变较广泛,或心肺功能严重障碍者不宜手术。

(三)营养支持治疗

对营养状态差者适当予以静脉营养药,如复方氨基酸、脂肪乳等。

【常见护理诊断/问题】

1.清理呼吸道无效

与痰多黏稠、咳嗽无力、咳嗽方式有效性差有关。

2.有窒息的危险

与痰液黏稠、大咯血有关。

3.焦虑

与反复咯血及担心预后差有关。

4.营养失调:低于机体需要量

与慢性感染导致机体消耗增多、咯血有关。

【护理措施】

1.休息

急性感染或病情严重者应卧床休息。

2.饮食护理

保证患者每天饮水 1500ml 以上,充足的水分有利于稀释痰液,使痰液易于咳出。提供高热量、高蛋白质、富含维生素饮食,以改善机体营养状况,提高抵抗力。大咯血时应暂禁食。

3.心理护理

大咯血时,医护人员应陪伴床边,使患者身心放松,防止喉头痉挛和屏气。如果患者过度紧张,可遵医嘱给予镇静剂。

4.病情观察

观察痰液的量、颜色、气味和黏稠度,咳嗽、咳痰与体位的关系,有无咯血以及咯血的量、性质,有无胸闷、气急、烦躁不安、面色苍白、神色紧张、出冷汗等异常表现,并密切观察体温、呼吸、心率、血压,做好记录。

5.用药护理

根据药敏或痰培养结果选择抗生素,并规范抗生素的使用时间;痰液黏稠者可给予0.45%氯化钠溶液或2%～3%碳酸氢钠溶液雾化吸入,达到湿化气道、稀释痰液、促进痰液排出的目的。

6.保持呼吸道通畅

患者取舒适体位,按指导进行有效咳嗽。痰液黏稠无力咳出者,可吸痰保持呼吸道通畅。重症患者在吸痰前后应提高吸氧浓度,以防吸痰引起低氧血症。大咯血时的抢救及护理参见本章第8节"肺结核"。

7.体位引流

①引流前准备:向患者说明体位引流的目的及操作过程,消除其顾虑,取得患者配合。②引流宜安排在饭后2小时至饭前30分钟进行,以免引起呕吐、误吸及影响食欲。③根据病变部位不同,采取相应的体位,使病变部位处于高处,引流支气管开口向下,借助重力作用促使痰液排出。必要时,对痰液黏稠者可先进行雾化吸入或用祛痰药(溴己新、氨溴索等)稀释痰液,以提高引流效果。④引流过程中应注意观察病情变化,如出现咯血、呼吸困难、头晕、发绀、出汗、疲劳等情况应及时停止。⑤每次15～20分钟,每天2～3次。⑥引流完毕,擦净口周,漱口,并记录排出的痰量和性质,必要时送检。体位引流不适用于生命体征不稳定、大咯血及肺功能极其低下不能耐受体位变化的患者。

【健康指导】

1.对疾病相关知识的宣教

支气管扩张为不可逆病变,患者对此要有充分认识;说服患者戒烟;指导患者和家属学会监测病情,掌握体位引流的方法。

2.避免诱发因素

积极防治麻疹、百日咳、支气管肺炎、肺结核,预防呼吸道感染,注意保暖,对预防支气管扩张有重要意义。

3.休息与活动的指导

积极参加体育锻炼,增强机体免疫力和抗病能力。生活起居要有规律,注意劳逸结合,保证适当休息,防止情绪激动和过度活动诱发咯血。

4.饮食指导

患者由于反复感染、大量排痰和反复咯血,体能消耗较大,应说明营养的补充对机体康复的重要性,使之能主动摄取必需的营养素,如高热量、高蛋白及富含维生素的饮食,增强机体的抗病能力。

第五节 肺 炎

肺炎(pneumonia)指终末气道、肺泡腔和肺间质的炎症,可由多种病原体、理化因素、过敏因素等引起,是呼吸系统的常见病。在我国发病率及病死率高,尤其是老年人或免疫功能低下者。门诊患者中肺炎病死率为 1‰~5‰,住院患者平均为 12%,其中重症监护患者约 40%。

【病因与分类】

肺炎可根据解剖、病因或患病环境加以分类,按病因分类更有利于抗生素或化学药物的选择。临床诊断时亦可将两种分类结合起来。

(一)病因分类

1.感染

包括细菌、病毒、真菌、支原体、衣原体及寄生虫等感染,其中细菌感染是肺炎最常见病因,约占 80%。主要致病细菌:肺炎球菌、金黄色葡萄球菌、甲型溶血性链球菌、流感嗜血杆菌等;常见的病毒:呼吸道合胞病毒、腺病毒、流感病毒及巨细胞病毒等;真菌性肺炎由白色念珠菌、曲霉菌、放线菌等引起;一些以往较少报道的病原体如军团菌、卡氏肺囊虫、衣原体等相继出现,一些非致病菌也可在适宜条件下成为机会致病菌。院外感染的肺炎仍以肺炎球菌为主,而院内感染的肺炎则以革兰阴性杆菌为主。

2.理化因素

包括毒气、药物、化学物质、放射线、水、食物或呕吐物的吸入;免疫和变态反应(过敏性、风湿性疾病)等也均可引起肺炎。

(二)解剖分类

1.大叶性肺炎

病变常累及整个肺段至肺叶,又称肺泡性肺炎。细菌感染是主要病因,以肺炎链球菌最为多见,流感嗜血杆菌、铜绿假单胞菌、大肠埃希菌、克雷白杆菌、葡萄球菌和结核杆菌也可引起本病,病毒一般不引起肺泡性肺炎。X线胸片显示肺叶或肺段的实变阴影。

2.小叶性肺炎

指炎症累及细支气管、终末细支气管及远端肺泡,又称支气管肺炎。可由细菌、病毒、支原体等引起,如肺炎链球菌、葡萄球菌、腺病毒、流感病毒以及肺炎支原体等。常继发于支气管炎、支气管扩张、上呼吸道病毒感染后以及长期卧床患者,可闻及湿性啰音,由于下叶常受累,X线片显示为沿肺纹理分布的不规则斑片状阴影,密度深浅不一,且不受肺叶和肺段限制。

3.间质性肺炎

为肺间质的炎症,病变主要累及支气管壁、支气管周围组织和肺泡壁。由于病变在肺间质,呼吸道症状较轻,异常体征较少。X线片显示为肺下部纤细、不规则的条索状阴影,可呈网状,其间可见密度增高的小点状阴影。

(三)根据感染来源分类

1.社区获得性肺炎(community acquired pneumonia,CAP)

在医院外罹患的感染性肺实质炎症,主要病原菌为肺炎链球菌、肺炎支原体、肺炎衣原体等,耐药菌普遍。

2.医院获得性肺炎(hospital acquired pneumonia,HAP)

患者入院时不存在肺部感染,也不处于感染潜伏期,而在入院 48 小时后在医院内发生的肺炎,也包括出院后 48 小时内发生的肺炎。常见病原菌为革兰阴性杆菌,包括铜绿假单胞菌、肺炎克雷白杆菌、金黄色葡萄球菌、大肠埃希菌等。

【病因与发病机制】

感染性肺炎的发病机制如下:

1.微生物的侵入途径

①吸入口咽部的分泌物;②直接吸入周围空气中的细菌;③菌血症;④邻近部位的感染直接蔓延到肺。

2.机体防御功能降低

当呼吸道局部屏障和清除功能、肺泡巨噬细胞的吞噬功能及机体的正常免疫功能降低时就容易发生肺炎。易患因素包括:①吸烟、酗酒,年老体弱、长期卧床、意识不清、吞咽和咳嗽反射功能障碍;②慢性或重症患者;③长期使用肾上腺糖皮质激素、免疫抑制剂或抗肿瘤药物;④接受机械通气以及大手术者等。

【诊断要点】

1.症状

起病急,典型表现为畏寒、发热,在上呼吸道感染后出现咳嗽、咳痰或原有呼吸道症状加重,并出现脓性痰或血性痰液.伴或不伴胸痛;病变范围大者可有呼吸困难、发绀。

2.体征

早期肺部体征不明显,典型体征为肺实变、湿性啰音。

3.评估严重程度

肺炎的严重性主要取决于局部炎症程度、肺部炎症的播散和全身炎症反应程度。

【治疗要点】

1.抗感染治疗

肺炎治疗的最主要环节,选用抗生素应遵循抗菌药物治疗原则,即对病原体给予针对性治疗。先根据病情及经验,按社区获得性肺炎或医院获得性肺炎选择抗生素,再根据病情演变和病原学检查结果进行调整。

2.对症支持治疗

包括维持水、电解质平衡,纠正缺氧,改善营养,清除呼吸道分泌物等。

3.并发症的预防及处理

重症肺炎患者可出现严重败血症或毒血症,同时并发感染性休克,应及时给予抗休克治疗。发生肺脓肿、呼吸衰竭等应给予相应治疗。

【常见护理诊断/问题】

1.气体交换受损

与气道内黏液堆积、肺部感染等因素致呼吸面积减少有关。

2.清理呼吸道无效

与肺部炎症、痰液黏稠、疲乏有关。

3.体温过高

与细菌引起肺部感染有关。

4.潜在并发症

感染性休克、肺不张、肺脓肿等。

【护理措施】

1.休息与饮食

卧床休息,减少组织耗氧,有利于机体组织修复。治疗和护理尽量集中进行,以保证患者有足够的休息时间。高热时应及时补充营养和水分,给予高热量、高蛋白、高维生素、易消化的流质或半流质饮食。高热、暂不能进食者需静脉补液,滴速不宜过快,以免引起肺水肿。有明显麻痹性肠梗阻或胃扩张时,应暂禁食、禁饮,给予胃肠减压,直至肠蠕动恢复。

2.高热护理

寒战时注意保暖,及时添加被褥,使用热水袋时注意防止烫伤。高热时予以物理降温;大量出汗者应及时更换衣服和被褥,避免受凉,并注意保持皮肤的清洁、干燥。高热使唾液分泌减少,口腔黏膜干燥,同时机体抵抗力下降,易引起口唇干裂、口唇疱疹及口腔炎症、溃疡,因此,应做好口腔护理,协助患者漱口或用漱口液清洁口腔,口唇干裂可涂润滑油保护。

3.病情观察

监测患者神志、体温、呼吸、脉搏、血压、尿量、有无皮肤色泽和意识状态改变;监测白细胞总数和分类计数、动脉血气分析值;注意观察痰液量、颜色和气味,如肺炎链球菌肺炎呈铁锈色痰、克雷白杆菌肺炎典型痰液为砖红色胶胨状、厌氧菌感染者痰液多有恶臭味等。

4.用药护理

遵医嘱早期应用足量、有效抗感染药物,并注意观察疗效及不良反应,发现异常及时报告。痰标本的留取最好在使用抗生素前,采集后应立即送标本进行接种培养。

5.保持呼吸道通畅

指导患者有效咳嗽排痰,如翻身、拍背、雾化吸入、应用祛痰剂等;协助患者取半坐卧位,以增强肺通气量,减轻呼吸困难;有低氧血症或气紧发绀者,给予氧气吸入。患者胸痛,且随呼吸、咳嗽而加重时,可采取患侧卧位,或用胸带固定胸廓,以减轻疼痛,必要时可遵医嘱使用镇咳药物。

6.感染性休克的护理

(1)准确记录出入液量:估计组织灌流情况。

(2)体位:取抬高头胸部约20°、抬高下肢约30°的仰卧中凹位,以利于呼吸和静脉血回流,增加心排血量。

(3)吸氧:中、高流量吸氧,以改善组织器官的缺氧状态,维持 $PaO_2 > 8kPa(60mmHg)$。

(4)补充血容量:尽快建立两条静脉通路,遵医嘱补液,以维持有效血容量,降低血液黏稠度,改善微循环,防止弥散性血管内凝血(DIC)。补液速度应考虑患者的年龄和基础疾病,先快后慢,可在中心静脉压监测下调整补液量和速度,中心静脉压<0.49kPa(5cmH$_2$O)可适当加快输液速度,若中心静脉压达到或超过0.98kPa(10cmH$_2$O),输液速度则不宜过快。若患者口唇红润、指端温暖、收缩压>12kPa(90mmHg)、尿量>30ml/h则提示血容量基本补足。若血容量基本补足的情况下尿量<20ml/h,尿相对密度(比重)<1.018,应警惕急性肾衰竭的发生。

(5)用药护理:遵医嘱使用多巴胺、间羟胺(阿拉明)等血管活性药物以及糖皮质激素和抗生素等,注意观察药物的疗效及不良反应,发现异常情况及时报告并处理。

(6)病情观察:密切观察患者意识状态,监测生命体征及皮肤、黏膜的变化,以准确判断病情转归。监测和纠正电解质和酸碱平衡紊乱。

【健康指导】

1.疾病相关知识宣传教育

讲解肺炎的病因和诱因,指导患者避免受凉、淋雨、吸烟、酗酒和防止过度疲劳;有皮肤痈、疖、伤口感染、毛囊炎、蜂窝织炎时及时治疗,尤其是免疫功能低下者和慢性支气管炎、支气管扩张者。

2.自我护理与疾病监测

慢性病患者、年老体弱者可接种流感疫苗、肺炎疫苗等;长期卧床者,应注意经常改变体位、翻身、拍背,排出气道内痰液,有感染征象及时就诊。

3.饮食与活动

增加营养的摄入,保证充足的休息时间,劳逸结合,生活有规律;积极参加体育锻炼,增强体质,防止感冒。

4.用药指导

指导患者遵医嘱用药,了解药物的疗效、用法、疗程、不良反应,防止自行减量或停药,定期随访。

一、肺炎链球菌肺炎

肺炎链球菌肺炎(pneumococcal pneumonia)是由肺炎球菌(肺炎链球菌)所引起的肺实质炎症,典型病变呈大叶性分布,临床上表现为寒战、高热、咳嗽及咯铁锈色痰。本病居社区获得性肺炎的首位,由于抗生素的广泛应用,发病率逐渐下降,不典型病例较前增多。

【病因与发病机制】

肺炎链球菌为革兰阳性球菌,其毒力大小与其荚膜多糖有关。根据荚膜多糖抗原性的不同,可将肺炎链球菌分为84个血清型,引起成人致病的多为1~9型和12型,以第3型毒力最强,阳光直射1小时或加热至52℃10分钟可灭菌,对碳酸等消毒剂也较敏感,但于干燥痰中可存活数月。

肺炎球菌是上呼吸道寄居的正常菌群,正常人带菌率可达40%~70%,很少发病,只有机体免疫力降低时才发病,且多为内源性感染。当健康人因某些诱因使呼吸道防御功能受损,细菌进入下呼吸道,在肺泡内繁殖增长,引起肺泡壁水肿,白细胞、红细胞及纤维蛋白渗出,渗出液中含有细菌,经 Cohn 孔(肺泡孔)向肺的中央部分蔓延,累及整个肺叶或肺段而致肺炎。因病变开始于外周,故易累及胸膜致渗出性胸膜炎。典型病理改变分为充血期、红色肝样变期、灰色肝样变期和消散期。因肺炎链球菌不产生毒素,故不引起原发组织坏死和空洞形成,炎症消散后肺组织结构多无破坏,不留纤维瘢痕。极少数患者由于机体反应性差,纤维蛋白不能完全吸收,称为机化性肺炎。

【临床表现】

由于年龄、病程、免疫功能及对抗生素治疗的反应不同,其临床表现多样。

1.症状

发病前常有受凉、淋雨、疲劳、醉酒、病毒感染等诱因,多有上呼吸道感染的前驱症状,典型表现为起病急骤、畏寒、高热、全身肌肉酸痛,体温通常在数小时内升至 39～40℃,呈稽留热,或高峰在下午或傍晚;患侧胸痛,可放射至肩部或腹部,咳嗽或深呼吸时加剧,故患者常取患侧卧位;痰少,可带血或呈铁锈色。

2.体征

急性病容,面颊绯红,鼻翼扇动,皮肤灼热、干燥,口角及鼻周有单纯疱疹;严重者可出现发绀、心动过速、心律不齐;有感染中毒症者,可出现皮肤、黏膜出血点,巩膜黄染。早期肺部无明显异常体征;肺实变期触觉语颤增强,叩诊浊音,听诊闻及支气管肺泡呼吸音或管样呼吸音等实变体征;消散期可闻及湿性啰音。

本病自然病程 1～2 周,起病 5～10 天后体温可自行骤降或逐渐消退,使用有效抗菌药物可使体温在 1～3 天内恢复正常,其他症状与体征亦逐渐消失。

3.并发症

近年来已较少见,重症患者可并发感染性休克、心肌炎、胸膜炎、脓胸、肺脓肿、脑膜炎及关节炎等。

【诊断要点】

根据典型症状与体征,结合胸部 x 线检查,可做出初步诊断。病原菌检测是确诊本病的主要依据。

【治疗要点】

1.抗感染治疗

一旦确诊立即应用抗生素治疗。抗菌药物疗程一般为 5～7 天,或在热退后 3 天停药,或由静脉用药改为口服,维持数日。首选青霉素 G 治疗,尽可能在 1 小时内输注完,以达到有效血药浓度。对青霉素耐药、重症或有并发症者,可选用一、二代或三代头孢菌素。对青霉素过敏者,可选用红霉素或林可霉素静脉点滴,也可选用喹诺酮类药物,病情稳定后可改口服治疗。多重耐药菌株感染者可用万古霉素。

2.对症支持治疗

如卧床休息;保证热量、维生素及蛋白质的摄入量;纠正脱水,维持水、电解质平衡。

3.并发症治疗

有感染性休克、脓胸、心包炎时进行对症治疗及处理。

二、支原体肺炎

支原体肺炎(mycoplasmal pneumonia)是由肺炎支原体引起的呼吸道和肺组织的炎症,病变开始于上呼吸道,有充血、单核细胞浸润,向支气管和肺蔓延,呈间质性肺炎或斑片状融合性支气管肺炎,常同时有咽炎、支气管炎和肺炎。秋冬季节较多见,约占非细菌性肺炎的 1/3 以上。儿童和青年人居多,婴儿有间质性肺炎时应考虑支原体肺炎的可能性。

肺炎支原体是介于细菌与病毒之间,能独立生活的最小微生物,经口、鼻分泌物在空气中传播。已知支原体有 30 余种,仅肺炎支原体对人致病。健康人经吸入而感染,发病前 2～3 天至病愈数周,可在呼吸道分泌物中发现肺炎支原体,其致病性可能是患者对支原体或其代谢产物的过敏反应所致。感染潜伏期一般为 2～3 周。

【临床表现】

起病缓慢,有咽痛、咳嗽、畏寒、发热、头痛、乏力、肌痛等症状。咳嗽逐渐加剧,呈阵发性刺激性呛咳,咳黏液痰,偶有血丝。由于支原体常在支气管纤毛上皮之间生长,不易清除,故可使咳嗽顽固而持久。发热可持续 2～3 周,体温正常后仍可有咳嗽,由于持续咳嗽患者可有胸痛。肺部体征不明显,与肺部病变程度常不相称。

【治疗要点】

本病呈良性经过,有自限性,部分病例不经治疗可自愈,较重者经有效治疗 2 周左右即痊愈,有并发症者可使病程延长。治疗首选药物为大环内酯类抗生素,常用红霉素,每天 1.5～2g,分 3～4 次口服,疗程 2～3 周;罗红霉素、阿奇霉素的效果亦佳;亦可用四环素类抗生素;青霉素或头孢菌素类抗生素无效。红霉素静脉滴注速度不宜过快、浓度不宜过高,以免引起疼痛及静脉炎。对剧烈呛咳者,可适当给予镇咳药。家庭中发病应注意呼吸道隔离,避免传播。

三、军团菌肺炎

军团菌肺炎(legionnaires pneumonia)是由革兰染色阴性嗜肺军团杆菌引起的一种以肺炎为主的全身性疾病,又称军团病,1976 年被确认。军团菌有多种,其中嗜肺军团杆菌是引起肺炎的重要菌种。该菌存在于水和土壤中,常经供水系统、空调和雾化吸入等途径而被吸入,引起呼吸道感染,可呈小的暴发流行,常侵及老年人、患有慢性病或免疫受损者。夏季或初秋为多发季节。

【临床表现】

嗜肺军团杆菌感染起病缓慢,但也可经 2～10 天潜伏期而急骤发病。开始有倦怠、乏力和低热,1～2 天后出现高热、寒战、肌痛、头痛。呼吸道症状为咳嗽、痰少而黏稠,可带血,一般不呈脓性;可伴胸痛、进行性呼吸困难。消化道症状为恶心、呕吐和水样腹泻。严重者有焦虑、感觉迟钝、定向障碍、谵妄等神经精神症状,并可出现呼吸衰竭、休克和肾功能损害。体征为肺实变体征,双肺散在干、湿性啰音,胸膜摩擦音,部分发热患者可有相对缓脉。

【治疗要点】

治疗首选红霉素,每天 1～2g,分 4 次口服;重症以静脉给药,疗程 2～3 周。必要时可加用利福平或多西环素,疗程 3 周以上,否则易复发。氨基糖苷类和青霉素、头孢菌素类抗生素对本病无效。

本病除执行肺炎一般护理常规外,应严格控制入量,详细记录每日出入液量。给予高热量、低蛋白、高维生素、易消化饮食。密切观察病情变化,若出现少尿或无尿、心力衰竭、肺水肿先兆及精神、神经等症状应立即报告医师,酌情处理。

防治关键是加强医院、旅馆、建筑工地等环境监控,防止供水系统(冷凝器、淋浴和喷雾器)等的污染。

第六节 肺结核

肺结核(pulmonary tuberculosis)是由结核杆菌侵入人体引起的肺部慢性传染性疾病。排菌肺结核患者为重要传染源。结核杆菌可累及全身多个脏器,但以肺结核最常见,临床常有低热、乏力等全身症状和咳嗽、咯血等呼吸系统表现。据世界卫生组织报道,目前结核杆菌感染者占全球人口近 1/3,其中活动性肺结核患者约 2000 万,每年新发结核患者 800 万～1000 万,每年约有 180 万人死于结核病,结核病已成为全世界成人因传染病死亡的主要疾病之一。我国是全球 22 个结核病高负担国家之一,活动性肺结核患者数居世界第 2 位,应引起人们的高度关注。

【病因与发病机制】

(一)结核杆菌

结核杆菌属分枝杆菌,分为人型、牛型及鼠型等种类。前两型,尤其是人型是人类结核病的主要病原菌;牛型结核杆菌可经饮用未消毒的带菌牛奶引起肠道结核杆菌感染。结核杆菌具有以下生物学特性:

1.抗酸性结核杆菌

耐酸染色呈红色,可抵抗盐酸酒精的脱色作用,故又称抗酸杆菌。一般细菌无抗酸性,因此,抗酸染色是鉴别分枝杆菌和其他细菌的方法之一。

2.生长缓慢结核杆菌

为需氧菌,其适宜温度为 37℃;生长缓慢,增殖一代需 14～20 小时;对营养有特殊要求,培养时间一般为 2～8 周。

3.抵抗力强结核杆菌

对干燥、低温、酸、碱的抵抗力较强,在干燥环境中可存活数月或数年,在室内阴暗、潮湿处可存活数月。结核杆菌的灭菌方法:①焚烧:将痰吐在纸上直接焚烧是最简易的灭菌方法;②紫外线:结核杆菌对紫外线较敏感,衣服、被褥在阳光下曝晒 2～7 小时可杀菌,病房空气常用紫外线灯照射消毒 30 分钟可达到杀菌作用;③湿热:湿热对结核杆菌杀伤力强,煮沸 5 分钟即可杀死结核杆菌;④化学消毒剂:70%的乙醇在 2 分钟内可杀灭结核杆菌;含氯消毒剂对结核杆菌有较强的杀灭作用,1000mg/L 有效氯在不含有机物条件下作用 4 分钟,可杀灭结核杆菌,一般性污染物可用 2000mg/L 有效氯浸泡 30 分钟达到消毒目的。

4.菌体成分复杂结核杆菌

菌体成分复杂,主要是类脂质、蛋白质和多糖类。类脂质占总量 50%～60%,与病变组织坏死、干酪液化、空洞发生以及结核变态反应有关。菌体蛋白质以结合形式存在,是结核菌素的主要成分,可诱发皮肤变态反应。多糖类与免疫应答有关。

(二)结核病的传播

1.传染源

肺结核的传染源是排菌的肺结核患者,传染性的大小取决于痰内菌量的多少。直接涂片法查出结核杆菌者属于大量排菌,直接涂片阴性而培养阳性者属微量排菌。

2.传播途径

主要经呼吸道飞沫传播,通过咳嗽、打喷嚏、大笑、大声谈话、随地吐痰等方式把含有结核杆菌的微滴排到空气中而传播;经消化道和皮肤等途径传播现已少见。

3.易感人群

①遗传学因素:黑人和爱斯基摩人易感性高;②未接种卡介苗的新生儿或接种卡介苗后免疫力自然消退的儿童;③免疫力降低者,如老年人、糖尿病患者、艾滋病患者以及长期使用皮质激素、免疫抑制剂药物的患者;④营养不良、过度劳累、居住拥挤、流动人口等;⑤与肺结核患者密切接触者,如肺结核患者的家庭成员、医务人员。

4.影响传染性的因素

肺结核传染性的大小取决于患者排出结核杆菌量的多少、空间含结核杆菌微滴的密度及通风情况、接触的密切程度和时间长短及接触者个体的免疫力状况。通风换气减少空间微滴密度是减少肺结核传播的有效措施。

(三)结核杆菌感染和肺结核的发生与发展

结核病在人体的发生有两个阶段:第一阶段是个体受到结核杆菌的感染;第二阶段是感染的个体发展为结核病,在感染后的两年内发展为活动性结核病的风险最大,潜伏感染可持续终身。

1.原发感染

当首次吸入含菌微滴后,是否感染取决于结核杆菌的毒力和肺泡内巨噬细胞固有的吞噬杀菌能力。如果结核杆菌能够存活并在肺泡内巨噬细胞内、外生长繁殖,这部分肺组织即出现炎性病变,称为原发病灶。原发病灶中的结核杆菌沿着肺内引流淋巴管到达肺门淋巴结,引起淋巴结肿大,原发病灶和肿大的气管、支气管及淋巴结合称为原发复合征。大多数病灶可自行吸收或钙化,但仍然有少量结核杆菌没被消灭,长期处于休眠期,成为继发性结核的潜在来源。少数患者因免疫反应强烈或免疫力低下,原发病灶可扩大呈干酪样坏死,形成空洞或干酪样肺炎。

2.结核病的免疫和迟发性变态反应

(1)免疫力:结核病主要的免疫保护机制是细胞免疫。人体对结核杆菌的免疫力分为非特异性免疫力(先天或自然免疫力)和特异性免疫力(后天性免疫力),特异性免疫力是通过接种卡介苗或感染结核杆菌后所获得的免疫力,其免疫力强于自然免疫。机体免疫力强可防止发病或使病情减轻,而营养不良、婴幼儿、老年人、糖尿病、硅沉着病(硅肺)、艾滋病及使用糖皮质激素、免疫抑制剂等使人体免疫功能低下时,容易受结核杆菌感染而发病,或使原有稳定的病灶重新活动。

(2)变态反应:结核杆菌侵入人体后4~8周,组织对结核杆菌及其代谢产物所发生的敏感反应称为变态反应,为第Ⅳ型(迟发型)变态反应,可通过结核菌素试验来测定。

(3)科赫(Koch)现象:1890年科赫观察到,将结核杆菌皮下注射到未感染的豚鼠,10～14天后注射局部皮肤红肿、溃烂,形成深溃疡,不愈合,最后豚鼠因结核杆菌播散至全身而死亡;而对4～6周前受少量结核杆菌感染和结核菌素皮肤试验阳转的豚鼠,皮下注射同等剂量的结核杆菌,2～3天后局部出现红肿,形成浅表溃烂,继之较快愈合,无淋巴结肿大,无播散和死亡。这种机体对结核杆菌初次感染和再次感染所表现出不同反应的现象称为科赫(Koch)现象,较快的局部红肿和表浅溃烂是由结核菌素诱导的迟发性变态反应的表现;结核杆菌无播散,引流淋巴结无肿大、溃疡较快愈合是免疫力增强的反应。

3.继发性结核

继发性结核病指原发性结核感染时期遗留的潜在病灶中的结核杆菌重新活动而发生的结核病,又称为内源性复发。另一种观点认为继发性结核病是由于受到结核杆菌地再感染而发病,称为外源性重染。继发性肺结核的发病方式有两种,一种发病慢,症状少而轻,多发生在肺尖或锁骨下,痰涂片阴性,预后良好;另一种发病快,几周时间即出现广泛病变、空洞和播散,痰涂片阳性,这类患者多为青春期女性或营养不良、抵抗力低下及免疫功能受损者。继发性肺结核病有明显的临床症状,容易出现空洞和排菌,具有传染性,是防治工作的重点。痰涂片检查阳性的肺结核不经治疗,预后极差,5年内死亡率约为50%,另各有25%发展为慢性排菌者和自然痊愈。

4.结核病的基本病理改变

其基本病理变化是炎性渗出、增生(结核结节形成)和干酪样坏死,以破坏与修复同时进行为特点,上述3种病理变化多同时存在,或以某种变化为主,且可相互转化,此取决于结核杆菌的感染量、毒力大小以及机体的抵抗力和变态反应状态。渗出性病变主要出现在结核性炎症初期或病变恶化复发时;当病灶内菌量少而机体抵抗力较强或病变处于恢复阶段时则以增生性病变为主;干酪样坏死病变多发生在结核杆菌毒力强、感染菌量多、机体超敏反应增强、抵抗力低下的情况下。干酪样坏死镜检为红染无结构的颗粒状物质,含脂质多,肉眼观察坏死组织呈黄色,状似乳酪,故称干酪样坏死,是结核病的特征性病理改变。坏死组织液化排出形成空洞。干酪灶内含结核杆菌量大,传染性强,肺组织坏死已不可逆。

【临床表现】

各型肺结核的临床表现具有以下共同之处:

(一)症状

1.全身症状

发热最常见,多为长期午后低热;部分患者有乏力、自汗、食欲减退、体重减轻;育龄女性可有月经失调或闭经。

2.呼吸系统症状

(1)咳嗽、咳痰:多为干咳或有少量白色黏液痰;有空洞形成或合并细菌感染时,痰量增多;合并支气管内膜结核者为刺激性咳嗽。

(2)咯血:1/3～1/2的患者出现不同程度咯血,多为小量咯血,少数人可大量咯血,甚至发生失血性休克或窒息。

(3)胸痛:病变累及壁层胸膜时出现胸痛,性质多为刺痛,并随呼吸和咳嗽而加重。

(4)呼吸困难：多见于病变广泛、大量胸腔积液、干酪样肺炎或纤维空洞性肺结核患者。

(二)体征

肺结核患者的体征取决于病变的性质和范围，病变范围小或深者多无异常体征；当肺部渗出病变范围较大时可有肺实变体征；慢性纤维空洞型肺结核或胸膜粘连增厚者可出现胸廓塌陷，纵隔及气管向患侧移位；结核性胸膜炎早期有局部性胸膜摩擦音，以后有胸腔积液体征；支气管结核可有局限性哮鸣音。

(三)并发症

可合并自发性气胸、脓气胸、支气管扩张等；结核杆菌可随血行播散并发淋巴结、脑膜、骨及泌尿生殖器官等肺外结核。

【诊断要点】

(一)肺结核分类标准

1.原发型肺结核

原发型肺结核包括原发复合征和胸内淋巴结结核，多见于儿童及从偏远山区、农村初次进城的成人。症状多轻微而短暂，有结核病家庭接触史，结核菌素试验多为强阳性。X线胸片表现为哑铃型阴影，即原发病灶、引流淋巴管炎和肿大的肺门淋巴结，形成典型的原发复合征。原发病灶一般吸收较快，不留任何痕迹。

2.血行播散型肺结核

包括急性血行播散型肺结核(急性粟粒型肺结核)、亚急性及慢性血行播散型肺结核。急性粟粒型肺结核常见于婴幼儿和青少年，特别是营养不良、长期应用免疫抑制剂导致免疫力低下时，大量结核杆菌在较短时间内多次侵入血循环，血管通透性增加，结核杆菌进入肺间质，并侵犯肺实质，形成典型的粟粒大小的结节。起病急，有全身毒血症状，常伴发结核性脑膜炎。X线显示双肺满布粟粒状阴影，大小、密度和分布均匀，结节直径2mm。若人体抵抗力较强，少量结核杆菌分批经血液循环进入肺部，病灶常大小不均匀、新旧不等，在双上、中肺野呈对称性分布，为亚急性或慢性血行播散型肺结核。

3.继发型肺结核

多见于成人，病程长，易反复。X线表现为多态性，好发在上叶尖后段和下叶背段。痰结核杆菌检查常为阳性。

(1)浸润性肺结核：浸润渗出性结核病变和纤维干酪增殖病变多发生在肺尖和锁骨下。X线显示为片状、絮状阴影，可融合和形成空洞。渗出病变易吸收，纤维干酪增殖病变吸收很慢，可长期无变化。

(2)空洞性肺结核：由于干酪渗出病变溶解形成空洞，洞壁不明显，有多个空腔，形态不一。空洞性肺结核多有支气管播散，临床表现为发热、咳嗽、咳痰和咯血等。空洞性肺结核患者痰中常有排菌。

(3)结核球：干酪样坏死灶部分消散后，周围形成纤维包膜；或空洞的引流支气管阻塞，空洞内干酪样物质不能排出，凝成球形病灶，称"结核球"。

(4)干酪样肺炎：发生于免疫力低下、体质衰弱、大量结核杆菌感染的患者，或有淋巴结支气管瘘，淋巴结中的大量干酪样物质经支气管进入肺内。大叶性干酪样肺炎X线呈大叶性密度均匀的磨玻璃状阴影,逐渐出现溶解区,呈虫蚀样空洞,可有播散病灶,痰中能查出结核杆菌。小叶性干酪样肺炎的症状和体征比大叶性干酪样肺炎轻,X线呈小叶斑片播散病灶,多发生在双肺中下部。

(5)纤维空洞性肺结核:病程长,反复进展恶化,肺组织破坏及肺功能受损严重,双侧或单侧出现纤维厚壁空洞和广泛的纤维增生,造成肺门抬高,肺纹理呈下垂样,纵隔向患侧移位,健侧代偿性肺气肿。

4.结核性胸膜炎

包括结核性干性胸膜炎、结核渗出性胸膜炎、结核性脓胸。

5.其他肺外结核

按部位和脏器命名,如骨关节结核、肾结核、肠结核等。

6.菌阴肺结核

指3次痰涂片及1次痰培养阴性的肺结核。

(二)诊断要点

活动性与转归的判断应根据患者的临床表现、X线胸片及痰菌等进行综合判断,可有以下3期转归:①进展期:应具备下述1项:新发现的活动性病变,新出现空洞或增大,痰菌阳转,病变较前增多、恶化;②好转期:病变较前吸收好转,痰菌减少或阴转,空洞缩小或闭合,需具备上述1项;③稳定期:病变无活动性,空洞关闭,痰菌阴性(每月至少查痰1次)持续6个月以上。若空洞仍然存在,则痰菌需持续阴性1年以上。

1.菌(涂)阳肺结核病

(1)初诊肺结核病患者,直接痰涂片镜检2次痰菌阳性;

(2)1次涂片阳性+1次培养阳性;

(3)虽1次涂片阳性,但经病例讨论会或主管专业医师确认,胸片显示活动性肺结核病变阴影。

2.菌(涂)阴肺结核病

(1)典型肺结核病临床和胸部X线表现;

(2)抗结核治疗有效;

(3)临床可排除其他非结核性肺部疾患;

(4)PPD强阳性,血清抗结核抗体阳性;

(5)痰结核菌PCR+探针检测呈阳性;

(6)肺外组织病理证实结核病变;

(7)支气管肺泡灌洗液检出抗酸分枝杆菌;

(8)支气管或肺组织病理证实结核病变。

具备(1)~(6)中3项或(7)~(8)中任何1项可确诊。

(三)肺结核的记录方式

按结核病分类、病变部位、范围、痰菌情况、化学治疗史书写。

1.病变范围及空洞部位

按左右侧,分上、中、下肺野记述;空洞以"0"表示。

2.痰查结核杆菌

痰菌阳性或阴性分别以（＋）或(-)表示,以"涂""培"分别代表涂片和培养的方法。

3.治疗状况

(1)初治:①未开始抗结核治疗的患者;②正进行标准化疗方案而未满疗程的患者;③不规则化学治疗未满 1 个月的患者。符合 1 项即为初治。

(2)复治:①初治失败的患者;②规则用药满疗程后痰菌又复阳的患者;③不规律化学治疗超过 1 个月的患者或慢性排菌患者。符合 1 项即为复治。

记录举例:继发型肺结核,双上涂(＋),复治。

【治疗要点】

(一)化学治疗(化疗)

化疗原则是早期、联合、适量、规律和全程。化疗目的是彻底杀灭结核病变中静止或代谢缓慢的结核杆菌,防止获得性耐药菌的产生,使患者达到临床治愈和生物学治愈。

1.早期

对所检出和确诊患者均应立即给予化学治疗,早期化疗有利于迅速发挥杀菌作用、促使病变吸收和减少传染性。

2.联合

联合用药指同时采用多种抗结核药物治疗,可提高疗效,防止耐药性产生。

3.适量

严格遵照适当的药物剂量用药,药物剂量过低不能达到有效血药浓度,影响疗效且易产生耐药性;剂量过大则易发生药物毒副作用。

4.规律

严格遵照医嘱规律用药,不漏服、不停药,以避免耐药性的产生。

5.全程

按规定完成治疗疗程是提高治愈率和减少复发的重要措施。

严格执行统一标准的化疗方案能达到预期目的,执行全程督导短程化学治疗(DOTS)管理,有助于提高患者的治疗依从性,达到最高治愈率。全国结核病化疗方案:①初治菌阳者:2HRZS(E)/4HR,2HRZ(E) S/4H$_2$R$_2$;②初治菌阴者:2HR2/4HR,2HRZS/4H$_2$R$_2$。

H、R、Z、S 分别代表异烟肼(isonicotinic acid hydrazide,INH)、利福平(rifampicin,RFP)、吡嗪酰胺(pyrazinamide,PZA)和链霉素(streptomycin,SM),2、4 分别指疗程 2 个月和 4 个月。异烟肼(INH)和利福平(RFP)对巨噬细胞内、外的结核菌都有杀灭作用,称为全杀菌剂。链霉素与吡嗪酰胺只能作为半杀菌剂,链霉素在碱性环境中作用最强,对细胞内结核菌作用较小;吡嗪酰胺能杀灭吞噬细胞内酸性环境中的 B 菌群。乙胺丁醇、对氨基水杨酸钠等为抑菌剂。常用抗结核药的用法、剂量、主要不良反应及注意事项见表 5-5。

高热患者给予物理或药物降温;咳嗽、咳痰者给予止咳祛痰药物治疗,必要时雾化吸入;口服或静脉抗感染治疗;胸腔积液者给予胸腔穿刺抽胸水;呼吸困难者给予氧气吸入;严重营养不良者可静脉高营养支持治疗。

(二)咯血的处理

①体位:咯血量较大时应采取患侧半卧位,轻轻将气管内积血咯出。②药物治疗:酌情选用小量镇静剂、止咳剂,年老体弱肺功能不全者要慎用强镇咳药,以免抑制咳嗽发生窒息;并给予脑垂体后叶素 5～10U 加入 50%(或 5%)葡萄糖中缓慢静脉注射(或静脉滴注),或继续用垂体后叶素 10～20U 加入 10%葡萄糖 250ml 静脉滴注,其作用为收缩小动脉和毛细血管,使肺血流量减少而止血。对于血压过高、垂体后叶素使用禁忌的患者可单独或同时使用扩血管药物止血,常用扩血管药物有酚妥拉明、硝酸甘油、硝普钠、普鲁卡因等。以上药物通过直接或间接地扩张肺动脉、肺毛细血管,降低肺动脉压力,减少循环血量,使血流减缓以利于血栓形成,从而达到止血目的,同时扩血管药物还能保证重要脏器血供。扩血管药物使用过程中应严防直立性低血压的发生。咯血量过多,可酌情适量输血。③并发症的观察及预防:咯血窒息是致死的主要原因,需严加防范,一旦发生应紧急抢救。④其他:药物治疗无效或反复咯血的患者可经纤维支气管镜及(或)选择性支气管动脉栓塞术介入止血。

表 5-5　常用抗结核药物成人剂量、不良反应和注意事项

药名(缩写)	成人每天用量(g)	主要不良反应	注意事项
异烟肼(H、INH)	0.3～0.4 空腹顿服	周围神经炎,偶有肝功能损害	避免与抗酸药同时服用注意消化道反应
利福平(R、RFP)	0.45～0.6 空腹顿服	肝功能损害、过敏反应	体液与分泌物呈橘黄色,使隐形眼镜永久变色,监测肝脏毒性及过敏反应,该药可加速口服避孕药、降糖药、茶碱、抗凝血药物的排泄,使药效降低或失效
链霉素(S、SM)	0.75～1.0 肌内注射	听力障碍、眩晕、肾功能障碍	注意听力变化、有无平衡障碍、尿常规与肾功能变化(用药前、后1～2个月检查1次)
吡嗪酰胺(Z、PZA)	1.5～2.0 顿服或分3次服	胃肠不适、肝功能损害、高尿酸血症、过敏	警惕肝脏毒性,注意关节疼痛、皮疹等反应,定期监测 ALT 及血清尿酸,避免日光过度照射
乙胺丁醇(E、EMB)	0.75～1.0	视神经炎	检查视觉灵敏度和颜色的鉴别力(用药前、后每1～2月1次)
对氨基水杨酸(P、PAS)	8～12 分 3 次饭后顿服	胃肠不适、肝功能损害、过敏、黄疸	监测不良反应的症状、体征,定期复查肝功能

(三)外科手术治疗

经合理化学治疗无效、多重耐药的厚壁空洞、大块干酪灶、结核性脓胸、支气管胸膜瘘和大咯血上述治疗无效者可考虑外科手术治疗。

【常见护理诊断/问题】

1.体温过高

与结核菌感染有关。

2.营养失调:低于机体需要量

与消耗增加,食欲减退有关。

3.知识缺乏:缺乏疾病相关知识

4.有窒息的危险

与疾病所致大咯血有关。

【护理措施】

1.休息与活动

有高热、咯血、大量胸腔积液或呼吸困难者要卧床休息;恢复期可适当增加户外活动,如散步、保健操等;保证充足的睡眠。

2.饮食护理

评估患者全身营养状况及进食情况。向患者及家属宣传饮食营养与人体健康及疾病痊愈的关系,使患者高度重视饮食营养疗法。给予高蛋白、高热量、高维生素、易消化食物,勿食辛辣、油炸食品,戒烟酒,增加饮食品种。大量咯血患者需禁食,小量咯血者可进食少量温凉饮食;进食富含纤维素的食物,以保持排便通畅,避免排便时腹压增加引起再咯血。

3.心理护理

加强对患者及家属的心理咨询和卫生宣传,使之了解只有坚持合理、全程化疗才可完全康复。帮助患者增进机体免疫功能,树立信心,尽快适应环境,消除焦虑及病耻感,保持良好的心理状态,积极配合治疗。

4.病情观察

重点观察生命体征及神志变化。高热患者应观察体温变化及降温效果;观察患者有无咳嗽、咳痰及呼吸困难,必要时给予吸氧;对咯血患者密切观察其咯血的量、颜色及出血速度,保持呼吸道通畅,防止咯血窒息的发生。

5.用药护理

护士应指导患者按照结核治疗方案正确用药,不可自行减量、漏服或停药,并密切观察药物不良反应,及时处理。

6.咯血的护理

(1)评估患者咯血的量、性质、颜色及出血速度,以及患者对咯血的认识。

(2)观察病情,评估意识状态、血压、脉搏、呼吸、瞳孔等方面的变化,严密观察患者有无烦躁不安。对烦躁不安应用镇静剂的患者须严密观察。

(3)备好鼻导管、吸引器、气管切开包和气管插管等急救用品,以便及时抢救。

(4)协助患者取平卧位,头偏向一侧,尽量将气管内存留的积血轻轻咳出;或取患侧卧位,防止病灶向健侧扩散,减少患侧活动度,并有利于健侧肺的通气功能。

(5)做好心理护理,消除紧张情绪,可使小量咯血自行停止。保持病室安静,避免不必要的交谈和搬动患者,以减少肺活动度。向患者解释咯血时不能屏气,以免诱发喉头痉挛,血液引流不畅形成血块,导致窒息。

(6)饮食护理同前。

(7)垂体后叶素可引起子宫、肠道平滑肌和冠状动脉收缩,高血压、冠心病及孕妇忌用。静脉滴注速度不宜过快,以免引起心悸、面色苍白、恶心、便意等不良反应。使用扩血管药物硝酸甘油或酚妥拉明时应严密观察血压变化,严防直立性低血压的发生。

(8)保持呼吸道通畅,如有窒息征象,应立即取头低脚高体位,轻拍背部,以便血块排出,并尽快清除口、咽、喉、鼻部血块,必要时用张口器后将舌牵出,消除积血。

(9)保持口腔清洁、舒适,预防口腔异味刺激引起再度咯血。

7.消毒与隔离

宣传肺结核的传播途径及消毒、隔离的重要性,指导患者采取积极的预防方法和有效的消毒、隔离措施,并能自觉遵照、执行。早期发现患者并登记管理,及时给予合理化疗和良好护理。让患者单居一室,进行呼吸道隔离,室内保持良好通风,每天用紫外线照射消毒,或用1‰过氧乙酸1～2ml加入空气清洁剂溶液内做空气喷雾消毒。

【健康指导】

1.结核病预防控制

控制传染源,早期发现患者并及时给予合理化学治疗和良好的护理;肺结核病程长、易复发和具传染性,必须长期随访,直至治愈。

2.切断传播途径

(1)有条件的患者应独居一室;涂阳肺结核患者住院治疗时需进行呼吸道隔离;痰菌阳性患者在病情许可情况下要求佩戴口罩。

(2)注意个人卫生;严禁随地吐痰;不得面对他人咳嗽、打喷嚏、高声喧哗和大笑;咳嗽时用手或纸巾遮盖口鼻;嘱其将痰吐在专用加盖痰杯中,并经消毒后倒进厕所或吐于纸上放于塑料袋中密闭,集中送去焚烧处理。

(3)房间定时通风,每天用紫外线空气消毒。

(4)患者餐具单独使用,可用煮沸消毒。

(5)被褥、书籍可在烈日下曝晒6小时以上,浸泡消毒可用含氯消毒液(1000～2000mg/L)。

3.保护易感染人群

(1)未受结核杆菌感染的新生儿、儿童及青少年可接种卡介苗(活的无毒力牛型结核杆菌疫苗),使人体产生对结核杆菌的获得性免疫力。卡介苗不能预防感染,但可减轻感染后的发病与病情。

(2)密切接触者应定期到医院进行有关检查。

(3)对高危人群,如 HIV 感染者、糖尿病患者等,可预防性化学治疗。

4.患者的自我管理

(1)日常生活调理:合理休息,避免劳累;室内保持通风;保证营养的供给,戒烟、戒酒。

(2)用药指导:①向患者及家属介绍有关药物治疗的知识,强调早期、联合、适量、规律和全程化学治疗的重要性,强调必须遵照医嘱服药;家属应督促患者按时按量服药,不得自行停药、漏服或改药。②告知患者正确的服药方法:为减轻药物不良反应,利福平在早餐前 1 小时服用,其余抗结核药在早餐后顿服。③告知患者抗结核药物可能出现的不良反应,及时向医师报告其不良反应,不得擅自停药,多数不良反应经处理可消失。

(3)定期复查:用药期间,患者要定期复查胸片和肝、肾功能,了解药物治疗效果和病情变化以及有无药物副作用产生,坚持完成治疗,直到治愈。

第七节　原发性支气管肺癌

原发性支气管肺癌(primary bronchogenic carcinoma)简称肺癌,起源于支气管黏膜或腺体,常有区域性淋巴转移和血行转移,早期以刺激性咳嗽、痰中带血等呼吸道症状多见,病情进展速度与细胞生物学特征有关。肺癌多发生于中年以后,以 45～65 岁年龄组最高,男女之比约 2.23：1。肺癌位居男性常见恶性肿瘤首位,女性居第 2 位。近几年肺癌年轻化、女性化趋势日益明显。我国 2006 年进行的第 3 次全国居民死亡原因调查显示肺癌居全部恶性肿瘤死亡的首位,占全部恶性肿瘤死亡的 22.7%,较过去 30 年上升了 46.5%。近 30 年随着诊断方法和放疗技术进步、化疗新药以及分子靶向治疗药物出现,规范有序的诊断、分期以及根据肺癌临床行为进行多学科的治疗研究取得了较大进步,但 70%～80%肺癌患者就诊时已处于中晚期,5 年生存率仍处于 10%～15%。

【病因与发病机制】

肺癌发生的确切病因尚不完全清楚,目前认为主要与以下因素有关:

1.吸烟

吸烟是肺癌最主要的致病因素,烟草在燃烧时释放的 3、4-苯并芘、多核芳香烃、芳香胺、亚硝酸盐等均有强烈的致癌作用。据统计,85%以上的肺癌由主动或被动吸烟引起,90%以上的男性肺癌与吸烟有关;女性主要为被动吸烟,肺癌发病率较配偶不吸烟者高 2 倍以上。多年每日吸烟 40 支以上者,肺鳞癌和小细胞癌的发病率比不吸烟者高 4～10 倍。吸烟指数(每天吸烟支数×吸烟年龄)大于 400 者为高危人群。美国的研究结果表明,戒烟后 2～15 年期间肺癌发生的危险性进行性减少,此后的发病率相当于终身不吸烟者。

2.职业因素

调查显示,约 6%的肺癌与接触放射性元素氡有关,目前被认为是导致肺癌的第 2 因素;3%～4%的肺癌与接触致癌物质石棉有关;其他与铀、镭、砷、铬、镍、铜、锡、铁、煤焦油、沥青、石油、芥子气等有关的职业,肺癌发病率也较高。

3.环境污染

工业废气以及燃气、燃油、燃煤等产生各种不完全燃烧造成城市的大气污染,建筑材料造成室内污染,长期暴露于高温烹饪油的烟雾中等都是诱发肺癌的危险因素。

4.肺部慢性疾病

肺结核、硅沉着病(硅肺)、尘肺等常合并肺癌的发生;支气管、肺慢性炎症及肺纤维化在愈合过程中部分发展为癌肿。

5.其他因素

遗传因素、家族史、性别、代谢异常、内分泌功能失调、免疫功能降低等均可能与肺癌发生有关;女性肺癌与病毒(如人乳头状瘤病毒)感染有关。

【临床表现】

肺癌症状的有无和轻重取决于肿瘤发生的部位和发展程度。

(一)早期

周围型肺癌常无症状,仅在体检时偶然发现;肿瘤位于大支气管内阻塞管腔时,症状出现较早。

(二)进展期

可由原发肿瘤、胸内蔓延、远处转移及副肿瘤综合征引起。

1.咳嗽

最常见的首发症状,常为较长时间经治不愈的阵发性、刺激性干咳,药物不易控制,病情发展伴有继发感染时,痰量增加,且呈黏液脓性。患细支气管-肺泡细胞癌时咳大量黏液痰。

2.咯血和血痰

常见症状之一,中央型肺癌突出表现为痰中带血丝或血痰。主要原因是肿瘤侵犯支气管血管或肺泡毛细血管所致,也可因剧烈咳嗽导致肿瘤表面血管破裂所致。

3.胸闷、气促

由肿瘤压迫引起支气管狭窄;或肿瘤转移到肺门淋巴结,肿大的淋巴结压迫主支气管隆突并发阻塞性肺炎所致。肿瘤转移至胸膜、发生大量胸腔积液或上腔静脉阻塞等均可影响肺功能,表现为胸闷、气促、喘息等。

4.胸痛

患者出现胸背部胀满、疼痛或压迫感,当活动、咳嗽、深呼吸时患侧尤为明显。

5.发热

一般为中度发热,多由于肺癌组织代谢出现肿瘤热或肿瘤致支气管和肺组织阻塞性炎症所致,抗生素治疗效果不佳。

6.体重减轻、消瘦

肿瘤发展到晚期,由于肿瘤毒素作用和消耗增加,糖酵解代谢高于正常细胞,加上感染、疼痛、精神因素等导致食欲减退,摄入不足,常出现消瘦或恶病质。

(三)晚期

1.胸内蔓延的表现

①声音嘶哑:肿瘤直接压迫或转移至纵隔淋巴结,压迫喉返神经致声带麻痹,可出现声音嘶哑;累及膈神经时出现膈肌麻痹。②吞咽困难:常因肿瘤侵犯或压迫食管引起。③胸腔积液:当肺癌侵犯胸膜时,引起胸腔积液,常为能找到癌细胞的血性积液。④心包积液:初期表现为呼吸短促,端坐呼吸,病情继续可出现严重呼吸困难,胸骨下压榨性疼痛,肝大,氮质血症等。⑤上腔静脉阻塞综合征(superior vena cava obstruction syndrome,SVCS):肿瘤侵犯纵隔,压迫上腔静脉时,上腔静脉回流受阻,常导致头面部、颈部和上肢水肿,胸部淤血和静脉曲张,可引起头痛、头昏和眩晕,危及生命,此为临床肿瘤学的急诊之一。⑥霍纳综合征:表现为眼球下陷,上睑下垂、眼裂变小、瞳孔缩小、患侧面部无汗等,主要由肺尖部肺癌(又称肺上沟瘤或

Pancoast 瘤)压迫第 7 颈椎至第 1 胸椎外侧旁的交感神经所致。⑦Pancoast 综合征:在霍纳综合征基础上,肿瘤破坏第 1~2 肋间神经及臂丛神经,引起以腋下为主、向上肢内侧放射的烧灼样疼痛,夜间更明显。

2.远处转移表现

肺癌最常发生淋巴结、脑、骨转移。淋巴结转移常转移到锁骨上、颈部和腋下淋巴结,质地较坚硬,可为单个或多个结节。转移至颅内,可出现头痛(最常见)、呕吐、视物模糊和精神意识障碍等。转移至骨骼,表现为肋骨、椎骨、髂骨、骶骨、四肢长骨、锁骨、肩胛骨的溶骨性破坏,病理性骨折,局限性疼痛,并有固定压痛点,叩击痛。转移至腹部如肝脏、胰腺、肾上腺等,表现为食欲下降、消瘦、肝区疼痛和黄疸,晚期出现腹部肿块及腹水;肾上腺转移症状不明显,依靠CT、MRI 或 PET/CT 检查做出诊断。

3.肺外表现

指肺癌非转移性胸外表现,又称副癌综合征(paraneoplastic syndrome)。①内分泌系统:鳞癌出现高钙血症,大细胞癌可出现男性乳房发育。②骨关节:腺癌、鳞癌患者可出现肺性增生性骨关节病、杵状指。③血液系统:凝血功能异常,出现高凝状态、弥散性血管内凝血;造血功能异常,出现贫血、白细胞增多症等。④皮肤和肾脏:皮肌炎、黑棘皮病等;肾病综合征等。

【诊断要点】

(1)年龄 40 岁以上;长期刺激性干咳,经治疗后不愈;痰中带血丝或咯血;胸痛、胸闷等症状。

(2)锁骨上或颈部淋巴结肿大。

(3)胸部 X 线摄片、CT 和上述其他辅助检查获得阳性结果有助诊断。

【治疗要点】

综合治疗是肿瘤治疗的发展趋势,肺癌综合治疗的方案为小细胞肺癌多选用化疗加放疗加手术,非小细胞癌(鳞癌、腺癌、大细胞癌的总称)则先手术,后放疗和化疗。

(一)手术治疗

1.目的

彻底切除肺部原发病灶、局部淋巴结及纵隔淋巴结,尽可能保留健康肺组织。

2.适应证

在无手术禁忌的情况下,所有Ⅰ期、Ⅱ期、Ⅲ期的患者均应首选手术治疗。

3.禁忌证

①远处转移,如胸外淋巴结、脑、骨、肝等器官转移;②肺门、纵隔淋巴结广泛转移,严重侵犯周围器官及组织,无法切除或切除困难者;③心、肺、肝、肾功能不全,全身情况差的患者。

4.手术方式

肺叶切除术是最常用的手术方式,应同时行系统性肺门及纵隔淋巴结清除术。全肺切除对心肺功能损伤大,患者术后生活质量差,目前不主张行全肺切除。

(二)放射治疗(放疗)

约 70% 的患者在治疗过程中需放疗。对于不适宜手术治疗的患者,放疗是并发症最少且最有效的非手术治疗方法。放疗方式有术前放疗、术后放疗、根治性放疗、姑息性放疗。

(三)化学治疗(化疗)

化学治疗包括术后辅助化疗、新辅助化疗(在手术前加用化疗,可控制原发灶,减少术后远处转移)、Ⅲb期的同步放化疗、晚期转移性的肺小细胞肺癌的化疗。根据肺癌的临床类型选择不同的化疗方案。

(四)靶向治疗

靶向治疗是以肿瘤组织或细胞中所具有的特异性(或相对特异)分子为靶点,利用分子靶向药物特异性阻断该靶点的生物学功能,选择性从分子水平来逆转肿瘤细胞的恶性生物学行为,从而达到抑制肿瘤生长甚至肿瘤消退的目的。靶向治疗不杀死或较少杀伤正常细胞。目前肺癌靶向治疗的主要针对靶点:

1.以表皮生长因子受体(EGFR)作为靶点

EGFR酪氨酸激酶抑制剂(EGFR-TKI)药物有吉非替尼(易瑞沙)、盐酸厄洛替尼片(特罗凯)。

2.以新生血管生成作为靶点

单克隆抗体贝伐单抗、重组人血管内皮抑制素(恩度)。

(五)免疫治疗

免疫治疗又称生物治疗或生物反应调节剂(biological response modifier,BRM),是用于刺激人体自身免疫系统使其功能增强来抵抗癌肿的治疗方法,多数情况作为主要治疗的辅助治疗,主要药物有细胞因子、白细胞介素(IL)、干扰素(TNF)、胸腺素、转移因子(RNA)等。

(六)中医中药治疗

多数中药在肺癌的治疗中能减少放疗、化疗的毒副作用,提高机体的抗病能力,具有巩固疗效和促进、恢复机体功能的辅助作用。

(七)治疗癌性疼痛

不仅是缓解疼痛,还要预防疼痛的发生(即持续地控制疼痛)。治疗疼痛有药物和非药物治疗两大类。

(八)其他局部治疗方法

经支气管动脉灌注加栓塞治疗、经纤维支气管镜引导腔内置入治疗源做近距离照射以及经纤维支气管镜高频电刀切割癌体或行激光治疗等,对缓解患者的症状和控制肿瘤的发展有较好疗效。

【常见护理诊断/问题】

1.恐惧

与癌症的确诊、预后和生命受到威胁有关。

2.气体交换受损

与肺部原发病灶、手术、麻醉有关。

3.疼痛

与手术损伤组织、肿瘤压迫或转移有关。

4.营养失调:低于机体需要量

与癌肿致机体过度消耗、化疗反应、摄入量不足等有关。

5.潜在并发症

出血、肺部感染、化疗药物的不良反应等。

【护理措施】

1.心理护理

(1)患者入院时热情接待,建立良好的护患关系。

(2)向患者及家属讲解肺癌的发病因素,治疗目的、方法、过程、意义、配合要点、注意事项及可能出现的问题,让患者有充分的心理准备。

(3)了解患者的心理反应,鼓励患者表达自己的感受,多与医护人员及周围人群沟通、交流,树立战胜疾病的信心,积极配合治疗。

(4)了解患者的背景,对个别特殊患者进行针对性心理疏导。

(5)关心、同情、体贴患者,关注患者家属的心理状况,鼓励患者家属和朋友积极给予患者关心和经济支持。

2.保持呼吸道通畅,呼吸功能训练

(1)评估呼吸频率、节律与深度,监测呼吸形态,评估呼吸困难程度。

(2)劝患者戒烟,讲解保持呼吸道通畅的重要性。

(3)协助患者采取舒适体位,抬高床头,半卧位休息。

(4)指导患者进行有效咳嗽和深呼吸,练习腹式呼吸、咳嗽、翻身、腿部运动、术侧手臂肩膀运动,使患者掌握有意识控制呼吸的技巧。

(5)注意口腔卫生,治疗龋齿或上呼吸道感染;遵医嘱给予抗生素。

(6)通过体位引流、超声雾化、支气管镜、祛痰剂,帮助患者拍背、排痰等措施保持呼吸道通畅。

(7)根据患者呼吸情况备吸痰用物于床旁。

3.饮食营养护理

(1)评估营养失调的因素及程度,讲解营养支持的重要性,取得患者合作。

(2)与营养师、患者、家属共同制订合理的饮食计划,注意食物色、香、味,营养合理搭配。

(3)指导患者和家属正确选择有利于患者康复的饮食,鼓励进食高蛋白、高维生素、低脂、清淡、易消化的饮食,少食多餐,避免过冷、过热、油腻、辛辣、刺激性强的食物。

(4)有吞咽困难和病情危重者给予喂食或鼻饲,必要时输入胃肠外营养支持液、血浆、人血清蛋白等。

4.化疗期间护理

(1)化疗前:向患者讲解化疗方案,药物名称、作用、毒副作用,讲解保护血管的重要性;评估并有计划地选择血管;讲解深静脉置管的目的、方法、优缺点、注意事项。

(2)化疗中:再次向患者讲解化疗药物名称、作用、毒副作用;正确选择血管,建立安全的化疗药静脉输入通道;指导正确保护血管的方法,嘱患者输液肢体制动,教会患者观察静脉穿刺处情况及疼痛、肿胀的处理方法。加强巡视,观察药物不良反应,重点交接班,防治消化道症状,进行饮食指导。加强安全措施,防止患者跌倒。

(3)化疗后:加强营养,进食清淡、少油腻、高营养、高蛋白饮食,少食多餐。安全指导,防跌倒。每周复查血液常规及生化指标,根据检查结果做出相应处理,防止交叉感染。

5.放疗期间护理

(1)放疗前护理:①介绍肺癌放疗的有关知识,如放疗作用、疗程、可能的副作用及配合要点;②给予心理支持,鼓励患者表达自身感受,教会患者自我放松的方法;③加强营养,宜进食高蛋白、高热量、高维生素、低脂、易消化的清淡饮食,戒烟、酒,忌食煎炒、辛辣、刺激性食物;④评估全身情况,纠正贫血,控制感染,预防感冒。

(2)放疗中护理:①保持照射野皮肤的清洁、干燥,充分暴露照射野皮肤,避免机械性刺激,宜穿宽松、柔软、吸湿性强的纯棉低领内衣。②照射野皮肤可用温水软毛巾轻轻蘸洗,瘙痒时忌抓挠;沐浴时用温水,时间不超过 5 分钟,禁用刺激性皂类清洁皮肤;应避免酸、碱、涂碘酊、香粉等化学药物刺激,也应避免贴胶布。③放疗期间及放疗结束后半年,照射野皮肤避免阳光暴晒、冷热等物理刺激,外出时应以遮阳伞或衣服遮挡,尽量不用电热毯、热水袋,且不应靠近取暖器。④保持照射野标记清晰,以保证治疗准确。皮肤色素沉着不必特别处理,放疗结束后会逐渐恢复。⑤每周监测患者血常规变化,观察有无发热等症状,及时对症处理,保证放疗顺利进行。⑥观察有无放射性肺炎的发生。放射性肺炎是放射治疗较多见且危害较大的并发症,症状、体征与普通肺炎比较无特殊,X 线摄片显示肺炎范围与照射野一致。处理措施为给予足量糖皮质激素及抗生素,持续低流量吸氧。

(3)放射性皮炎的护理:①干性反应:皮肤瘙痒、色素沉着、脱皮,无渗出物,不易感染,但会遗留色斑,照射野皮肤在放疗后及时涂擦比亚芬软膏可有效减少该反应的发生;②湿性反应:湿疹、水疱,严重者出现糜烂、破溃,常继发感染,应酌情暂停放疗,注意保持照射野皮肤清洁、干燥,局部涂擦美宝或用烧伤三号加庆大霉素湿敷。

(4)放疗后护理:①密切注意患者血常规以及有无放射性肺炎症状,根据情况给予对症处理;②加强营养,防止受凉感冒,进行适当活动。

【健康指导】

1.改变不良习惯

指导患者戒烟及避免二手烟,尽量减少接触厨房油烟,保证居住环境空气流通、清新;根据气候、个人体质及时增减衣服,防止受凉导致呼吸道感染。

2.饮食指导

进食高蛋白、高维生素、高热量、低脂肪、易消化饮食,营养合理搭配,不偏食,忌辛辣刺激性食物,忌烟、酒、茶。

3.活动指导

告知患者适当活动及呼吸肌功能锻炼的重要性,根据患者自身情况进行锻炼及深呼吸,有效咳嗽、咳痰,训练肺功能;积极参加力所能及的社会活动,与他人进行沟通交流。

4.定期复查

告知患者治疗时间安排;定期门诊复查,疗程结束后每 3 个月复查 1 次,半年后每半年复查 1 次。指导患者和家属,如出现咳嗽、气紧加重、咯血、背部疼痛、头痛、呕吐等及时到医院就医。

第八节　呼吸衰竭

呼吸衰竭(RF)指各种原因引起肺通气和(或)换气功能严重障碍,以致在静息状态下亦不能维持足够的气体交换,导致低氧血症伴(或不伴)高碳酸血症,进而引起一系列病理生理改变和相应临床表现的综合征。其临床表现并无明显特征,动脉血气分析可明确诊断。

【病因与发病机制】

(一)病因

引起呼吸衰竭的原因很多,但以支气管-肺组织疾病最为常见。

1.气道阻塞性病变

气管-支气管的炎症、痉挛、异物、肿瘤等引起气道阻塞和肺通气不足,或伴有通气/血流比例失调,导致缺氧和二氧化碳潴留,发生呼吸衰竭。如 COPD、重症哮喘等。

2.肺组织病变

各种累及肺泡和(或)肺间质的病变,如肺炎、肺气肿、严重肺结核、弥散性肺纤维化等,均致肺有效弥散面积减少、肺顺应性减低等,导致缺氧或合并二氧化碳潴留。

3.肺血管疾病

肺栓塞、肺血管炎等可引起通气/血流比例失调,或部分静脉血未经过氧合直接流入肺静脉,导致呼吸衰竭。

4.胸廓与胸膜病变

胸部外伤、脊柱畸形等可影响胸廓活动和肺脏扩张的疾病,引起通气减少及吸入气体分布不均,导致呼吸衰竭。

5.神经肌肉疾病

脑血管疾病、颅脑外伤、脑炎以及镇静催眠剂中毒,可直接或间接抑制呼吸中枢。脊髓损伤、多发性神经炎、重症肌无力等,均可造成呼吸肌无力、疲劳或麻痹,导致呼吸动力下降而引起肺通气不足。

(二)发病机制

各种病因使肺通气和(或)换气过程发生障碍,均可导致呼吸衰竭。

1.肺通气不足

健康成人在静息状态下呼吸空气时,有效肺泡通气量约为每分钟 4L。肺泡通气量减少会引起 PaO_2 下降和 $PaCO_2$ 上升,引起缺氧和二氧化碳潴留。呼吸空气条件下,$PaCO_2$ 与肺泡通气量(VA)和 CO_2 产生量(VCO_2)的关系为 $PaCO_2=0.863\times VCO_2/VA$,若 VCO_2 是常数,肺泡通气不足时,VA 下降,$PaCO_2$ 上升。

2.弥散障碍

肺内气体交换是通过弥散过程实现的,O_2、CO_2 等气体通过肺泡膜进行交换,其弥散速度取决于肺泡膜两侧气体分压差以及肺泡膜的弥散面积、厚度和通透性等,同时还受血液与肺泡接触时间以及心排血量、血红蛋白含量、通气/血流比例的影响,且 O_2 的弥散能力仅为 CO_2 的

1/20,故发生弥散障碍时,通常以低氧血症为主。

3.通气/血流比例失调

通气/血流比例指每分钟肺泡通气量与每分钟肺毛细血管总血流量之比。正常成人静息状态下,通气/血流比值约为0.8。若部分肺泡通气不足,通气/血流比值减小,部分未经氧合或未经充分氧合的静脉血(肺动脉血)通过肺泡毛细血管或短路流入动脉血(肺静脉)中,称肺动-静脉样分流或功能性分流;若部分肺泡血流不足,通气/血流比值增大,肺泡通气不能被充分利用,称为无效腔样通气。通气/血流比例失调通常仅导致低氧血症,而无二氧化碳潴留,严重的通气/血流比例失调亦可导致二氧化碳潴留。

4.肺内动-静脉解剖分流增加

肺动脉内的静脉血未经氧合直接流入肺静脉是通气/血流比例失调的特例。

5.氧耗量增加

氧耗量增加可使肺泡氧分压下降,发热、寒战、呼吸困难和抽搐等均增加氧耗量,若同时伴有通气功能障碍,则会出现严重低氧血症。

【临床表现】

1.呼吸困难

呼吸困难是呼吸衰竭最早出现的症状,多数患者有明显呼吸困难,表现为频率、节律的改变。较早表现为呼吸频率增快,病情加重时出现呼吸困难,辅助呼吸肌活动加强,如三凹征;并发 CO_2 麻醉时,则出现浅慢呼吸或潮式呼吸。

2.发绀

发绀是缺氧的典型表现,当动脉血氧饱和度低于90%或氧分压<6.67kPa(50mmHg)时,可在口唇、指甲等处出现发绀。因发绀程度与还原型血红蛋白含量相关,所以红细胞增多者发绀更明显,贫血者发绀不明显或不出现。

3.精神神经症状

急性缺氧可出现精神错乱、躁狂、昏迷、抽搐等症状,如合并急性二氧化碳潴留,可出现嗜睡、淡漠、扑翼样震颤等,直至呼吸骤停。慢性呼吸衰竭伴二氧化碳潴留时,随 $PaCO_2$ 升高可表现为先兴奋后抑制现象,兴奋症状包括失眠、烦躁、躁动、夜间失眠而白天嗜睡等。

4.循环系统表现

早期多数患者有心率加快;严重低氧血症、酸中毒可引起心肌损害,亦可引起周围循环衰竭、血压下降、心律失常、心搏停止;二氧化碳潴留使外周体表静脉充盈、皮肤充血、多汗、血压升高、心排血量增多而致脉搏洪大;因脑血管扩张可产生搏动性头痛。

5.消化和泌尿系统表现

严重呼吸衰竭对肝、肾功能都有影响,部分病例可出现丙氨酸氨基转移酶与血浆尿素氮升高;个别病例尿中可出现尿蛋白、红细胞和管型。因胃肠道黏膜屏障功能损伤,可导致胃肠道黏膜充血、水肿、糜烂、渗血或应激性溃疡,引起上消化道出血。

【诊断要点】

呼吸衰竭由于病因不同,病史、症状、体征都不尽相同,除原发疾病、低氧血症及二氧化碳潴留导致的临床表现外,呼吸衰竭的诊断主要依靠血气分析,而结合肺功能、胸部影像学和纤维支气管镜等检查对于明确呼吸衰竭的原因也很重要。呼吸衰竭的诊断标准是在海平面、标准大气压、静息状态、呼吸空气条件下，$PaO_2 < 8kPa(60mmHg)$，伴或不伴 $PaCO_2 > 6.67kPa(50mmHg)$。单纯 $PaO_2 < 8kPa(60mmHg)$ 为Ⅰ型呼吸衰竭，若伴有 $PaCO_2 > 6.67kPa(50mmHg)$，则为Ⅱ型呼吸衰竭。

【常见护理诊断/问题】

1.低效性呼吸形态

与气道阻塞、胸廓疾病以及神经肌肉病变等有关。

2.气体交换受损

与小气道阻塞、呼吸面积减少、通气/血流比值失调等有关。

3.清理呼吸道无效

与呼吸道感染、分泌物过多或黏稠、呼吸肌疲劳、无效咳嗽或咳嗽无力等有关。

4.自理能力下降/缺陷

与长期患病、反复急性发作致身体衰弱有关。

5.营养失调：低于机体需要量

与摄入不足、呼吸功增加和呼吸道感染致能量消耗增多有关。

6.潜在并发症

肺性脑病、心律失常、消化道出血、休克、DIC、多器官功能障碍综合征（MODS）等。

【治疗要点】

呼吸衰竭总的治疗原则为保持呼吸道通畅，加强呼吸支持、纠正缺氧和改善通气；治疗病因和消除诱发因素；加强一般支持治疗和对其他重要脏器功能的监测与支持。

1.保持呼吸道通畅

保持呼吸道通畅是呼吸衰竭最基本、最重要的治疗措施。清除气道内分泌物及异物，必要时建立人工气道。人工气道包括简易人工气道、气管插管及气管切开。简易人工气道主要有口咽通气道、鼻咽通气道和喉罩，是气管内导管的临时替代方式。若患者有支气管痉挛，需积极使用支气管扩张药物，可选用肾上腺素受体激动剂、抗胆碱药、糖皮质激素或茶碱类药物等。

2.氧疗

确定吸氧浓度的原则是保证 PaO_2 迅速提高到 $8kPa(60mmHg)$ 或脉搏血氧饱和度（SPO_2）达 90% 以上的前提下，尽量减低吸氧浓度。Ⅰ型呼吸衰竭时较高浓度（>35%）给氧可迅速缓解低氧血症而不会引起二氧化碳潴留，但对伴有高碳酸血症的急性呼吸衰竭，往往需要低浓度给氧，若吸入高浓度氧，使血氧迅速上升，解除了低氧对外周化学感受器的刺激，便会抑制患者呼吸，造成通气状况进一步恶化。

吸氧装置主要包括鼻导管或鼻塞、面罩，鼻导管或鼻塞较简单、方便，不影响患者咳痰、进食等，但缺点为氧浓度不恒定，易受患者呼吸影响，高流量时对局部黏膜有刺激，氧流量不能大于 7L/min，吸入氧浓度（%）=[21+（4×氧流量）]%；面罩主要包括简单面罩、带储气囊无重复呼吸面罩和文丘里（Venturi）面罩，主要优点为吸氧浓度相对稳定，可按需调节，对鼻黏膜刺激小，缺点为在一定程度上影响患者咳痰、进食。

3.增加通气量、改善二氧化碳潴留

(1)呼吸兴奋剂:呼吸兴奋剂主要包括尼克刹米、洛贝林等,使用时应注意必须保持气道通畅,否则会促发呼吸肌疲劳,进而加重二氧化碳潴留。

(2)机械通气:当机体出现严重通气和(或)换气功能障碍时,以人工辅助通气装置来改善通气和(或)换气功能,即为机械通气。呼吸衰竭时应用机械通气能维持必要的肺泡通气量,降低 $PaCO_2$,改善肺的气体交换效能,也能使呼吸肌得以休息,有利于恢复呼吸肌功能。机械通气过程中应根据血气分析和临床资料调整呼吸机参数。机械通气的主要并发症:①通气过度,造成呼吸性碱中毒;②通气不足,加重原有的呼吸性酸中毒和低氧血症;③出现血压下降、心排血量下降、脉搏增快等循环功能障碍;④气道压力过高或潮气量过大可致气压伤,如气胸、纵隔气肿或间质性肺气肿;⑤人工气道长期存在,可并发呼吸机相关肺炎(ventilator-associated pneumonia,VAP)等。

近年来,无创正压通气(non-invasive positive pressure ventilation,NIPPV)技术迅速发展,其无创性、简易、并发症发生率较低及患者易接受等优点使其在临床上得以广泛运用,尤其在呼吸衰竭治疗方面应用效果良好。NIPPV 使用时患者应具备以下基本条件:①清醒能合作;②血流动力学稳定;③不需气管插管保护(即患者无误吸、严重消化道出血、气道分泌物过多且排痰不利等情况);④无影响使用鼻/面罩的面部创伤;⑤能耐受鼻/面罩。

4.病因及诱因治疗

引起呼吸衰竭的原发疾病很多,针对不同病因采取适当的治疗措施十分必要,也是治疗呼吸衰竭的根本所在。

5.一般支持疗法

电解质紊乱和酸碱平衡失调可进一步加重呼吸系统乃至其他系统器官的功能障碍,并可干扰呼吸衰竭的治疗效果,应及时纠正。呼吸衰竭患者由于摄入不足或代谢失衡,往往存在营养不良,需保证充足的营养及热量供给。

6.其他重要器官功能的防治

呼吸衰竭往往会累及其他重要器官,因此应加强对重要器官功能的防治,如肺动脉高压、肺源性心脏病、肺性脑病、肾功能不全、消化道功能障碍和弥散性血管内凝血(DIC)等,特别要注意防治多器官功能障碍综合征(MODS)。

【护理措施】

1.观察病情,防治并发症

评估患者的呼吸频率、节律和深度,呼吸困难程度;如使用辅助呼吸机通气,应评估其人机协调情况;密切观察生命体征,尤其是血压、心率和心律失常情况;观察缺氧和二氧化碳潴留的症状和体征,有无发绀、球结膜水肿、肺部有无异常呼吸音等,监测 SPO_2 及动脉血气分析值;严密观察患者的意识状态及神经精神症状,评估有无头痛、头晕等症状,如有异常应及时通知医师;评估患者的饮食、营养以及睡眠状况,并提供相应的护理支持、营养指导等;注意观察尿量及粪便颜色,严密观察有无上消化道出血等相关并发症;及时了解血气分析、血电解质及尿常规等检查结果。

2.保持呼吸道通畅,改善通气

保持呼吸道通畅是改善缺氧和二氧化碳潴留最根本的措施。指导并协助患者有效咳嗽、咳痰;对于痰液黏稠的患者,可采取饮水、口服或雾化吸入祛痰药稀释痰液,促进痰液排出;协助咳嗽无力患者定时翻身、拍背或使用振动排痰仪等促进痰液排出;意识不清或昏迷、气管插管或气管切开的患者,则进行负压吸痰,必要时也可用纤维支气管镜吸痰。注意观察痰液的色、质、量及实验室检查结果。

3.氧疗的护理

根据病情及医嘱选择适合的氧疗装置,正确实施氧疗并密切观察氧疗效果,如吸氧后呼吸困难有无缓解、发绀有无减轻等。对于Ⅱ型呼吸衰竭患者,应给予低浓度、低流量(1～2 L/min)吸氧,防止呼吸抑制。此外,还应让患者及家属掌握氧疗的作用及用氧安全知识。

4.指导患者有效呼吸

参见本章第3节"慢性阻塞性肺疾病"。

5.机械通气的护理

根据患者病情及医嘱选择适合的机械通气方式,包括无创正压通气及有创通气,机械通气过程中应密切监测,预防并及时发现、处理可能发生的并发症。

(1)环境管理:保持病室适宜的温度和湿度,每日空气消毒2次,保持病室通风,严格探视陪伴制度。

(2)心理护理:机械通气患者容易出现焦虑、恐惧等心理障碍,应注意健康宣教与心理护理,治疗前向患者解释安置呼吸机的目的、注意事项、治疗过程中可能出现的不适感受及对策、紧急情况的处理方法,消除其顾虑,取得合作。对过度紧张的患者,指导呼吸放松的方法等。

(3)无创正压通气治疗的护理:无创正压通气(NIPPV)指无须气管插管或切开的辅助机械通气方法,通常包括双水平气道正压通气(bi-level positive airway pressure,BIPAP)和持续气道正压通气(continuous positive airway pressure,CPAP)两种通气模式。护士根据患者的病情及医嘱选择合适的鼻罩或面罩连接无创呼吸机,进行呼吸机的参数设置,包括吸气压、呼气压、吸气压力上升时间、吸氧浓度及后备通气频率等。参数调节原则为压力均从较低水平开始,吸气压与呼气压之差最好不要低于$0.588～0.784kPa(6～8cmH_2O)$,待患者耐受后再逐渐上调直到达到满意的通气和氧合水平,或调至患者可耐受的最高水平。

无创通气治疗过程中应监测患者的意识、生命体征、血氧饱和度、血气分析以及人机协调性、呼吸机的工作情况、不良反应等。护士应熟悉无创呼吸机临床使用过程中的常见问题及解决方法,如漏气、鼻面部压疮、口鼻咽干燥、胃肠胀气、人机对抗、呼吸困难未改善或加重、潮气量过小及二氧化碳潴留改善不理想等;熟悉无创呼吸机常见报警原因及处理措施,如压力管脱落、低氧流量报警、呼吸机故障报警、高压报警、低压报警及低每分通气量等。无创通气治疗过程中应做好护理记录,包括通气模式、吸气压及呼吸末正压值,吸入气中氧浓度分数,患者的意识、氧饱和度、血气分析结果、呼吸困难及发绀情况有无改善等。此外,无创通气治疗患者的饮食原则为予以高热量、高蛋白、丰富维生素、易消化的饮食,长时间带机的患者可安排15～30分钟暂停时间以进餐,停机期间改为鼻导管给氧并密切观察患者呼吸及SpO_2的变化,必要时鼻饲或遵医嘱给予全胃肠外营养(total parenteral nutrition,TPN)。

(4)有创机械通气的护理:有创机械通气指通过人工气道使患者与呼吸机相连接进行机械通气的方法,最常见的连接方式是气管插管或气管切开。

1)人工气道的护理:人工气道为有效进行机械通气、吸除气管内痰液或血液、解除呼吸道梗阻等创造了良好条件,有创机械通气主要以经口/鼻气管插管和气管切开为主。其护理措施主要包括:适时吸痰,保持呼吸道通畅;妥善固定导管,避免扭曲、堵塞、滑脱,密切观察气管插管导管插入的深度以及导管尖端至门齿的距离,固定气管切开导管的系带松紧度应以一横指为宜;注意气道湿化与雾化,湿化方法包括加温湿化器湿化、持续或间断气道滴注、应用湿热交换器等,护士应熟悉判断人工气道湿化满意的标准,避免湿化不足及湿化过度。

人工气道气囊分为高容低压、低容高压、等压气囊 3 种,以高容低压气囊最常用,气囊压应保持在 2.45~2.94kPa(25~30cmH_2O),以预防套管周围带有病原菌的滞留物漏入下呼吸道,气囊压力大于 2.94kPa(30cmH_2O)会压迫气道黏膜引起缺血坏死。推荐压力表测量气囊压力,并掌握气囊充气方法,包括最小漏气技术及最小闭合技术。对高容低压气囊,不推荐常规放气,但需监测气囊压力;如使用高压低容气囊,至少应每 4 小时放气 1 次,每次放气时间约 5 分钟。

掌握气管插管及气管切开的相关并发症及预防处理措施。气管插管常见并发症如后鼻道出血、牙齿脱落、口唇及鼻黏膜溃疡、导管过深误入一侧主支气管、鼻窦炎和鼻中隔坏死、误吸、喉部损伤、出血等;气管切开并发症如出血、气胸、空气栓塞、皮下气肿和纵隔气肿、切口感染、气道梗阻、吞咽困难、气管软化、气管-食管瘘等。

2)有创机械通气的护理:首先应建立有效沟通,向家属讲解气管插管或切开的必要性和重要性,并签署同意书。插管或切开成功后保持呼吸道通畅,连接有创呼吸机,调整通气参数,有条件的医院可由呼吸治疗师设置管理,包括潮气量、通气频率、吸气流速、PEEP、吸氧浓度、吸气时间及湿化温度等。持续带机患者的呼吸机管道和湿化器至少每周更换 1 次,保持冷凝液瓶在管路最低位,避免管路中的冷凝液倒入呼吸道,及时倾倒集液瓶中的冷凝水;湿化器送消毒供应中心低温灭菌。保持呼吸道通畅,严密监测患者的意识状态、生命体征、SpO_2、血气分析以及发绀情况等,观察患者有无自主呼吸、呼吸的频率和节律、两侧呼吸音是否对称,警惕气胸或纵隔气肿,观察呼吸道分泌物的性质和量。严密观察人机协调性和呼吸机运转状况,密切观察呼吸机各参数是否符合病情所需。预防相关并发症的发生,如肺气压伤/容积伤、低血压、人机对抗及呼吸机相关性肺炎(VAP)。熟悉呼吸机常见报警原因及处理,如高压报警、低压报警、气源报警及低分钟通气量报警等。长期带机患者注意营养状况。掌握撤机的临床指征,包括患者氧合良好,PaO_2≥8kPa(60mmHg)且 FiO_2≤40%;PCO_2 在相对正常范围内;可以满足断开呼吸机后的呼吸功耗;神志清楚,反应良好。撤机时应有序进行,对呼吸机进行终末消毒与保养。

6.用药护理

遵医嘱及时、准确给药,并观察疗效及不良反应。

7.心理护理

呼吸衰竭的患者常对病情和预后有所顾虑,对治疗丧失信心,应多了解和关心患者的心理状况,应建立有效的沟通,鼓励患者表达感受,教会患者自我放松等各种调节办法。

【健康指导】

(1)向患者或家属讲解疾病的诱因、发展和转归,注意语言通俗易懂。

(2)指导患者有效咳嗽、咳痰及呼吸操等呼吸功能锻炼方法,提高患者的自我护理能力。

(3)指导患者遵医嘱正确用药,并讲解相关药物的用法和注意事项等。

(4)指导并教会氧疗患者正确的家庭氧疗方法及注意事项;行家庭无创呼吸机治疗的患者,指导并教会其家庭呼吸机的维护及保养方法,定时复诊。

(5)指导患者制订合理的休息与活动计划,教会患者减少氧耗量的活动与休息方法。

(6)掌握及时就医的指征和定期复诊。

第六章　循环系统疾病患者的护理

第一节　心力衰竭

心力衰竭(HF)是各种心脏结构或功能性疾病导致的心室充盈和(或)射血功能受损,引起心排血量减少,不能满足机体组织器官代谢需要,以肺循环和(或)体循环淤血为临床表现的一组综合征,主要表现包括呼吸困难、体力活动受限和体液潴留。心功能不全或心功能障碍理论上是一个更广泛的概念,心力衰竭是指伴有临床症状的心功能不全。

【临床类型】

按发病缓急分为急性和慢性心力衰竭;按发生部位分为左心、右心和全心衰竭;按生理功能分为收缩性和舒张性心力衰竭。

【心力衰竭分级与分期】

按患者心力衰竭状况分级,可大体上判断病情严重程度,对治疗措施的选择、预后的判断、劳动力的评定等有实用价值。目前临床通用至今的是 1928 年美国纽约心脏病学会(New York Heart Association,NYHA)提出的一项分级方案,主要是按照诱发心力衰竭症状的活动程度划分为以下 4 级:

Ⅰ级:患者患有心脏病,但日常活动量不受限制。平时一般活动不引起疲乏、心悸、呼吸困难或心绞痛等症状。

Ⅱ级:患者的体力活动轻度受限。休息时无自觉症状,但平时一般活动即可出现上述症状,休息后症状很快缓解。

Ⅲ级:患者的体力活动明显受限。休息时无症状,低于平时一般活动即可出现上述症状,休息较长时间后症状方可缓解。

Ⅳ级:患者不能从事任何体力活动。休息时也出现心力衰竭的症状,体力活动后加重。

这种分级方案的优点是简便易行,缺点是缺乏客观依据,有时受患者主观意识和个体差异的影响。2001 年美国心脏病协会及美国心脏学会(American College of Cardiology,ACC/AmericanHeart Association,AHA)以心力衰竭相关的危险因素、心脏的器质性及功能性改变、临床症状等为依据,将心力衰竭进行以下分期:

A 期(前心力衰竭阶段):患者目前无器质性心脏病或心力衰竭症状及体征,但存在发生心力衰竭的高危因素,如高血压病、冠心病、糖尿病和肥胖、代谢综合征等;

B 期(前临床心力衰竭阶段):患者无心力衰竭症状和(或)体征,但已有心脏结构性病变,如左心室肥厚、左心室射血分数(LVEF)降低等;

C 期(临床心力衰竭阶段):患者有心脏结构性病变且目前或既往有心力衰竭症状和(或)体征;

D期(难治性终末期心力衰竭阶段):虽然采用了内科优化治疗,但患者休息时仍有明显症状,常伴有心源性恶病质,需长期反复住院。

此分期方法是以客观检查发现为主要依据,揭示心力衰竭的发生、发展过程,有利于对心力衰竭的发生及发展实施防治性干预。另外,用6分钟步行试验(患者在平直地面尽可能快步行走,测定其6分钟的步行距离,将心力衰竭划分为轻、中、重3个等级,即:距离小于150m为重度心力衰竭,150～425m为中度心力衰竭,426～550m为轻度心力衰竭)来评定慢性心力衰竭患者的运动耐力及治疗效果,也是目前临床一项以主观感觉及客观结果为依据,简单、安全、易行的方法。

【病因与发病机制】

(一)基本病因

1.原发性心肌损害

(1)缺血性心肌损害:冠心病心肌缺血和(或)心肌梗死是引起心力衰竭最主要的原因。

(2)心肌炎和心肌病:病毒性心肌炎和原发性扩张型心肌病最为常见。

(3)心肌代谢障碍性疾病:糖尿病心肌病最为常见。

2.心脏负荷过重

(1)容量负荷(前负荷)过重:见于心脏瓣膜关闭不全,血液反流,如主动脉瓣、二尖瓣关闭不全;左、右心或动、静脉分流性疾病,如房、室间隔缺损或动脉导管未闭等;此外,伴有全身血容量增多或循环血量增多的疾病,如慢性贫血、甲状腺功能亢进症等。

(2)压力负荷(后负荷)过重:见于使左、右心室射血阻力增加的疾病,如高血压、肺动脉高压、主动脉及肺动脉瓣狭窄和肺栓塞等。

(二)诱因

心脏病患者心力衰竭的发生常由原发病加重或出现并发症以及存在增加心脏负荷的因素而诱发,常见诱因包括:

1.感染

最重要的诱因,呼吸道感染最常见,其次为感染性心内膜炎。

2.心律失常

心房颤动是最常见的心律失常之一,也是诱发心力衰竭最重要的因素;其他快速性及严重缓慢性心律失常均可诱发心力衰竭。

3.血容量增加

摄入钠盐过多,静脉输液过快、过多等。

4.情绪激动或过度劳累

暴怒、妊娠末期及分娩、重体力劳动等。

5.药物使用不当

不恰当停用利尿剂、降压药及洋地黄类药物等。

6.并发其他疾病或原有心脏病病情加重

并发甲状腺功能亢进、贫血、风湿热或冠心病发生心肌梗死。

【病理生理】

心力衰竭是一种不断发展的疾病,其病理生理十分复杂,当心功能因心脏病变受损时,机体首先发生多种代偿机制,这些机制可使心功能在一定时间内维持在相对正常的水平,但也有其负性效应,从而发生失代偿。

(一)Frank-Starling 机制

Frank-Starling 机制指增加心脏的前负荷,使回心血量增多,心室舒张末期容积增大,从而增加心排血量及提高心脏做功量,短期内可使心功能维持在正常水平。但心室舒张末期容积增大,也意味着心室的被迫扩张及心室舒张末期压力的增高,从而导致心房压、静脉压的升高。当左心室舒张末压大于 2.34kPa(18mmHg)时,就会出现肺充血的症状和体征;若心脏指数<2.2L/(min·m^2)时,出现低心排血量的症状和体征。

(二)心肌肥厚

当心脏后负荷增高时,常以心肌肥厚作为主要的代偿机制,以增加心肌收缩力,使心排血量在一段时间内维持正常。但心肌肥厚时心肌细胞并不增多,而以心肌纤维增多为主,心肌从整体上能源不足,逐渐出现心肌顺应性下降、舒张功能降低、心室舒张末压升高而出现心功能障碍。

(三)神经体液的代偿机制

1.交感神经兴奋性增强

心力衰竭患者血中去甲肾上腺素水平升高,作用于心肌 β-肾上腺素能受体,增强心肌收缩力并提高心率,以增加心排血量;但周围血管收缩,也造成心脏后负荷增加,心率加快,使心肌耗氧量增加;同时,交感神经兴奋还可使心肌应激性增强而导致心律失常。

2.肾素-血管紧张素-醛固酮系统(RAAS)激活

由于心排血量降低,肾血流量随之减低,RAAS 被激活,可使心肌收缩力增强、周围血管收缩以维持血压,调节血液的再分配,保证心、脑等重要脏器的血液供应;同时可促进醛固酮分泌,使水、钠潴留,增加总体液量及心脏前负荷。近年的研究表明,RAAS 被激活后,血管紧张素Ⅱ(angiotensinⅡ,AⅡ)及醛固酮分泌增加使心肌、血管平滑肌、血管内皮细胞发生重构,促使心肌间质纤维化,并使血管舒张受影响,进一步加重心肌损伤和心功能恶化。

3.体液因子的改变

①心房钠尿肽(atrial natriuretic peptide,ANP)和脑钠肽(brain natriuretic peptide,BNP):其生理作用为扩血管,增加排钠。心力衰竭时,心房钠尿肽和脑钠肽分泌增高,其增高的程度与心力衰竭的严重程度呈正相关。因此,血浆中心房钠尿肽和脑钠肽水平可作为评定心力衰竭的进程和预后的指标。②精氨酸升压素(AVP):其生理作用为收缩周围血管、抗利尿和维持血浆胶体渗透压。心力衰竭时精氨酸升压素水平增高,增加心脏后负荷。③内皮素(endothelin):其生理作用为很强的收缩血管功能,在心力衰竭时血浆内皮素水平增高,且直接与肺动脉压力特别是肺血管阻力升高有关。内皮素还可导致细胞增生、肥大,参与心室重构过程。

4.心肌损害与心室重塑

大量研究表明,心力衰竭发生、发展的基本机制是心室重塑。原发性心肌损害和心脏负荷过重导致心脏扩大和心肌肥厚,在心腔扩大、心肌肥厚的过程中,心肌细胞、胞外基质、胶原纤维网等均有相应变化,即心室重塑的过程。心室重塑及各种代偿机制的负面影响使心肌细胞减少,心肌纤维增加,导致心肌的整体收缩功能下降,心室的顺应性下降,从而使心肌收缩力不能发挥其应有的射血效应,如此形成恶性循环,最终发展到不可逆转的终末阶段。

一、慢性心力衰竭

慢性心力衰竭(CHF)是心血管疾病的终末表现,也是患者最主要的死亡原因。随着世界人口的老龄化及引起心力衰竭的基础心脏病呈明显上升态势,其发生率、死亡率也在逐年上升。2005 年我国对 17 个地区 CHF 病因进行调查,以冠心病为首位(占 57.1%),高血压次之(占 30.4%),而风湿性心脏瓣膜病退居第 3 位,慢性肺源性心脏病和高原性心脏病也具有一定的区域高发性。

【临床表现】

(一)左心衰竭

左心衰竭以肺循环淤血和心排血量降低为主要表现。

1.症状

(1)程度不同的呼吸困难:①劳力性呼吸困难:左心衰竭最早出现的症状,系因活动使回心血量增加,左心房压力升高,加重了肺淤血,表现为体力活动时呼吸困难发生或加重,休息后缓解或消失。②夜间阵发性呼吸困难:左心衰竭的典型表现,其发生机制除因睡眠平卧血液重新分配使肺血流量增加外,夜间迷走神经张力增高、小支气管收缩、横膈上抬、肺活量减少等也是其促发因素,常表现为患者已入睡后突然憋醒,被迫坐起,呼吸深快,严重者伴哮鸣音,称之为"心源性哮喘"。③端坐呼吸:严重心力衰竭时,肺淤血达到一定程度,患者可出现端坐呼吸。系因平卧时回心血量增多,横膈上抬,呼吸困难更为明显,采取的坐位越高说明左心衰竭的程度越重,故可据此估计左心衰竭的严重程度。另外"心源性哮喘"进一步发展,可出现急性肺水肿,是最严重的左心衰竭表现。

(2)咳嗽、咳痰和咯血:咳嗽、咳痰是肺泡和支气管黏膜淤血所致,开始常在夜间发生,坐位或立位时可减轻,痰呈白色浆液性泡沫状,偶可见痰中带血丝。长期慢性淤血时肺静脉压力升高,导致肺循环和支气管血液循环之间形成侧支,在支气管黏膜下形成扩张的血管,此种血管一旦破裂可引起咯血。

(3)疲倦、乏力、运动耐力减低、头晕、心慌:上述表现是由于心排血量降低,心、脑、骨骼肌等组织器官血液灌注不足及代偿性心率加快所致。

(4)尿量减少及肾功能损害症状:严重左心衰竭时血液进行再分配,首先是肾血流量明显减少,患者出现少尿;长期慢性肾血流量减少可出现血尿素氮、肌酐升高并可有肾功能不全的相应症状。

2.体征

(1)肺部湿性啰音:左心衰竭的主要体征。由于肺毛细血管内压增高,液体可渗出到肺泡而出现湿性啰音,随着病情由轻到重,啰音可从局限于肺底直至全肺,特点为在患者身体低垂的部位较明显。

(2)心脏体征:除基础心脏病固有体征外,慢性左心衰竭的患者一般会有心脏扩大、肺动脉瓣听诊区第二心音亢进及舒张期奔马律。

(二)右心衰竭

右心衰竭以体循环淤血为主要表现。

1.症状

(1)消化道症状:食欲减退、恶心、呕吐、腹胀是右心衰竭最常见的症状,系因胃肠道及肝脏淤血所致;

(2)劳力性呼吸困难:继发于左心衰竭的右心衰竭以及单纯性右心衰竭均可出现劳力性呼吸困难。

2.体征

(1)水肿:特点为首先出现于身体的低垂部位,呈凹陷性及对称性,严重者可出现右侧或双侧胸腔积液,均由体循环压力升高所致。

(2)颈静脉征:颈静脉充盈、搏动增强、怒张是右心衰竭的最主要体征,肝颈静脉反流征阳性则更具特征性。

(3)肝脏体征:肝脏因淤血而肿大,伴压痛。一般发生在皮下水肿之前,持续慢性右心衰竭可致心源性肝硬化,晚期可出现黄疸、大量腹水及肝功能受损。

(4)心脏体征:除基础心脏病的原有体征外,右心衰竭可因右心室扩大而出现三尖瓣关闭不全的反流性杂音。

(三)全心衰竭

右心衰竭继发于左心衰竭而形成地全心衰竭,因右心排血量减少,阵发性呼吸困难等肺淤血症状反而有所减轻。扩张型心肌病等表现为左、右心室同时衰竭者,肺淤血往往不严重。

【诊断要点】

慢性心力衰竭的诊断应综合病因、病史、临床表现及客观检查而做出。主要依据:①有明确的器质性心脏病的诊断;②典型的肺循环、体循环淤血的症状和体征;③实验室及其他检查的客观指标。诊断应包括病因学诊断、病理解剖和病理生理诊断以及心功能分级。

【治疗要点】

慢性心力衰竭的治疗除缓解症状外必须采取综合治疗,包括危险因素如冠心病、高血压、糖尿病等的早期管理,调节心力衰竭的代偿机制以减少其负面效应,防止心肌重塑的进展等,以提高患者运动耐量,改善生活质量;防止或延缓心肌损害进一步加重;降低住院率及死亡率。

(一)一般治疗

1.休息与活动

避免精神刺激和情绪紧张,控制体力活动,保证充足睡眠,可以降低心脏负荷,有利于心功能的恢复。

2.控制钠盐摄入

心力衰竭患者血容量增加,体内水、钠潴留,减少钠盐的摄入有利于减轻水肿症状,但应注意在用强效排钠利尿剂时,不可过分限盐,以免导致低钠血症。

(二)病因治疗

1.基本病因的治疗

如控制高血压、糖尿病;通过药物、介入或手术治疗改善冠心病心肌缺血;心瓣膜病及先天性心脏病的介入及手术治疗等。

2.消除诱因

针对最常见的诱因呼吸道感染,应积极选用敏感抗生素治疗。对于心室率较快的心房颤动,如不能及时复律应尽快控制心室率。甲状腺功能亢进症、贫血也可能是心力衰竭加重的原因,应注意检查并予以及时治疗。

(三)药物治疗

1.肾素-血管紧张素-醛固酮系统(RAAS)抑制剂的应用

(1)血管紧张素转换酶抑制剂(angiotensin-converting enzyme inhibitors,ACEI):ACEI是治疗心力衰竭的首选药物。其作用机制:①通过抑制肾素-血管紧张素系统,达到扩血管、改善和延缓心室重塑的作用;②抑制缓激肽的降解可使前列腺素生成增多而扩张血管。上述机制除了改善心力衰竭时的血流动力学,减轻淤血症状外,还可降低心力衰竭患者代偿性神经体液的不利影响,改善和延缓心肌、小血管的重塑,维护心肌的功能,延缓心力衰竭的进展,降低远期死亡率。常用药物:①卡托普利:每次 12.5～25mg,每天 2 次;②贝那普利:每次 5～10mg,每天 1 次;③培哚普利:每次 2～4mg,每天 1 次;④其他尚有依那普利、赖诺普利等。

(2)血管紧张素受体拮抗剂(angiotensin receptor blocker,ARB):其作用机制与 ACEI 相似,具有阻断 RAAS 的效应,在心力衰竭患者不能耐受 ACEI 引起的干咳时使用,常用药物有氯沙坦、缬沙坦、坎地沙坦等。

(3)醛固酮受体拮抗剂:螺内酯作为临床应用最广泛的醛固酮受体拮抗剂,其作用机制是阻断醛固酮效应,对抑制心血管重塑、改善心力衰竭的远期预后有很好的作用。常用剂量为每次 20mg,每天 1～2 次。

2.利尿剂的应用

利尿剂是心力衰竭治疗中最常用的药物,其作用机制是通过排钠排水,减轻心脏的容量负荷,缓解淤血症状,减轻水肿。常用的利尿剂:①排钾利尿剂:氢氯噻嗪(双氢克尿塞)每次 25mg,隔日 1 次,较重患者每天 75～100mg,分 2～3 次服用;呋塞米(速尿)每次日服 20mg,较重患者可每次 50mg,每天 2 次,效果不佳者可静脉给药,每次 20～50mg,最大量可每次 100mg,长期应用注意补钾。②保钾利尿剂:与噻嗪类或祥利尿剂合用起到保钾排钠利尿作用,螺内酯(安体舒通)口服每次 20mg,每天 3 次;氨苯喋啶每次 50～100mg,每天 2 次。

3.β-受体阻滞剂的应用

β-受体阻滞剂主要用于抑制心力衰竭代偿机制中交感神经兴奋性增强的效应,从而抑制心室重塑,长期应用能明显提高患者的运动耐量,降低住院率和死亡率,尤其猝死率;与 ACEI 联合应用具有叠加效应;常用药物有卡维地洛、比索洛尔、美托洛尔等。但 β-受体阻滞剂有负性肌力作用,临床应用需十分慎重。待心力衰竭情况稳定后从小剂量开始,逐渐增加剂量,适量维持。患有支气管痉挛性疾病、严重心动过缓、二度及二度以上房室传导阻滞、重度急性心力衰竭及严重周围血管疾病的患者禁用。突然停用 β-受体阻滞剂可导致患者临床症状恶化,应予避免。

4.正性肌力药的应用

(1)洋地黄类药物:洋地黄可使心肌收缩力增强,抑制心脏传导系统,对迷走神经系统有直接兴奋作用,从而改善心力衰竭患者的血流动力学变化。研究证实,地高辛可显著减低轻中度心力衰竭患者的临床症状,减少住院率。但肺源性心脏病导致的右心衰竭,洋地黄效果不好且易于中毒,应慎用。肥厚型心肌病主要是舒张不良,洋地黄属于禁用。常用洋地黄制剂:①地高辛:0.25mg,每天1次,连续口服相同剂量7天后血浆浓度可达稳态,适用于年龄在70岁以下、无肾功能不全的轻、中度心力衰竭患者的维持治疗;②毛花苷C(西地兰)为静脉注射用制剂,每次0.2～0.4mg,稀释后缓慢静脉注射,24小时总量0.8～1.2mg,适用于急性心力衰竭或慢性心力衰竭加重时,特别适用于收缩性心力衰竭伴快速心房颤动、心房扑动者;③毒毛花苷K为静脉注射用制剂,每次0.25mg,稀释后缓慢静脉注射,24小时总量0.5～0.75mg,适用于急性心力衰竭患者。

(2)非洋地黄类正性肌力药物:①β-受体兴奋剂:多巴胺及多巴酚丁胺,小剂量可使心肌收缩力加强、血管扩张等,大剂量则可出现不利于心力衰竭治疗的负性作用,因此应用时应由小剂量开始逐渐增量,以不引起心率加快及血压升高为度,且只能静脉短期应用;②磷酸二酯酶抑制剂:氨力农和米力农,可明显改善心力衰竭症状,但长期应用可能增加慢性心力衰竭患者的死亡率,所以目前临床仅应用于重症心力衰竭患者的短期治疗。

(四)非药物治疗

1.心脏再同步化治疗(cardiac resynchronlzation therapy,CRT)

通过改善房室、室间和室内收缩同步性增加心排血量而改善心力衰竭症状,提高运动耐力,减少住院率,降低死亡率。

2.左室辅助装置(left ventricular device,LVAD)

用于严重心脏事件后或准备行心脏移植术患者的短期过度治疗及急性心力衰竭的辅助治疗,并有望成为心力衰竭器械治疗的新手段。

3.心脏移植

心脏移植是治疗顽固性心力衰竭的最终治疗方法,但因供体来源及排异反应而难以广泛开展。

【常见护理诊断/问题】

1.气体交换受损

与左心衰竭所致肺循环淤血有关。

2.体液过多

与右心衰竭所致体循环淤血、水钠潴留、低蛋白血症有关。

3.活动无耐力

与心排血量下降、氧的供需失调有关。

4.有皮肤完整性受损的危险

与被迫卧床,水肿部位受压及循环不良有关。

5.潜在并发症

洋地黄中毒。

【护理措施】

1.活动与休息

原则是减少机体耗氧、减轻心脏负担。急性期或病情不稳定期呼吸困难不能平卧的患者应严格限制活动量,取舒适半坐卧位或端坐位(可使用床上小桌加软垫)休息;保持病室安静、空气流通及适宜温、湿度;保证充足睡眠;限制探视;患者着装及盖被应轻软宽松,以减轻患者的憋闷感。呼吸困难缓解及稳定期应严格评估患者活动耐力,与患者及家属共同制订活动计划,在保证患者有足够休息的情况下逐步增加活动量、确定活动方式及持续时间,并注意监测活动过程中的反应,如患者活动中出现疲乏、呼吸困难、头晕、心悸等症状时应停止活动,就地休息,若休息后症状仍不缓解应及时通知医师给予处理。嘱患者勿用力大便,必要时使用缓泻剂。

2.氧疗

遵医嘱给予吸氧及调节给氧流量,给氧方法包括鼻导管吸氧、面罩吸氧及无创正压通气给氧,注意观察患者缺氧状况有无改善。

3.呼吸状况监测

如呼吸困难的程度、发绀情况、肺部啰音的变化,血气分析和血氧饱和度等,以判断治疗效果和病情进展。

4.输液护理

严格控制输液总量和速度,患者 24 小时内输液总量应在 1500ml 以内,输液速度每分钟20~30 滴,并告知患者及家属不可随意调快滴速,以免诱发急性肺水肿。

5.饮食护理

告诉患者及家属适当控制液体、总热量的摄入,限制钠盐的摄入,加强营养的重要性;给予高蛋白、高维生素、易咀嚼、易消化、清淡少盐饮食。护士应严格掌握、记录每天液体入量、食盐摄入量,指导和督促患者及家属执行护士为其制订的饮食原则,如患者饮水需用固定的容器,食盐量每天不能超过 5g(应用利尿剂者可适当放宽),不应食用含钠量高的食品如腌制品、海产品、发酵面食、罐头、味精、啤酒、碳酸饮料等,要少量多餐、避免过饱等。

6.皮肤护理

保持床褥清洁、柔软、平整、干燥。保持患者皮肤清洁,嘱患者穿干净、柔软、宽松的衣服。定时为患者更换体位,按摩水肿及受压处皮肤,为患者做按摩或翻身时避免损伤皮肤。严重水肿患者可使用气圈或气垫床,注意观察皮肤状况,预防压疮的发生。

7.心理护理

关注呼吸困难给患者日常生活如体位、睡眠带来的不利影响,安慰、鼓励患者,帮助患者树立战胜疾病的信心。指导家属给予心理支持,以利于患者情绪稳定、安心治疗。

8.用药护理

(1)使用血管紧张素转换酶抑制剂的护理:遵医嘱正确使用 ACE 抑制剂,注意观察不良反应,如低血压、干咳、蛋白尿、高血钾及血管性水肿等,患者如出现上述症状应及时报告医师给予处理;与保钾利尿剂合用时应注意监测血钾。

(2)使用利尿剂的护理:遵医嘱正确使用利尿剂,并注意其不良反应的观察和预防:①袢利尿剂和噻嗪类利尿剂的主要不良反应是低钾血症,从而诱发心律失常或洋地黄中毒,故应监测有无乏力、腹胀、肠鸣音减弱等低钾血症的表现,必要时监测血钾。同时多补充含钾丰富的食物,如深色蔬菜、橙子、柑橘、香蕉、红枣、菇类、马铃薯等,必要时遵医嘱补充钾盐。注意口服补钾应在饭后或将水剂与果汁同饮,以减轻钾盐对胃肠道的刺激。外周静脉补钾时每 500ml 液体中 KCl 含量不宜超过 1.5g,且速度不宜过快。噻嗪类的其他不良反应还有胃部不适、呕吐、腹泻、高血糖、高尿酸血症等。②氨苯蝶啶的不良反应有胃肠道反应、嗜睡、乏力、皮疹,长期用药可产生高钾血症,尤其是伴肾功能减退、少尿或无尿者应慎用。③螺内酯毒性较小,除高血钾外还有嗜睡、运动失调、男性乳房发育、面部多毛等不良反应,肾功能不全及高钾血症者禁用。另外,非紧急情况下,利尿剂的应用时间选择以早晨或日间为宜,以避免夜间排尿次数过频影响患者的休息和睡眠。

(3)使用洋地黄的护理:①洋地黄用药注意事项:老年人、冠心病心肌缺血缺氧、重度心力衰竭、低钾血症、低镁血症、肾功能减退等对洋地黄较敏感,使用时应严密观察患者用药后反应。注意不能与普罗帕酮、维拉帕米、钙剂、胺碘酮、阿司匹林等药物合用,以免引起中毒。严格按医嘱给药,教会患者服地高辛时应自测脉搏,当脉搏少于每分钟 60 次或节律不规则时应暂停服药并报告医师。用毛花苷 C 或毒毛花苷 K 时必须稀释后缓慢静脉注射,并同时监测心电图变化。②密切观察洋地黄中毒表现:洋地黄中毒最重要的表现是各类心律失常,最常见者为室性期前收缩,多呈二联律,其他如房性期前收缩、心房颤动、非阵发性交界性心动过速、房室传导阻滞等。快速房性心律失常伴传导阻滞是洋地黄中毒的特征性表现。用维持量法给药时,胃肠道反应如食欲不振、恶心、呕吐和神经系统症状如头痛、倦怠、视力模糊等十分少见。③洋地黄中毒的处理:立即停药,快速性心律失常者可选用苯妥英钠或利多卡因,一般禁用电复律,因其易导致心室颤动。有传导阻滞及缓慢性心律失常者可用阿托品静脉注射,必要时安置临时起搏器。血钾浓度低时应补充钾盐,可口服或静脉补充氯化钾,并停用排钾利尿剂。

【健康指导】

1.疾病知识

宣教指导患者积极治疗原发病及干预各种危险因素,如控制血压、血糖及血脂的异常;注意避免心力衰竭的诱发因素,如避免呼吸道感染、过度劳累、情绪激动、液体及钠盐摄入过多、输液过快过多等。育龄妇女应在医师指导下妊娠与分娩。

2.合理安排活动与休息

告诉患者适当活动有利于提高心脏储备力、提高活动耐力、改善心理状态和生活质量。指导患者选择从事轻体力工作,严格避免重体力劳动。在心功能恢复后进行适当体育锻炼,但要注意运动方式,建议选择散步、打太极拳等有氧运动。

3.饮食指导

饮食宜低盐、清淡、易消化、富含营养;多食蔬菜、水果,防止便秘;进餐不宜过快、过饱,戒烟限酒。

4.用药指导

详细告知患者及家属药物的名称、剂量、用法,强调严格遵医嘱服药、不随意增减或撤换药物的重要性。服洋地黄时绝对不能突然停服、漏服或补服,应学会识别其中毒反应,出现时及时就诊。用血管转换酶抑制剂者,改变体位时动作宜缓慢,以防止发生直立性低血压而发生意外。

5.心理指导

教育家属给予患者心理支持,多了解、关心患者的思想状况,帮助患者树立战胜疾病的信心,保持精神愉快,情绪稳定。

6.随访

嘱患者定期门诊随访,出现不适及药物不良反应时及时就诊。

二、急性心力衰竭

急性心力衰竭(AHF)是心力衰竭急性发作和(或)急性加重的一种临床综合征,可表现为急性新发或慢性心力衰竭急性失代偿。临床上以急性左心衰竭较常见,主要表现为急性肺水肿或心源性休克。急性右心衰竭较少见,主要由右心室梗死、急性大面积肺栓塞、右心瓣膜病而引起。

【病因】

(1)慢性心力衰竭:急性失代偿、急性冠状动脉综合征、高血压急症、急性心脏瓣膜功能障碍、急性重症心肌炎、围生期心肌病及严重心律失常。

(2)急性右心室梗死、急性大面积肺栓塞、严重肺动脉高压。

(3)高心排血量综合征、严重心肾综合征。

(4)其他:如输液过快、过多,突然加重心脏容量负荷(前负荷);药物(如抗肿瘤药物)或毒物所致的心肌急性损伤或坏死等。

【病理生理】

心力衰竭急性发作或加重使心肌收缩力突然严重降低,心排血量骤然减少,导致肺循环压力突然升高及周围循环阻力增加,形成急性肺水肿伴周围组织、器官严重灌注不足和心源性休克。

【临床表现】

突发严重呼吸困难,呼吸频率可达每分钟 30～40 次,强迫坐位,频繁咳嗽,咳粉红色泡沫样痰,面色灰白或发绀,大汗,皮肤湿冷,有窒息感,极度恐惧、烦躁不安,严重者可因脑缺氧而致神志模糊。早期血压可一度升高,随后下降。听诊两肺满布湿性啰音和哮鸣音,心率增快,心尖部第一心音减弱,可闻及舒张期奔马律,肺动脉瓣第二心音亢进。

【诊断要点】

根据患者典型的症状和体征,一般不难做出诊断。

【急性肺水肿的抢救及护理配合】

急性左心衰竭的缺氧和重度呼吸困难严重威胁患者的生命,抢救治疗和护理配合是否及时、有效与患者预后密切相关。

1.体位

立即协助患者取半卧位或端坐位,双腿下垂,以减少静脉血液回流,减轻心脏负荷。

2.氧疗

立即高流量鼻导管给氧,一般每分钟 6~8L。可在湿化瓶内加入 20%~30%的乙醇将氧气湿化,使肺泡内泡沫表面张力降低而破裂、消失,以利于肺泡通气;病情特别严重者应采用无创呼吸机持续加压(CPAP)或双水平气道正压(BIPAP)给氧,使肺泡内压在吸气时增加,气体交换增强,同时对抗组织液向肺泡内渗透。

3.迅速建立两条静脉通道

遵医嘱及时、正确使用药物并观察疗效。

(1)吗啡:吗啡 3~5mg 缓慢静脉注射,可使患者镇静、减少躁动,同时扩张小血管,减轻心脏负荷;必要时可间隔 15 分钟重复使用,共 2~3 次;但严重休克、重度意识障碍、呼吸衰竭者禁用,老年患者应酌情减量或改为肌内注射。

(2)快速利尿剂:呋塞米(速尿)20~40mg 静脉注射,2 分钟内注完,4 小时后可重复 1 次,其作用为快速利尿及使静脉扩张缓解肺水肿。

(3)血管扩张剂:①硝普钠为动、静脉扩张剂,静脉注射后 2~5 分钟起效,一般剂量每分钟 12.5~25μg。②硝酸甘油或硝酸异山梨酯类可扩张小静脉,降低回心血量。硝酸甘油一般从每分钟 10μg 开始,每 10 分钟调整 1 次,每次增加 5~10μg 至血压正常。硝酸异山梨药品种类较多,以医嘱为准。③重组人脑利钠肽(rhBNP)具有扩血管、利尿、抑制 RAAS 和交感神经活性的作用。

(4)洋地黄制剂:最适用于心房颤动伴快速心室率或已知有心脏增大伴左心室收缩功能不全者,可选用毛花苷 C 稀释后缓慢静脉注射,首剂 0.4~0.8mg,2 小时后可酌情再给 0.2~0.4mg;急性心肌梗死患者 24 小时内不宜应用。

4.机械辅助治疗

冠心病急性左心衰竭患者可采用主动脉内球囊反搏(IABP);有条件的医院对极危重患者可采用左心室辅助装置(left ventricular assist device,LVAD)和临时心肺辅助系统。

5.病情监测

严密监测患者呼吸、血压、血氧饱和度、心电图及血气分析;注意观察患者意识状态,皮肤颜色及温度,尿量,咳嗽、排痰及肺部啰音的变化。对安置漂浮导管者应密切监测血流动力学指标的变化,以判断药物疗效和病情进展。

6.用药护理

用吗啡时应注意患者有无呼吸抑制、心动过缓;用利尿剂要严格记录尿量;用血管扩张剂要注意监测血压变化,及时调节给药剂量及输液速度。硝普钠见光易分解,需避光滴注,且其含有氰化物,连续使用不得超过 24 小时。患者对硝酸甘油和硝酸异山梨酯类的耐受差异很大,应注意观察;洋地黄制剂静脉使用时要稀释,推注速度宜缓慢。

7.心理护理

医护人员在抢救时必须保持镇静,操作熟练,配合默契,忙而不乱。同时简要介绍本病的救治措施及使用监测设备的必要性,使患者产生信任、安全感,以减少紧张、恐惧和误解。必要时可留亲属陪伴患者,以提供情感支持。

【健康指导】

(1)向患者及家属介绍急性心力衰竭的常见病因及诱因,需针对基本病因和诱因进行治疗,防止复发。

(2)告知有心脏病史的患者,在静脉输液前应主动向医护人员说明,以便输液时控制输液量及速度。

第二节　心律失常

一、概述

心律失常是心脏冲动的起源部位、频率、节律、传导速度或激动次序的异常。心脏传导系统由能够形成和传导心电冲动的特殊心肌组成,包括窦房结、结间束、房室结、希氏束、左右束支和浦肯野纤维;窦房结是心脏正常窦性心律的起搏点;心脏传导系统接受迷走神经与交感神经支配。

【分类】

根据心律失常发生时心率的快慢可将其分为快速性心律失常和缓慢性心律失常;按其发生原理可分为冲动形成异常和冲动传导异常。

(一)冲动形成异常

1.窦性心律失常

①窦性心动过速;②窦性心动过缓;③窦性心律不齐;④窦性停搏。

2.异位心律失常

(1)被动性异位心律:①逸搏(房性、房室交界区性、室性);②逸搏心律(房性、房室交界性、室性)。

(2)主动性异位心律:①期前收缩(房性、房室交界区性、室性);②阵发性心动过速(房性、房室交界区性、室性);③心房扑动、心房颤动;④心室扑动、心室颤动。

(二)冲动传导异常

1.生理性冲动传导异常

干扰和房室分离。

2.病理性冲动传导异常

①窦房传导阻滞;②房内传导阻滞;③房室传导阻滞;④束支或分支阻滞(左、右束支及左束支分支传导阻滞)或室内阻滞。

3.房室间传导途径异常

预激综合征。

【病因与发病机制】

(一)冲动形成异常

1.自律性增高

自主神经系统兴奋性改变或心脏传导系统的内在病变,均可导致原来具有自律性的心肌细胞(窦房结、结间束、房室结的远端、冠状窦口附近、希氏束和浦肯野纤维等处的心肌细胞均具有自律性)发放不适当的冲动;原来无自律性的心肌细胞如心房、心室肌细胞亦可在病理状态下(心肌缺血、电解质紊乱、血中儿茶酚胺增高等)出现异常自律性,从而形成各种心律失常。

2.触发活动

心房、心室与希氏束-浦肯野组织在动作电位后可产生除极活动,被称为后除极。若后除极振幅增高并抵达阈值,便可引起反复激动,持续的反复激动即可导致持续性快速性心律失常,一般见于心肌缺血-再灌注、局部儿茶酚胺浓度增高、低血钾、高血钙、洋地黄中毒时。

(二)冲动传导异常

折返是所有快速性心律失常最常见的发病机制。产生折返的基本条件是传导异常,包括:①心脏两个或多个部位的传导性与不应期各不相同,相互连接形成一个折返环路即闭合环;②折返环的两支应激性不同,其中一条通道发生单向传导阻滞;③另一通道传导缓慢,使原先发生阻滞的通道有足够时间恢复兴奋性;④原先阻滞的通道再次激动从而完成一次折返激动,冲动在环内反复循环,从而产生持续而快速的心律失常。

【诊断要点】

1.病史采集

心律失常诊断应从详细的病史采集入手,如:①心律失常的存在及类型;②心律失常的诱发因素(烟、酒、运动、情绪等);③心律失常发作的频率与起止方式;④心律失常对患者造成的影响;⑤心律失常时对药物及非药物(体位、呼吸、活动)的反应等。

2.体格检查

体格检查应包括心脏视、触、叩、听的全面检查,部分心律失常依靠心脏的某些体征即能基本确诊,如心房颤动等。

3.特殊检查

心电图是诊断心律失常最重要的一项无创性检查技术,应记录 12 导联心电图,并记录能清楚显示 P 波的导联,通常选用Ⅱ导联或 V1 导联。其他辅助诊断的检查还有动态心电图、运动试验等。临床心电生理检查,如食管心电图、心腔内心电生理检查、三维心脏电生理标测及导航系统等对明确心律失常的起源部位与发病机制、类型、治疗及预后判断均有很大作用。

二、窦性心律失常

正常窦性心律的冲动起源于窦房结,其频率为每分钟 60～100 次。心电图显示窦性心律的 P 波在Ⅰ、Ⅱ、aVF 导联直立,aVR 导联倒置,P-R 间期为 0.12～0.20 秒。

【窦性心动过速】

窦性心动过速(sinus tachycardia)指成人窦性心律的频率超过每分钟 100 次,其频率大多在每分钟 100～150 次,偶有高达每分钟 200 次。

1.病因

健康人常在吸烟、饮浓茶或咖啡、饮酒以及剧烈运动或情绪激动等情况下发生;某些病理状态如发热、甲状腺功能亢进、贫血、心肌缺血、心力衰竭、休克等时会出现;应用肾上腺素、阿托品等药物亦可引起窦性心动过速。

2.临床表现

窦性心动过速发生与终止通常均较缓慢,患者一般只表现为心悸。

3.心电图检查

符合窦性心律的特征,频率超过每分钟100次。

4.治疗要点

窦性心动过速还应针对病因治疗和去除诱发因素,如治疗心力衰竭、控制发热、纠正贫血等,必要时可应用β-受体阻滞剂如普萘洛尔(心得安)或非二氢吡啶类钙通道阻滞剂如地尔硫䓬来减慢心率。

【窦性心动过缓】

窦性心动过缓指成人窦性心律的频率低于每分钟60次,常同时伴发窦性心律不齐(不同P-P间期的差异大于0.12秒)。

1.病因

窦性心动过缓常见于健康青年人、运动员与睡眠状态;亦可见于颅内疾患、严重缺氧、甲状腺功能减退、阻塞性黄疸、服用洋地黄及抗心律失常药物如β-受体阻滞剂、胺碘酮、非二氢吡啶类钙通道阻滞剂等;在窦房结病变、急性下壁心肌梗死等器质性心脏病中亦常见窦性心动过缓。

2.临床表现

窦性心动过缓多无自觉症状。当心率过于缓慢,出现心排血量不足时,患者可有胸闷、头晕、甚至晕厥等症状。

3.心电图检查

心电图符合窦性心律的特征,频率低于每分钟60次。

4.治疗要点

无症状的窦性心动过缓通常不必治疗,如因心率过慢而出现症状者则可用阿托品或异丙肾上腺素等药物,但不宜长期应用。症状不能缓解者可考虑心脏起搏治疗。

【病态窦房结综合征】

病态窦房结综合征(SSS)简称病窦综合征,是由窦房结病变导致功能障碍,产生多种心律失常的综合表现,即患者可在不同时间出现一种以上的心律失常。

1.病因

众多病变过程,如纤维化与脂肪浸润、淀粉样变性、硬化与退行性变、某些感染、甲状腺功能减退等均可损害窦房结,导致其功能障碍;而窦房结周围神经和心肌的病变及动脉供血的减少以及迷走神经张力增高、某些抗快速性心律失常药物也是SSS的病因。

2.临床表现

轻者为发作性头晕、黑矇、乏力等心、脑供血不足的症状,重者可出现阿-斯综合征,如有心动过速发作则可出现心悸、心绞痛。

3.心电图检查

心电图特点:①持续而显著的窦性心动过缓,心率在每分钟50次以下,且非药物引起;②窦性停搏与窦房传导阻滞;③窦房传导阻滞与房室传导阻滞并存;④心动过缓-心动过速综合征,是指心动过缓与房性快速性心律失常(如房性心动过速、心房扑动、心房颤动)交替发作;⑤房室交界区性逸搏心律等。

4.治疗要点

原则为无心动过缓相关症状者应随诊观察,不必治疗;有症状者应选择起搏器治疗。应用起搏器治疗后患者仍有心动过速发作,则可同时应用抗心律失常的药物。

【窦性停搏】

窦性停搏或称窦性静止,指窦房结在一个不同长短的时间内不能产生冲动。

1.病因

常见于迷走神经张力增高或颈动脉窦过敏、急性心肌梗死、脑血管意外、窦房结变性及纤维化等,应用洋地黄、乙酰胆碱等药物也可引起。

2.临床表现

一旦窦性停搏时间过长而又不能及时出现逸搏,患者常可发生头晕、黑嚎、短暂意识障碍或晕厥,严重者可发生阿-斯综合征以致死亡。

3.心电图检查

心电图表现为在较正常 P-P 间期内无 P 波,或 P 波与 QRS 波均不出现,长的 P-P 间期与正常的 P-P 间期无倍数关系。长时间的窦性停搏后,出现房室交界性或室性逸搏及逸搏心律。

4.治疗要点

窦性停搏的治疗可参照本节"病态窦房结综合征"的治疗。

三、期前收缩

期前收缩是临床上最常见的心律失常,指由于窦房结以外的异位起搏点过早发出冲动,控制心脏收缩。根据异位起搏点的部位不同,可将期前收缩分为房性、房室交界性、室性 3 类,其中以室性期前收缩最为常见。

【病因与发病机制】

健康人过度疲劳,情绪紧张、焦虑,饮酒或饮浓茶,过多吸烟时可出现生理性期前收缩;冠状动脉粥样硬化性心脏病、高血压性心脏病、风湿性心脏病、肺源性心脏病、心肌炎、心肌病、二尖瓣脱垂等常可引起病理性期前收缩;此外,药物、电解质紊乱、手术等亦可引起各种类型的期前收缩。

【临床表现】

偶发的期前收缩一般无特殊症状,部分患者自觉有漏跳感。当期前收缩频发或连续出现,可出现心悸、胸闷、憋气、乏力、心绞痛等症状;临床听诊呈心律不齐,第一心音常增强,而第二心音相对减弱甚至消失。

【心电图检查】

1.房性期前收缩(atrial premature beats)

①P 波提前发生,其形态与窦性 P 波不同,提前发生的 P 波的 P-R 间期大于 0.12 秒;②提前的 P 波后继以形态正常的 QRS 波,伴室内差异性传导时 QRS 波可宽大畸形;③期前收缩后常见不完全性代偿间歇。

2.房室交界区性期前收缩(premature atrioventricularj unctional beats)

简称交界区性期前收缩:①提前出现的 QRS-T 波群,形态与正常窦性冲动的 QRS-T 波群基本相同;②P 波为逆行型(在标准Ⅱ、Ⅲ与 aVF 导联中倒置),可出现在 QRS 波群之前(P-R间期小于 0.12 秒)或之后(R-P 间期小于 0.20 秒),偶尔可埋没于 QRS 波群之内;③期前收缩后多见有一完全性代偿间歇。

3.室性期前收缩

①提前出现的 QRS 波,时限超过 0.12 秒,宽大畸形,其前无 P 波;②ST-T 与 T 波的方向与 QRS 主波方向相反;③提前出现的 QRS 波后可见一完全性代偿间歇。

室性期前收缩可孤立或规律出现:①恰巧插入两个窦性搏动之间称为间位性室性期前收缩;②二联律指每个窦性搏动后跟随一个室性期前收缩,三联律指每两个窦性搏动后跟随一个室性期前收缩,如此类推;③连续发生两个室性期前收缩称为成对室性期前收缩;④同一导联内室性期前收缩形态相同者为单形性室性期前收缩,不同者称多形性或多源性室性期前收缩。

【治疗要点】

(1)积极治疗原发病,去除诱因,如改善心肌供血,纠正电解质紊乱,控制心肌炎症,防止过度疲劳或情绪紧张焦虑等。

(2)无明显症状者通常无须药物治疗;如有明显症状,不同类型的期前收缩可选用不同的药物。房性、交界性期前收缩可选用普罗帕酮、莫雷西嗪、β-受体阻滞剂等药物;室性期前收缩常选用 β-受体阻滞剂、美西律、普罗帕酮、莫雷西嗪等。近年研究,对急性心肌梗死的急性期伴发室性期前收缩者早期应用 β-受体阻滞剂,可能减少心室颤动的危险。二尖瓣脱垂发生室性期前收缩者仍遵循上述原则,可首先给予 β-受体阻滞剂。

四、心动过速

心动过速(tachycardia)是一种快速而规律的异位心律,由 3 个或 3 个以上连续发生的期前收缩形成。根据异位起搏点的部位不同,可分为房性心动过速、与房室交界区相关的折返性心动过速或称阵发性室上性心动过速(paroxysmal supraventricular tachycardia,PSVT)和室性心动过速(premature tachycardia)。由于房性与房室交界区性心动过速在临床上难以区别,故统称为室上性心动过速,简称室上速;室性心动过速简称室速。

【病因与发病机制】

1.房性心动过速

房性心动过速可发生在心肌梗死、慢性心力衰竭、慢性阻塞性肺疾病、代谢障碍、洋地黄中毒伴低血钾的患者;大量饮酒也可发生。

2.与房室交界区相关的折返性

心动过速患者通常无明显器质性心脏病,不同性别和年龄均可发生。

3.室性心动过速

室性心动过速多见于各种器质性心脏病的患者,最常见于急性心肌梗死患者,其他如心肌病、心力衰竭、心瓣膜病、代谢障碍、电解质紊乱等;亦有个别发生于无器质性心脏病者。

【临床表现】

1.房性心动过速

有些患者可无任何症状,大部分患者可表现为心悸、胸闷、憋气、乏力、头晕等症状,合并器质性心脏病的患者可发生晕厥、心绞痛或肺水肿等。症状发作可呈短暂、间歇或持续发生，发作时心率逐渐加快，刺激迷走神经不能终止心动过速且可能加重房室传导阻滞。

2.与房室交界区相关的折返性

心动过速突然发作、突然停止，可持续数秒、数小时甚至数天，发作时患者可感心悸、头晕、胸闷，甚至发生心绞痛、晕厥、心力衰竭、休克。症状轻重取决于发作时的心室率及持续时间。听诊心律绝对规则，心尖部第一心音强度恒定。

3.室性心动过速

临床症状的轻重可因发作时心室率、发作持续时间、基础心脏病变及患者的心功能状况而各有不同，非持续性室速（发作持续时间短于30秒，能自行终止）的患者通常无症状；持续性室速（发作持续时间超过30秒，需应用药物或电复律才能终止）常伴明显血流动力学障碍及心肌缺血，使心、脑、肾等脏器血液供应骤然减少，临床上可出现心绞痛、呼吸困难、少尿、低血压、晕厥、休克甚至猝死。听诊心率多在每分钟140～220次，心律轻度不规则，第一、二心音分裂，收缩期血压可随心搏变化而变化。如发生完全性房室分离，则第一心音强度经常变化不一致，颈静脉可间歇出现巨大的a波。

【心电图检查】

1.房性心动过速

①心房率通常为每分钟150～200次；②P波形态与窦性心律不同；③常出现二度Ⅰ型或Ⅱ型房室传导阻滞，呈现2∶1传导；④P波之间的等电位线仍存在。

2.与房室交界区相关的折返性心动过速

①心率每分钟150～250次，节律规则；②QRS波形态及时限正常（伴有室内差异性传导或原有束支传导阻滞者可增宽）；③P波为逆行性（Ⅱ、Ⅲ、aVF导联倒置），常埋藏于QRS波内或位于其终末部分，与QRS波保持恒定关系，往往不易辨认；④起始突然，通常由一个房性期前收缩触发，其下传的PR间期显著延长，而后呈现心动过速。

3.室性心动过速

①突然发作。②3个或3个以上的室性期前收缩连续出现。③QRS波形态畸形，时限大于0.12秒，有继发性ST-T改变，ST-T波方向与QRS波主波方向相反。④心室率通常为每分钟100～250次，心律一般规则。⑤多数情况下，P波与QRS波无固定关系，形成房室分离。⑥常可见到心室夺获或室性融合波，是确立室速诊断的最重要依据。心室夺获指室速发作时少数室上性冲动下传心室而产生心室夺获，表现为P波之后提前发生一次正常的QRS波；当窦性冲动与室性异位起搏点的冲动几乎同时抵达心室，可产生室性融合波，其形态介于窦性与异位心室搏动之间，为部分心室夺获。⑦根据室速发生时QRS波的形态，可将室速分为单形性室速和多形性室速。

【治疗要点】

1.房性心动过速治疗方法取决于患者心室率的快慢及血流动力学的情况，一般情况不需处理，如心室率达每分钟140次以上、由洋地黄所致或患者出现严重的心力衰竭或休克征象，应紧急治疗，方法如下：

(1)病因治疗：如由洋地黄引起的，需立即停用洋地黄，纠正伴发的电解质紊乱如低钾血

症,必要时可选用利多卡因、β-受体阻滞剂;

(2)控制心室率:可选用洋地黄、β-受体阻滞剂、非二氢吡啶类钙通道阻滞剂以减慢心室率;

(3)转复窦性心律:可选择加用ⅠA、ⅡC或Ⅲ类抗心律失常药,如效果不佳可考虑应用射频消融治疗。

2.与房室交界区相关的折返性心动过速

急性发作期治疗原则:①刺激迷走神经,如诱导恶心、Valsalva动作(深吸气后屏气,再用力做呼气动作)、按摩颈动脉窦(患者取仰卧位,尽量伸展颈部,头转向对侧,轻推胸锁乳突肌,在下颌角处触及颈动脉搏动,以轻柔的按摩手法逐渐增加压力,持续约5秒,切勿双侧同时按摩)、将面部浸于冰水内等。②抗心律失常药物:首选腺苷,其他可选用维拉帕米、普罗帕酮、艾司洛尔等药物。③升压药,如去氧肾上腺素、甲氧明、间羟胺等;对合并低血压的患者,可通过升高血压,反射性兴奋迷走神经,终止心动过速。④胆碱能药物,如依酚氯铵等,可用于终止室上速发作,但临床已很少使用。⑤洋地黄类,如毛花苷C静脉注射,除伴有心力衰竭者可作首选外,其他患者已较少应用。⑥对于药物治疗无效或不适于药物治疗者,可采用经食管心房起搏或经静脉心房或心室超速起搏或程序刺激,亦能有效终止心动过速。⑦以上方法无效可采用同步直流电复律。预防发作可选用维拉帕米、普罗帕酮等药物。对于长期频繁发作,且症状较重、口服药物预防效果不佳者,有条件者建议行导管射频消融术以求根治。

3.室性心动过速

目前对于室速的治疗一般遵循的原则:①无器质性心脏病者发生非持续性短暂室速,如无症状或血流动力学影响,治疗同室性期前收缩;②持续性室速发作,无论有无器质性心脏病,均应给予治疗;③有器质性心脏病的非持续性室速亦应考虑治疗。

(1)终止室速发作:室速患者如无显著血流动力学障碍,首选利多卡因静脉注射后静脉持续滴注,首次剂量为50～100mg,必要时5～10分钟后重复。发作控制后应继续用利多卡因静脉滴注维持24～48小时以防复发,维持量每分钟1～4mg。其他药物可选用:普罗帕酮、胺碘酮、索他洛尔、普鲁卡因胺、溴苄胺等。如患者已发生低血压、休克、心绞痛、脑部血流灌注不足等危急表现时,应迅速施行同步直流电复律。洋地黄中毒引起的室性心动过速,不宜用电复律,应给予药物治疗。

(2)预防复发:①应努力寻找和治疗诱发室速持续的各种可逆性病变,如缺血、低血压、低血钾等;对于某些特殊类型的室性心动过速,如尖端扭转型室性心动过速,因其病因不同,应努力寻找和消除导致QT延长的病变和停用有关药物,治疗可使用镁盐、异丙肾上腺素,禁用ⅠA、ⅠC类、Ⅲ类能使QT延长的抗心律失常药物。起搏治疗可做首选。β-受体阻滞剂通过改善心肌缺血能降低心肌梗死后猝死发生率;维拉帕米对大多数室速的预防无效,但可应用于"维拉帕米敏感性室速"患者。②单一药物治疗无效时,可联合应用作用机制不同的药物,各自用量均可减少,而不应使用单一药物大剂量治疗,以免增加药物的不良反应。③抗心律失常药物亦可与埋藏式心室或心房起搏装置合用,治疗复发性室性心动过速。埋藏式心脏自动除颤复律器、导管消融术、外科手术等已应用于一些病例的治疗。对某些冠心病心肌梗死合并室速的患者,冠脉旁路移植手术亦可能有效。

五、扑动与颤动

当自发性异位搏动的频率超过心动过速的范围时,即形成扑动或颤动。根据异位搏动起源的部位不同可分为心房扑动与颤动(atrial flutter and atrial fibrillation)、心室扑动与颤动(ventricular flutter and ventricular fibrillation)。心房颤动是仅次于期前收缩的常见心律失常,较心房扑动多见。心室扑动与颤动是最危重的心律失常。

【病因与发病机制】

心房扑动与颤动的病因基本相同,绝大多数见于器质性心脏病患者,最常见于风湿性心脏病二尖瓣狭窄、冠心病、心肌病及甲状腺功能亢进、洋地黄中毒等;心室扑动与颤动常为器质性心脏病及其他疾病患者临终前发生的致命性心律失常,临床多见于急性心肌梗死、心肌病、严重缺氧、缺血、严重低血钾、洋地黄或胺碘酮中毒、电击伤等。

【临床表现】

1.心房扑动与颤动

其临床症状取决于心室率的快慢,如心室率不快者可无任何症状,心室率快者则可有心悸、胸闷、头晕、乏力、心绞痛等症状。心房扑动者听诊时心律可规则,亦可不规则。心房颤动者听诊第一心音强弱变化不定,心律绝对不规则,心室率快时有脉搏短绌发生。另外,心房颤动是心力衰竭的最常见诱因之一,还易引起心房内附壁血栓的形成,部分血栓脱落可引起体循环动脉栓塞,常见脑栓塞、肢体动脉栓塞、视网膜动脉栓塞等。

2.心室扑动与颤动

其临床表现基本无差别,一旦发生,患者迅速出现意识丧失、抽搐、继之呼吸停顿甚至死亡。听诊心音消失,脉搏触不到,血压也无法测到。

【心电图检查】

1.心房扑动

①P波消失,代之以每分钟250～300次、间隔均匀、形状相似的锯齿状F波,扑动波之间的等电位线消失,在Ⅱ、Ⅲ、aVF及V₁导联最明显;②F波与QRS波群成某种固定的比例,最常见的比例为2∶1房室传导,有时比例关系不固定,则引起心室律不规则;③QRS波形态一般正常,伴有室内差异性传导或原有束传导阻滞者QRS波群可增宽、形态异常。

2.心房颤动

①P波消失,代之以每分钟350～600次,小而不规则的基线波动,间隔不均匀且形态、振幅均变化不定的f波;②QRS波群间隔绝对不规则,心室率通常在每分钟100～160次;③QRS波形态一般正常,伴有室内差异性传导或原有束支传导阻滞者QRS波群可增宽、变形。

3.心室扑动

心电图为均匀、整齐、大而规则的正弦波图形,其频率为每分钟150～300次,无法辨认QRS波、ST段与T波。

4.心室颤动

心电图表现为形态、频率及振幅极不规则的波动,其频率为每分钟150～500次,QRS-T波消失。

【治疗要点】

1.心房扑动

应针对原发疾病进行治疗。转复心房扑动最有效的办法是同步直流电复律术,通常应用低于50J的电能即可转复。普罗帕酮、胺碘酮对转复及预防心房扑动复发有一定的疗效;钙通道阻滞剂如维拉帕米或地尔硫卓,对控制心房扑动的快速心室率亦有效;对发作频繁的心房扑动的心室率的控制,可选洋地黄类制剂,但常需较大剂量。部分患者可行射频消融术以求根治。

2.心房颤动

除积极寻找和治疗原发疾病及诱发因素外,还应:①对阵发性心房颤动,如持续时间短、发作不频繁、自觉症状不明显者无须特殊治疗。②对发作时间长、频繁、发作时症状明显者,可给予洋地黄、维拉帕米、普罗帕酮、胺碘酮等药物治疗。如药物治疗无效可施行导管消融术,如失败可消融房室结-希氏束,同时植入起搏器。③对持续心房颤动者,可应用洋地黄类药物控制心室率。如有复律适应证者,可采用胺碘酮做药物复律,但最有效的复律手段仍为同步直流电复律术。慢性房颤者栓塞的发生率较高,如无禁忌应采用抗凝治疗。

3.心室扑动及颤动

应争分夺秒进行抢救,尽快恢复有效的心脏收缩,包括胸外心脏按压、人工呼吸、立即静脉注射利多卡因50～100mg或其他复苏药物,如阿托品、肾上腺素。如心电图示颤动波高而大、频率快,应立即采用非同步直流电复律术及进一步心肺复苏。

六、心脏传导阻滞

冲动在心脏传导系统传导时,在任何部位均可能发生传导缓慢或阻滞,若发生在窦房结与心房之间称窦房传导阻滞;发生在心房与心室之间称房室传导阻滞;发生在心房内称房内传导阻滞;发生在心室内称室内传导阻滞。依据阻滞的严重程度又可分为三度,一度、二度又称为不完全性传导阻滞,三度则为完全性传导阻滞,此时全部冲动均不能被传导。下面重点介绍房室传导阻滞。

房室传导阻滞(atrioventricular block,AVB)又称房室阻滞,指房室交界区脱离了生理不应期后,心房冲动传导延迟或不能传导至心室,可发生在房室结、希氏束、双束支等不同的部位。

【病因与发病机制】

运动员等健康人常可在夜间出现不完全性房室传导阻滞,可能与迷走神经张力增高有关。但临床上最常见的病因为器质性心脏病,如冠状动脉痉挛、急性心肌梗死、病毒性心肌炎、急性风湿热、感染性心内膜炎、心肌病、钙化性主动脉瓣狭窄、先天性心血管病、原发性高血压等,其他病因如药物中毒(洋地黄)、电解质紊乱、心脏肿瘤、心脏手术、甲状腺功能低下、Lev病(心脏纤维支架的钙化与硬化)等。

【临床表现】

(1)一度房室传导阻滞:患者除有原发病症状外,通常无其他症状,听诊第一心音强度减弱。

(2)二度房室传导阻滞:分为莫氏Ⅰ型与Ⅱ型。Ⅰ型又称文氏型房室传导阻滞,患者可有心悸与心搏脱漏感,听诊第一心音强度逐渐减弱并有心搏脱漏;Ⅱ型患者可有头晕、乏力、心悸、胸闷等症状,有间歇性心搏脱漏,但第一心音强度恒定,该型易发展成完全性房室传导阻滞。

(3)三度房室传导阻滞:临床症状取决于心室率的快慢与伴随病变,患者可出现疲倦、乏力、头晕、血压偏低、心绞痛及心力衰竭;如心室率过慢导致脑缺血,则可出现暂时性意识丧失,甚至抽搐,即阿-斯综合征,严重者可发生猝死;听诊第一心音强度不等,第二心音可呈正常或反常分裂,可闻及响亮亢进的第一心音,当心房与心室同时收缩时,颈静脉处会出现巨大的 α波(大炮波)。

【心电图检查】

1.一度房室传导阻滞

每个心房冲动都能传导至心室,房室传导束的任何部位发生传导缓慢,导致 P-R 间期超过 0.20 秒,无 QRS 波脱落,QRS 波形态与时限均正常。

2.二度房室传导阻滞

(1)Ⅰ型:常见的二度房室传导阻滞类型表现为:①P-R 间期进行性延长,直至一个 P 波受阻不能下传至心室,即一个 QRS 波脱落;②相邻的 R-R 间期进行性缩短,直至 P 波后 QRS 波脱落;③包含 QRS 波脱落的 R-R 间期比正常窦性两倍 P-P 间期短;④最常见的房室传导比例为 3∶2 或 5∶4;⑤大多数情况下,阻滞位于房室结,QRS 波形态与时限均正常。

(2)Ⅱ型:①下传的搏动中,P-R 间期恒定不变,可正常亦可延长;②有间歇性的 P 波后 QRS 波脱落,常呈 2∶1 或 3∶2 传导;③QRS 波形态一般正常,亦可有形态异常。

3.第三度房室传导阻滞

①P-P 间隔相等,R-R 间隔相等,P 波与 QRS 波群间无关。②P 波频率快于 QRS 波频率。③QRS 波形态取决于阻滞部位,如阻滞位于希氏束及其附近,心室率每分钟 40～60 次,QRS 波正常,心律亦较稳定;如位于室内传导系统的远端,心室率可在每分钟 40 次以下,QRS 波增宽,心室律亦常不稳定。

【治疗要点】

应针对不同病因进行治疗。

1.一度或二度Ⅰ型房室传导阻滞

心室率不太慢且无临床症状者,除必要的针对原发病进行治疗外,心律失常本身无须进行治疗。

2.二度Ⅱ型或三度房室传导阻滞

心室率慢并影响血流动力学,应及时提高心室率以改善症状,防止发生阿-斯综合征。常用药物:①阿托品:每次 0.5～2mg 静脉注射,可提高房室阻滞的心率,适用于阻滞位于房室结的患者;②异丙肾上腺素:每分钟 1～4μg 静脉滴注,可用于任何部位的房室传导阻滞,但对急性心肌梗死患者要慎用,因可能导致严重室性心律失常;③对心室率低于每分钟 40 次、症状严重者,特别是曾有阿-斯综合征发作者,应首选临时性或永久性心脏起搏治疗。

七、心律失常

【常见护理诊断/问题】

1.活动无耐力

与心律失常导致心排血量减少有关。

2.有受伤的危险

与心律失常引起晕厥有关。

3.潜在并发症

猝死、心力衰竭。

4.焦虑

与心律失常反复发作、治疗效果欠佳有关。

【护理措施】

1.体位、活动与休息

二度Ⅱ型或三度房室传导阻滞、持续性室性心动过速、窦性停搏等严重心律失常的患者应卧床休息,以减少心肌耗氧量。当心律失常发作导致胸闷、心悸、头晕等不适时,采取高枕卧位、半卧位或其他安全、舒适体位,尽量避免左侧卧位,因左侧卧位时患者常能感觉到心脏的搏动而使不适感加重。卧床期间加强生活护理,避免突然变化体位,必要时加床档。对无器质性心脏病的良性心律失常的患者,评估其活动受限的原因、活动方式与活动量,与患者及家属共同制订活动计划,鼓励患者适当活动,告诉患者限制最大活动量的指征及活动时需有家属陪伴,保证充分的休息与睡眠,避免过度劳累。

2.饮食护理

给予富含维生素、易消化、清淡饮食,避免辛辣、刺激性食物,避免进食过快、过饱,预防便秘。

3.给氧

伴有呼吸困难、发绀等缺氧表现时,遵医嘱给予氧气吸入。

4.心电监护

严重心律失常的患者,应持续给予心电监护,严密监测心率、心律、心电图、血压及血氧饱和度的变化。发现频发(在每分钟 5 次以上)、多源性、成对的或呈 R-on-T 现象的室性期前收缩、二度Ⅱ型房室传导阻滞、三度房室传导阻滞、窒性心动过速、窦性停搏等,应立即报告医师,协助采取积极的处理措施。安放监护电极前注意清洁皮肤,电极放置部位应避开胸骨右缘 2、3 肋间及心前区,以免影响做心电图和紧急电复律。每 1～2 天或在发现电极松动时更换电极,观察局部皮肤有无发红、发痒等过敏反应,必要时给予抗过敏药物。

5.做好抢救准备

对于严重心律失常的患者应留置静脉导管,备齐治疗心律失常的药物及其他抢救药品、除颤器、临时起搏器等,一旦发生意识突然丧失、抽搐、大动脉搏动消失、呼吸停止、血压测不到等应立即配合医师抢救,给予心脏按压、人工呼吸、电复律或安装临时起搏器等。

6.用药护理

严格按医嘱给予抗心律失常药物,以纠正因心律失常引起的心排血量减少,改善机体缺氧状况,提高活动耐力。口服药应按时按量服用;静脉注射药物(如普罗帕酮、维拉帕米)时速度应缓慢;静脉滴注速度严格遵医嘱执行,尽量用输液泵调节滴数,必要时监测心电图。注意用药过程中及用药后的心率、心律、血压、脉搏、呼吸、意识的变化,及时判断疗效和有无不良反应。常见抗心律失常药物的不良反应如下:

(1)利多卡因:心力衰竭,肝、肾功能不全,酸中毒和老年患者应用利多卡因时,半衰期明显延长,应减少剂量,否则可致中枢神经系统毒性反应和心血管系统不良反应,可表现为眩晕、视物不清,嗜睡、感觉异常,严重者可有谵妄、昏迷,偶有窦房结抑制、传导阻滞、低血压、抽搐等。

(2)普罗帕酮:不良反应较小,可有神经系统及胃肠道反应,如眩晕、口内金属味、视力模糊、手指震颤及恶心、呕吐等。少数患者可出现窦房结抑制、房室传导阻滞和低血压,亦可使心力衰竭、支气管痉挛加重。

(3)普萘洛尔:可出现低血压、心动过缓、心力衰竭等不良反应,还可加重哮喘与慢性阻塞性肺部疾病,糖尿病患者可能引起低血糖、乏力。

(4)胺碘酮:肺纤维化是其最严重的不良反应,还可发生转氨酶升高、光过敏、角膜色素沉着,胃肠道反应如恶心、呕吐、排便习惯改变,甲状腺功能亢进或减退,心脏方面反应如心动过缓、房室传导阻滞或因 QT 间期过度延长而致尖端扭转型室速。

(5)维拉帕米:偶有肝毒性,增加地高辛血中浓度,有负性肌力作用与延缓房室传导作用,可致低血压。

(6)腺苷:可有皮肤潮红、胸部压迫感、呼吸困难等不良反应,但持续时间通常较短,可为一过性。

7.心理护理

做好心律失常相关知识的宣教,避免发作时的不适让患者感到恐惧及反复发作给患者带来焦虑,鼓励患者保持稳定乐观情绪,避免激动。

【健康指导】

(1)向患者及家属讲解心律失常的常见病因、诱因及防治等相关知识。

(2)对无器质性心脏病的心律失常患者,鼓励其正常工作和生活,建立健康的生活方式,注意劳逸结合、生活规律,保证充足的休息与睡眠,保持乐观、稳定的情绪,避免劳累、情绪激动、感染等,以防止诱发心力衰竭。

(3)有晕厥史的患者避免从事高空作业、驾驶等有危险的工作,有头昏、黑矇时要立即原地平卧,以免晕厥发作时摔伤或发生其他意外。

(4)嘱患者多进食含纤维素丰富的食物,戒烟酒,避免摄入刺激性食物如辣椒、咖啡、浓茶等。避免饱餐,保持大便通畅,心动过缓患者避免排便时屏气,以免兴奋迷走神经而加重心动过缓。

(5)说明按医嘱服抗心律失常药物的重要性,嘱患者不可自行减量、停药或擅自改服其他药物;教会患者观察药物疗效和不良反应,嘱有异常时及时就诊。

(6)教会患者自测脉搏的方法以利于自我病情监测;对反复发生严重心律失常危及生命者,教会家属心肺复苏术以备急救。

第三节　心脏瓣膜病

心脏瓣膜病(valvular heart disease)是由于炎症、退行性改变、黏液样变性、先天性畸形、缺血性坏死、创伤等原因引起的心脏单个或多个瓣膜(包括瓣叶、瓣环、腱索、乳头肌)的功能或结构异常,导致瓣口狭窄和(或)关闭不全。二尖瓣最常受累,其次为主动脉瓣,心室和主动脉、肺动脉根部严重扩张也可产生相应房室瓣和半月瓣的相对性关闭不全。

风湿性心脏瓣膜病(rheumatic heart disease)简称风心病,是风湿性炎症过程所致的瓣膜损害,主要累及 40 岁以下人群,女性多于男性。近年来由于人民群众生活水平的日益提高,居住与工作条件的不断改善以及青霉素等药物在预防和治疗链球菌感染的广泛应用,我国风心病的人群患病率已有所下降,但仍是我国最常见的心脏病之一。瓣膜黏液样变性和老年人的瓣膜钙化在我国呈日益增多趋势。

一、二尖瓣狭窄

二尖瓣狭窄在风湿性心瓣膜病中最常见,单纯二尖瓣狭窄约占风心病的 25%。

【病因与发病机制】

风湿热是最常见的病因,2/3 的感染者为女性,约半数患者无明显急性风湿热史,但大多有反复链球菌性扁桃体炎或咽炎史。患者在至少急性风湿热两年后才能形成明显的二尖瓣狭窄,但多次发生风湿热则出现狭窄较早。二尖瓣狭窄常伴有关闭不全及主动脉瓣病变。结缔组织病或先天性畸形,如系统性红斑狼疮心内膜炎为二尖瓣狭窄的罕见病因。

【临床表现】

1.症状

代偿期无症状或仅有轻微症状;失代偿期可有以下症状。

(1)呼吸困难:为最常见的早期症状,可随狭窄的加重出现劳力性呼吸困难、静息时呼吸困难、夜间阵发性呼吸困难、端坐呼吸甚至急性肺水肿。

(2)咳嗽:常见,尤其冬季明显;患者平卧时出现干咳。

(3)咳血:夜间阵发性呼吸困难或咳嗽后,咳痰呈血性或带有血丝;重度二尖瓣狭窄时大咯血可为首发症状;急性肺水肿时咳粉红色泡沫样痰。

(4)其他:右心受累期可表现为食欲下降、恶心、腹胀、少尿、水肿等。

2.体征

重度二尖瓣狭窄常有"二尖瓣面容",即双颧绀红。

(1)二尖瓣狭窄的心脏体征:听诊心尖部可闻及第一心音亢进和开瓣音,提示瓣膜弹性及活动度尚好;如第一心音减弱或开瓣音消失提示瓣叶钙化僵硬;心尖部可闻及局限、不传导的低调的隆样舒张中晚期杂音,常可触及舒张期震颤;在舒张晚期,窦性心律时杂音较强,心房颤动时杂音较弱。

(2)肺动脉高压和右心室扩大的心脏体征:肺动脉高压时在肺动脉瓣区可闻及第二心音亢进伴分裂;伴肺动脉扩张时可在胸骨左缘第二肋间闻及递减型高调叹气样舒张早期杂音,称

Graham Steel 杂音;右心室扩大可见心前区心尖冲动比较弥散,伴相对性三尖瓣关闭不全时,在三尖瓣区可闻及全收缩期吹风样杂音,吸气时加强。

3.并发症

(1)心房颤动:心房颤动为早期的常见并发症,可为患者就诊的首发症状,也可为首次呼吸困难发作的诱发因素以及患者体力活动受限的开始。开始可为阵发性,此后可发展为慢性心房颤动,并成为诱发心力衰竭、栓塞、急性肺水肿的主要原因之一。

(2)血栓栓塞:20%的患者可发生体循环栓塞,以脑动脉栓塞最多见,其次可见于下肢动脉,肠系膜动脉、视网膜中央动脉等。心房颤动、左心房增大、栓塞史或心排血量明显降低为其危险因素。

(3)右心衰竭:为晚期常见并发症,临床表现为右心衰竭的症状和体征。

(4)肺部感染:较常见,为诱发心力衰竭的主要原因之一。

(5)急性肺水肿:为重度二尖瓣狭窄的严重并发症,如未及时抢救,往往导致死亡。

(6)感染性心内膜炎:较少见。

【诊断要点】

心尖部闻及舒张期隆隆样杂音伴 x 线或心电图示左心房增大,一般可以确立二尖瓣狭窄的诊断,但需与左心房黏液瘤、严重主动脉瓣关闭不全、先天性心脏病所致的相对性二尖瓣狭窄等做鉴别。超声心动图对诊断及鉴别诊断具有特异性价值。

【治疗要点】

1.一般治疗

包括预防风湿热复发;呼吸困难者减少体力活动,限制钠盐摄入,口服利尿剂,避免和控制急性感染、贫血等诱发急性肺水肿的因素;定期复查。

2.并发症的处理

(1)大量咯血:患者取坐位,应用镇静剂、止血剂及利尿剂。

(2)急性肺水肿:处理与急性左心衰竭所致肺水肿基本相同,区别在于需避免使用以扩张小动脉、减轻心脏后负荷为主的血管扩张剂,并只在心房颤动伴快速心室率时应用正性肌力药。

(3)心房颤动:治疗以控制心室率、争取恢复和保持窦性心律、预防血栓栓塞为目的。一般急性发作应用药物及电复律,慢性者应用介入或手术治疗狭窄。

(4)预防栓塞:二尖瓣狭窄合并心房颤动者,若无禁忌,应长期服用抗凝剂如华法林,预防血栓形成及栓塞的发生。

3.介入和手术治疗

为本病治疗的有效方法,在二尖瓣口面积小于 1.5cm2 并伴有症状时应用,包括经皮球囊二尖瓣成形术、闭式分离术、直视分离术、人工瓣膜置换术。

二、二尖瓣关闭不全

二尖瓣关闭不全常与二尖瓣狭窄同时存在,亦可单独存在。

【病因与发病机制】

二尖瓣结构(瓣叶、瓣环、腱索、乳头肌)和左心室结构任何部分的异常均可导致二尖瓣关闭不全。

1.瓣叶病变

风湿性损害引起瓣膜增厚、僵硬、缩短和连接处融合,使心室收缩时两瓣叶不能紧密闭合;二尖瓣脱垂影响二尖瓣关闭;感染性心内膜炎引起瓣叶破坏;肥厚型心肌病收缩期瓣叶异常运动导致二尖瓣关闭不全等。

2.瓣环扩大

任何原因引起的左心室扩大均可导致二尖瓣瓣环扩大,二尖瓣瓣环退行性变和钙化可引起关闭不全。

3.腱索病变

先天性腱索过长或获得性腱索断裂缩短及融合均可引起二尖瓣关闭不全。

4.乳头肌病变

冠状动脉供血不足可引起乳头肌功能失调,急性心肌梗死可发生乳头肌坏死,二者均可引起二尖瓣不同程度的关闭不全。

【临床表现】

1.症状

轻度二尖瓣关闭不全仅有较轻的劳力性呼吸困难,严重反流时有心排血量减少,首先出现的突出症状是疲乏无力,肺淤血的症状如呼吸困难出现较晚。

2.体征

心尖冲动向左下移位,心脏向左下扩大。心尖部第一心音减弱,全收缩期粗糙的高调一贯型吹风样杂音,向左腋下、左肩胛下区传导。

3.并发症

与二尖瓣狭窄相似,但感染性心内膜炎发生率较二尖瓣狭窄高,而体循环栓塞较二尖瓣狭窄少见。

【诊断要点】

主要诊断依据为心尖部典型收缩期杂音;x线见左心房、左心室增大;超声心动图检查有确诊价值。

【治疗要点】

1.一般治疗

包括预防感染性心内膜炎及风湿热复发;定期随访。

2.并发症的处理

(1)心房颤动:治疗基本同二尖瓣狭窄,有体循环栓塞史或超声检查见左心房血栓者应长期抗凝治疗。

(2)心力衰竭:限制钠盐摄入,可应用利尿剂、血管转换酶抑制剂、β-受体阻滞剂和洋地黄制剂。

3.手术治疗

包括瓣膜修补术和人工瓣膜置换术。

三、主动脉瓣狭窄

主动脉瓣狭窄常与二尖瓣病变合并发生。

【病因与发病机制】

1.风湿性心脏病

风湿炎症导致瓣膜交界处粘连、融合,瓣叶纤维化、钙化、僵硬和挛缩畸形,使其开放受限,引起狭窄。主动脉瓣狭窄大多合并关闭不全或二尖瓣病变。

2.先天性畸形

先天性二尖瓣畸形为成人孤立性主动脉瓣狭窄的常见病因。

3.退行性老年钙化性主动脉瓣狭窄

为65岁以上老年人单纯性主动脉狭窄的常见原因。

【临床表现】

1.症状

出现较晚,呼吸困难、心绞痛和晕厥为典型主动脉狭窄常见的三联征。

(1)呼吸困难:劳力性呼吸困难为90%以上有症状患者的首发症状,由肺淤血引起,进而可发生夜间阵发性呼吸困难、端坐呼吸和急性肺水肿。

(2)心绞痛:见于60%的有症状患者,常由体力活动诱发,休息后缓解,主要由心肌缺血引起。

(3)晕厥:见于30%的有症状患者,多发生于直立、运动中或运动后即刻,少数在休息时发生,由体循环动脉压下降、脑循环灌注压降低、脑缺血引起。

2.体征

心尖冲动相对局限,持续有力;在胸骨右缘第二肋间或胸骨左缘第三肋间可闻及响亮的、吹风样、粗糙的收缩期杂音,向颈部、胸骨左下缘和心尖区传导,常伴震颤。第一心音正常,第二心音减弱。动脉脉搏上升缓慢、细小而持续(细迟脉)。晚期收缩压和脉压均下降。

3.并发症

(1)心律失常:约10%的患者可发生心房颤动,致左心房内压急剧升高和心排血量明显减少时可出现严重低血压、晕厥或急性肺水肿;主动脉瓣钙化累及传导系统可致房室传导阻滞;左心室肥厚、心肌缺血可致室性心律失常。

(2)猝死:一般发生于有症状者。

(3)其他:感染性心内膜炎、体循环栓塞、心力衰竭、胃肠道出血(退行性老年钙化者)均较少见。

【诊断要点】

根据主动脉瓣区典型狭窄杂音,结合x线、心电图表现,临床可基本确诊。超声心动图及心导管检查有确诊价值。

【治疗要点】

1.内科治疗

主要目的为观察狭窄进展情况,为有手术指征的患者选择合理手术时间;包括预防感染性心内膜炎及风湿热复发,预防心房颤动、心绞痛发作和心力衰竭的发生。

2.手术治疗

人工瓣膜置换术为治疗成人主动脉瓣狭窄的主要方法,重度狭窄伴心绞痛、晕厥或心力衰竭为手术的主要指征。儿童和青少年可在直视下行瓣膜交界处分离术。

四、主动脉瓣关闭不全

主动脉瓣关闭不全是常见心脏瓣膜病之一,常与二尖瓣狭窄同时存在。

【病因与发病机制】

1.风湿性心脏病

约占 2/3,常合并二尖瓣损害。

2.感染性心内膜炎

赘生物致主动脉瓣膜穿孔或瓣周脓肿,为单纯性主动脉瓣关闭不全的最常见病因。

3.创伤

心胸部钝挫伤伤致主动脉根部,造成瓣叶破损或急性脱垂。

4.主动脉夹层

夹层血肿致使主动脉瓣环扩大。

5.主动脉瓣黏液样变

致使瓣叶舒张期脱垂进入左心室。

【临床表现】

1.症状

急性早期可无症状,或仅有心悸、心前区不适、头部动脉强烈搏动感等;病变严重时可出现左心衰竭的表现,常有直立性头晕,心绞痛较主动脉瓣狭窄时少见,晕厥罕见;严重者可出现急性左心衰竭和严重低血压。

2.体征

急性者常表现为心动过速,第一心音减弱,第三心音常见;慢性者为心尖冲动向左下移位,呈抬举性搏动;胸骨左缘第 3、4 肋间可闻及舒张期高调叹气样递减型杂音,向心尖部传导,坐位前倾、深呼气时容易听到;重度反流者,常可在心尖区听到舒张中晚期隆隆样杂音(Austin-Flint 杂音),严重的主动脉反流使左心室舒张压快速升高,导致二尖瓣已处于半关闭状态;收缩压升高,舒张压降低,脉压增大;外周血管征常见,包括点头征、水冲脉、毛细血管搏动征、股动脉枪击音等。

3.并发症

左心衰竭为其主要并发症,亚急性感染性心内膜炎亦较常见,可发生室性心律失常,但猝死少见。

【诊断要点】

根据典型舒张期杂音、外周血管征、心电图、x线表现可基本确诊,超声心动图及主动脉造影可进一步确诊。

【治疗要点】

1.一般治疗

预防风湿热复发,定期随访。

2.手术治疗

人工瓣膜置换术为严重主动脉关闭不全的主要治疗方法,应在不可逆的左心室功能不全发生之前进行。

五、心脏瓣膜病

【常见护理诊断/问题】

1.体温过高

与风湿活动或合并感染有关。

2.潜在并发症

心力衰竭、栓塞。

【护理措施】

1.休息

急性期及左心房内有巨大附壁血栓者应绝对卧床休息,限制活动量,协助生活护理,以减少机体消耗及防止血栓脱落造成其他部位栓塞。病情允许时应鼓励并协助患者活动下肢、按摩及用温水泡脚或下床,防止下肢深静脉血栓形成。待病情好转后再逐渐增加活动量,避免劳累和情绪激动,预防上呼吸道感染,以免诱发心力衰竭。

2.饮食护理

给予高蛋白、高维生素、清淡、易消化饮食,以促进机体恢复,但避免进食富含维生素K的深色绿叶菜如菠菜,以免影响抗凝治疗效果。

3.病情观察

注意观察患者的神志、肢体活动,警惕脑及外周动脉栓塞;观察体温变化,发热患者每4小时测量体温1次,辨别热型,以协助诊断;观察有无风湿活动的表现,如皮肤环形红斑、皮下结节、关节红肿及疼痛不适等;监测其他生命体征,评估患者有无呼吸困难、乏力、心悸、食欲减退、尿少等症状;检查有无肺部湿性啰音、肝大、颈静脉怒张、身体低垂部位水肿等心力衰竭体征。

4.降温及基础护理

体温超过38.5℃时予以物理降温或遵医嘱给予药物降温,30分钟后测量体温并记录降温效果;出汗多的患者及时擦干汗液,勤换衣裤、保持被褥干燥,防止受凉;做好口腔护理,保持口腔清洁。

5.心力衰竭

参见本章第2节"心力衰竭"。

6.栓塞发生时的护理

评估栓塞发生的危险因素,阅读患者的超声心动图及心电图报告,注意患者有无心房、心室扩大及附壁血栓,有无心房颤动,一旦发生脑及体循环栓塞征象,需立即报告医师,遵医嘱给予溶栓、抗凝治疗及配合抢救。

7.用药护理

遵医嘱给予抗生素、抗风湿、抗心律失常、抗血小板聚集及血管活性药物,注意观察各种药物的疗效和不良反应,如青霉素及头孢类药物易引起过敏反应,用药前需询问有无过敏史及给予皮试。阿司匹林可导致胃肠道反应、柏油样便、牙龈出血等,不宜空腹服用。抗心律失常及血管活性药物要匀速输入,避免出现血压突然下降。

【健康指导】

(1)告诉患者及家属本病的病因和病程进展特点,说明本病治疗的长期性,鼓励患者树立信心,坚持治疗以控制病情进展。有手术适应证者劝导患者尽早择期手术,以免失去最佳手术时机。

(2)日常生活中尽可能改善居住环境中潮湿、寒冷、阴暗等不良条件;保持居室内空气流通、温暖、干燥,阳光充足。平时注意防寒保暖,尽量避免呼吸道感染,一旦发生感染,要立即用药治疗,预防风湿活动。

(3)指导患者合理休息、适当锻炼,心境平和、情绪稳定,加强营养以提高机体抵抗力。教育家属理解患者的病情并给予生活上的照顾与支持。

(4)告诉患者及家属在患者施行拔牙、内镜检查、导尿术、人工流产、分娩等手术前,主动告诉医师自己有风心病病史,以便于预防性使用抗生素。

(5)育龄妇女要根据心功能情况,在医师指导下控制好妊娠与分娩时机;病情较重不能妊娠与分娩者,向患者及家属做好解释工作。

(6)告诉患者坚持按医嘱服药的重要性,提供有关药物使用的书面资料,并定期随诊复查,防止病情进展。

第四节　冠状动脉粥样硬化性心脏病

冠状动脉粥样硬化性心脏病(coronary atherosclerotic heart disease)指冠状动脉发生粥样硬化,引起血管管腔狭窄、闭塞和(或)因冠状动脉痉挛导致心肌缺血缺氧,甚至坏死而引起的心脏病,简称冠心病,亦称缺血性心脏病(ischemic heart disease)。冠状动脉粥样硬化性心脏病是动脉粥样硬化导致器官病变的最常见类型,也是严重危害人民健康的常见病。本病多发生在40岁以后,发病率男性多于女性。目前,在我国本病发病率呈逐年上升趋势。

【病因与发病机制】

本病是多种因素作用于不同环节所致,这些因素称为危险因素或易患因素。

1.血脂异常

目前认为脂质代谢异常是冠状动脉粥样硬化最重要的危险因素。总胆固醇(TC)、三酰甘油(triglyceride,TG)、低密度脂蛋白(low density lipoprotein,LDL)或极低密度脂蛋白(very low-density lipoprotein,VLDL)增高;高密度脂蛋白尤其是它的亚组分Ⅱ(high density lipo-proteinⅡ,HDLⅡ)减低,载脂蛋白A(apolipoprotein A,Apo A)降低和载脂蛋白B(Apo B)增高都被认为是危险因素。新近研究认为脂蛋白a增高是独立的危险因素。

2.高血压

临床资料表明,高血压患者冠状动脉粥样硬化性心脏病发生率明显增高,收缩压和舒张压增高都与本病关系密切。高血压患者患本病者较血压正常者高3~4倍,冠状动脉粥样硬化患者60%~70%患有高血压。

3.吸烟

吸烟者血中碳氧血红蛋白浓度达 20%～30%,可造成动脉壁氧含量不足,内膜下层脂肪酸合成增多,前列环素释放减少,使血小板在动脉壁黏附聚集,促进冠状动脉粥样硬化的形成。另外,烟草中所含尼古丁可直接引起心肌损害及冠状动脉痉挛。吸烟者与不吸烟者比较,本病的发病率和病死率增高 2～6 倍,且与每天吸烟的支数成正比;被动吸烟也是危险因素。

4.糖尿病和糖耐量异常

糖尿病患者中本病发病率比非糖尿病患者高 2 倍以上,且能加速病变进展;本病患者常见糖耐量减低。

5.年龄、性别

本病多见于 40 岁以上人群,近年来有年轻化趋势,49 岁以后进展较快。男性比女性发病率高,但女性绝经期后发病率迅速增高。

6.其他

①肥胖(体重超出标准体重 20% 以上);②缺少体力活动、工作紧张、压力大的脑力工作者;③经常进食高热量、高胆固醇、高糖和高盐食物者;④A 型性格者,性格急躁、好胜心强、不注意劳逸结合者;⑤具有冠心病家族史者;⑥长期服用避孕药者等。

一、稳定型心绞痛

稳定型心绞痛(stable angina pectoris)指在冠状动脉粥样病变管腔狭窄的基础上,由于心肌负荷增加,引起心肌急剧的、暂时的缺血、缺氧所导致的以发作性胸痛或胸部憋闷感为主要表现的临床综合征。情绪激动、劳累、饱餐、受凉等为常见诱因。胸痛常为压榨性,持续数分钟,休息或应用硝酸酯制剂后缓解。

【病因与发病机制】

冠状动脉粥样硬化是本病的基本病因。在正常情况下,冠状动脉循环血量有很大的储备,运动、心动过速使心肌氧耗量增加时,可通过神经体液的调节,扩张冠状动脉,增加冠脉血流量进行代偿,故正常人不出现心绞痛。当冠状动脉病变导致管腔狭窄或血管扩张性减弱时,限制了血流量的增加,但心肌的供血量相对比较稳定,不发生心绞痛。而一旦病变导致管腔闭塞、不稳定粥样斑块破裂或糜烂,血小板聚集形成血栓或心脏负荷突然增加(如体力活动、情绪激动、冠状动脉痉挛以及发生左心衰竭),使心肌张力增加、心肌收缩力加强、心率增快,从而使心肌氧耗量增加,心肌对血液的需求量增加,而此时,冠脉血流量不能相应增加来满足心肌代谢的需要,引起心肌急剧的、暂时的缺血、缺氧,心绞痛发作。痛觉可能是在缺血、缺氧的情况下,心肌内积聚过多的代谢产物如乳酸、丙酮酸等酸性物质或类似激肽的多肽类物质,刺激心脏内自主神经的传入神经纤维末梢,经 1～5 胸交感神经节和相应脊髓段传至大脑而产生。

【临床表现】

1.症状

以发作性胸痛为主要临床表现,疼痛的特点如下。

(1)部位:主要位于胸骨体上段或中段之后,可波及心前区,范围有手掌大小,界限不很清楚;常放射至左肩、左臂内侧达环指和小指,或至咽、颈、背、下颌部等。

(2)性质:常为压迫、紧缩或发闷感,也可有烧灼感,但不是锐痛或刺痛,偶伴濒死恐惧感。

发作时,患者常不自觉地停止原来的活动,直至症状缓解。

(3)诱因:常因体力劳动或情绪激动而诱发,也可在饱餐、寒冷、吸烟、心动过速时发病。疼痛发生在体力劳动或激动的当时。

(4)持续时间:疼痛出现常呈逐渐加重,达一定程度后持续一段时间再逐渐消失,一般为3～5分钟,很少超过30分钟。可数天、数周发作1次,亦可一天内多次发作。

(5)缓解方式:一般在停止诱发因素、休息或舌下含服硝酸甘油后缓解。

2.体征

平时一般无异常体征。心绞痛发作时常表现为血压升高、心率增快、面色苍白、表情焦虑、皮肤冷汗,有时心尖部可出现第四心音、暂时性收缩期杂音。

【诊断要点】

根据典型心绞痛发作的特点和体征诊断并不难。发作不典型者,结合年龄、冠心病易患因素、心电图发作时和发作后ST-T的变化及心电负荷试验、硝酸甘油疗效等大多也可确立诊断。诊断仍有困难者,可考虑行冠状动脉造影、放射性核素检查以及正电子发射断层心肌显像、多排探测器螺旋X线计算机断层显像等。

【治疗要点】

心绞痛治疗应达到两个目标,即缓解急性发作和预防再发。

(一)发作时的治疗

1.休息

发作时应立即休息。一般患者在停止活动后症状即可缓解。

2.药物治疗

较严重的发作,需选用作用快、疗效高的硝酸酯制剂。这类药物可扩张冠状动脉,增加冠脉的循环血量,还可通过扩张周围血管,减少静脉回心血量,降低心室内容量及心室腔内压力,降低心排血量和血压,从而减轻心脏前、后负荷和心肌氧耗量,缓解心绞痛。常用药物:①硝酸甘油片:0.3～0.6mg,舌下含服,1～2分钟起效,作用持续约30分钟。可重复使用不超过3次,每次间隔5分钟。长期反复应用可产生耐药性而使药效降低,停用10小时以上,又可恢复有效。②硝酸异山梨酯:每次剂量5～10mg,舌下含服,2～5分钟起效,作用维持2～3小时,也可应用喷雾吸入剂。烦躁不安、疼痛剧烈者可遵医嘱使用镇静剂或肌内注射吗啡5～10mg。

(二)缓解期的治疗

1.一般治疗

应尽量避免如过度劳累、情绪紧张或激动、暴饮暴食、大量吸烟饮酒等诱发或加重冠心病的危险因素,高血压、高脂血症、糖尿病等应积极治疗,控制病情进展。

2.药物治疗

使用作用持久的抗心绞痛药物,可单独选用、交替应用或联合应用。

(1)硝酸酯制剂:①硝酸异山梨酯片剂:口服,每次5～10mg,每天2～3次,服后30分钟起效,持续3～5小时;②缓释制剂:药效可维持12小时,每次20mg,每天2次;③戊四硝酯:如2%硝酸甘油油膏(橡皮膏贴片)涂(贴)在胸前、上臂皮肤而缓慢吸收,适用于预防夜间心绞痛发作。

(2)β-受体拮抗剂:β-受体拮抗剂的抗心绞痛作用主要是通过抑制心脏β-肾上腺素能受体而减慢心率、降低血压、减弱心肌收缩力,降低心肌氧耗量。目前常用:①美托洛尔缓释片:47.5～190mg,每天1次,口服;②比索洛尔:5～10mg,每天1次,口服。本药与硝酸酯类药物有协同作用,易引起低血压,开始剂量应偏小,支气管哮喘、低血压及心动过缓的患者禁用;停用本药应逐渐减量停药,以免诱发心肌梗死。

(3)钙通道阻滞剂:钙通道阻滞剂能抑制钙离子流入细胞内,从而抑制心肌收缩,减少心肌氧耗;扩张冠状动脉,解除冠状动脉痉挛,改善心内膜下心肌的供血;扩张周围血管,降低动脉压,减轻心脏负荷;降低血液黏稠度,抗血小板聚集,改善心肌的微循环,适用于同时患有高血压的患者。常用口服药物:①维拉帕米:普通片,口服每次40～80mg,每天3次。缓释片每次240mg,每天1次。②硝苯地平控释片:口服每次30mg,每天1次。停用本药时宜逐渐减量直至停服,以免发生冠状动脉痉挛。

(4)抑制血小板聚集药物及抗凝药物:常用药物有阿司匹林(每天75～150mg)和氯吡格雷(每天75mg)。

(5)他汀类药物:他汀类药物能有效降低TC和LDL-C,还有稳定斑块、延缓斑块进展和抗炎等调脂以外的作用。所有冠心病患者,无论其血脂水平如何,均应给予他汀类药物,并根据目标LDL-C水平调整剂量。临床常用的他汀类药物包括辛伐他汀(20～40mg,每晚1次)、阿托伐他汀(10～80mg,每天1次)、普伐他汀(20～40mg,每晚1次)等。

(6)中药治疗:以"活血化淤"和"祛痰通络"法常用,并可配合针灸、按摩。

3.血管重建治疗

①经皮冠状动脉介入治疗(percutaneous coronary intervention,PCI):对符合适应证的心绞痛患者可行经皮冠状动脉腔内成形术及冠状动脉内支架置入术;②冠状动脉血管移植术(coronary artery bypass graft,CABG):病情严重、药物治疗效果不佳、经冠状动脉造影后显示不适合介入治疗者应及时做冠状动脉血管移植术,简称冠脉搭桥术。

4.其他治疗

高压氧、运动疗法等对增加冠脉血流量及氧含量、促进侧支循环的建立与发展、提高心肌细胞对缺氧的耐受力具有一定作用。

二、不稳定型心绞痛

目前,临床上趋向于将除典型的劳力型心绞痛以外的缺血性胸痛统称为不稳定型心绞痛(unstable angina pectoris,UAP),除变异型心绞痛(variant angina pectoris)具有短暂ST段抬高的特异性心电图变化仍为临床所留用外,原有心绞痛的其他分型命名均已弃用。

【病因与发病机制】

冠状动脉内不稳定的粥样斑块破裂或糜烂基础上血小板聚集,伴有不同程度的表面血栓形成、冠状动脉痉挛,微血管痉挛导致缺血性心绞痛,虽然也可因劳力负荷诱发,但劳力负荷中止后胸痛不能缓解。

【临床表现】不稳定型心绞痛的胸痛及胸部不适的部位、性质与稳定型心绞痛相似,通常程度更重,持续时间更长,休息时也可发生,且常伴有相关症状如恶心、呕吐、心悸、呼吸困难、出汗等。表现为：①原稳定型心绞痛在 1 个月内疼痛发作的频率增加、程度加重、时限延长、诱因发生改变、硝酸酯类药物缓解作用减弱；②1 个月之内新发较轻负荷所诱发的心绞痛；③休息状态下发作或轻微活动即可诱发，发作时表现有 ST 段抬高的变异型心绞痛。此外，由于贫血、感染、甲亢、心律失常等原因诱发的心绞痛称为继发性不稳定型心绞痛。

临床上根据不稳定型心绞痛的严重程度不同，分为低度危险组、中度危险组和高度危险组。低度危险组是指过去 2 周内新发生的或原有劳力型心绞痛恶化加重，但无长时间（<20 分钟）静息性胸痛。中度危险组就诊前 1 个月内（但近 48 小时内未发）发作 1 次或数次静息心绞痛及梗死后心绞痛，发作时 ST 下移>0.2mV，持续时间<20 分钟；心脏标记物轻度增高（即 $0.01\mu g<cTnT<0.1\mu g$）。高度危险组缺血性症状 48 小时内恶化，疼痛时间>20 分钟，静息心电图 ST 段改变>0.05mV，心脏标记物明显增高（即 $cTnT>0.1\mu g$）。

【诊断要点】

结合临床表现、心电图特点及心脏标记物，排除稳定型心绞痛，即可确立诊断。

【治疗要点】

1.一般治疗

绝对卧床休息 1～3 天，床边 24 小时心电监护，严密观察血压、脉搏、呼吸、心率、心律变化，给予吸氧。

2.止痛治疗

烦躁不安、剧烈疼痛者可给予吗啡 5～10mg 皮下注射。硝酸甘油或硝酸异山梨酯含服或持续静脉滴注，直至症状缓解。另外，根据患者有无并发症等具体情况，选用钙通道阻滞剂或 β 受体阻滞剂等。

3.抗栓（凝）治疗

应用阿司匹林、肝素或低分子肝素以防止血栓形成，阻止病情进展为心肌梗死。

4.再灌注心肌治疗

包括经皮冠状动脉介入治疗（PCI）、药物溶栓治疗和冠状动脉旁路搭桥术（CABG）。

不稳定型心绞痛经治疗病情稳定，出院应继续强调抗凝治疗和降脂治疗，以促使斑块稳定。缓解期的进一步检查及长期质量方案与稳定型心绞痛相同。

【常见护理诊断/问题】

1.疼痛：胸痛

与心肌缺血、缺氧有关。

2.活动无耐力

与心肌氧的供需失调有关。

3.潜在并发症

心肌梗死。

4.知识缺乏

缺乏控制诱发因素及预防心绞痛发作的知识。

【护理措施】

1.活动与休息

①心绞痛发作时立即停止正在进行的任何活动，就地休息，协助患者采取舒适的体位。②

缓解后应评估心绞痛发作时患者的症状特点,诱发疼痛的体力活动类型、活动量及活动受限程度;为患者制订恰当的活动计划,在院执行计划时护士应观察患者在活动中有无呼吸困难、胸痛、脉搏过快等反应,一旦出现上述症状,应立即停止活动,并给予积极的处理,如立即报告医师、含服硝酸甘油、吸氧,必要时床旁心电监测。③告知患者及家属,适当运动有利于侧支循环的建立,还可提高患者的活动耐力;最大活动量以不引起心绞痛发作为度,避免参加竞技体育活动及做屏气用力动作。④不稳定性心绞痛应根据病情卧床休息1~3天,保证睡眠。

2.饮食护理

应进食低热量、低脂、低胆固醇、低盐、高纤维素、易消化饮食,戒烟酒及辛辣食物,避免进食过快、过饱,防止便秘。

3.病情观察

评估患者心绞痛发作时疼痛的部位、性质、程度、持续时间;严密观察血压、心电图变化和有无面色苍白、大汗、恶心、呕吐、紧张、恐惧等;嘱患者疼痛发作或加重时立即告诉护士和医师。

4.给氧疼痛

发作时或伴有呼吸困难发绀者给予氧气吸入,维持血氧浓度达到95%以上。

5.用药护理

①心绞痛发作时遵医嘱给予硝酸甘油0.3~0.6mg或硝酸异山梨酯5~10mg舌下含服,若服药后3~5分钟仍不缓解,可再服1次。②对于心绞痛发作频繁或含服硝酸甘油效果差的患者,遵医嘱静脉滴注硝酸甘油。③烦躁不安,疼痛剧烈者可遵医嘱肌内注射吗啡5~10mg。④监测血压及心率的变化,注意滴速的调节,并嘱患者及家属切不可擅自调快滴速以免引起低血压。⑤部分患者用药后可出现面部潮红、头部胀痛、头晕、心动过速,应告诉患者是由于药物扩张血管所致,以解除其顾虑;用药时,嘱患者卧床休息,避免站立或行走。⑥应用他汀类药物时,注意观察其肝损害及肌肉疾病的副作用;用强化降脂治疗时,注意观察药物的安全性。⑦青光眼、低血压患者忌用硝酸酯类药物。

6.心理护理

疼痛发作时要安慰患者,解除紧张不安情绪,以减少心肌的耗氧;患者疼痛缓解后,与其一起讨论引起心绞痛发作的诱因,总结缓解的方法,要减少或避免诱因如避免过度劳累,情绪过分激动、悲伤或恐惧以及寒冷刺激;说服患者保持情绪稳定,心情愉快,改变急躁易怒、争强好胜的性格等。

【健康指导】

(1)指导患者改变不良饮食方式,肥胖者应控制饮食,减轻体重;调整日常生活与工作量,避免从事紧张、工作强度及压力大的工作,适当进行体育锻炼和参加体力活动;告诉患者洗澡时应让家属知道,且不宜在饱餐或饥饿时进行,水温勿过冷过热,时间不宜过长,门不要上锁,以防发生意外。

(2)指导患者避免诱发心绞痛的心理因素,如改变争强好胜、急躁的性格,保持宽容态度和良好心情。

(3)教会患者发作时应采取的措施,如立即休息、避免紧张、马上服药、寻求帮助等。

(4)用药指导：①坚持按医嘱服药，自我监测药物不良反应，如头部胀痛、头晕、面部潮红、心悸、血压下降等，有此症状者服药后应平卧一段时间。②β-受体阻滞剂与钙通道阻滞剂合用时有过度抑制心脏的危险，应密切注意脉搏，发生心动过缓时应马上与医师联系或到医院就诊，不可随意减量或停药。③外出时随身携带硝酸甘油等；家中硝酸甘油应放在易取之处，用后放回原处，家属也应知道药物的位置，以便需要时能及时找到；长时间反复应用此类药物可产生耐受性而使药效降低，停用10小时以上后可恢复药效。此外，硝酸甘油见光易分解，应放在棕色瓶中，放于阴凉通风处，6个月更换一次，以防药物受潮、变质而失效。

(5)定期复诊：检查心电图、血液生化指标，积极控制和治疗高血压、糖尿病、高脂血症。

(6)紧急就医：嘱患者若疼痛发作比以往频繁、发作时程度加重且服用硝酸甘油不易缓解，伴出冷汗时，应立即由家属护送或拨打"120"等到医院就诊，警惕心肌梗死的发生。

三、心肌梗死

心肌梗死(myocardial infarction，MI)指在冠状动脉病变的基础上，因冠状动脉供血急剧减少或中断，使相应的心肌严重而持久地缺血导致心肌坏死。临床上表现为持久的胸骨后剧烈疼痛、白细胞计数和血清心肌坏死标记物增高、心电图进行性改变，部分患者可有发热，同时还可发生心律失常、休克或心力衰竭，属冠心病的严重类型。心肌梗死可发生在心绞痛频发的患者，也可发生在无任何症状的患者。

【病因与发病机制】

基本病因是冠状动脉粥样硬化(偶为冠状动脉栓塞、炎症、先天性畸形、痉挛和冠状动脉口堵塞所致)。当患者的1支或多支冠状动脉管腔狭窄超过75％或一旦狭窄部血管粥样斑块增大、破溃、出血，局部血栓形成或出现血管持续痉挛使管腔完全闭塞，而侧支循环未完全建立，心肌严重而持久地急性缺血达20～30分钟以上，即可发生心肌梗死。诱因：①交感神经活动增加，机体应激反应性增强，血压增高、心率增快，冠状动脉张力增高；②休克、脱水、大量出血、外科手术或严重心律失常导致心排血量下降，冠状动脉血流量锐减；③饱餐特别是进食高脂肪餐后血脂增高，血液黏稠度增高；④重体力活动、情绪过分激动或血压剧升等使心肌耗氧量剧增。当急性心肌梗死发生后，常伴有不同程度的左心衰竭和血流动力学改变，主要包括心脏收缩力减弱、心排血量下降、动脉血压下降，心率增快或有心律失常，外周血管阻力有不同程度的增加，动脉血氧含量降低等，可造成心肌细胞坏死范围扩大。梗死部位的心肌在冠状动脉闭塞后20～30分钟即有坏死，1～2小时大部分心肌呈凝固性坏死。心肌梗死的瘢痕愈合需6～8周，即成为陈旧性心肌梗死。

【临床表现】

与心肌梗死部位、面积的大小、侧支循环情况密切相关。

(一)先兆症状

50.0％～81.2％的患者在起病前数日有乏力、胸部不适、活动时心悸、气急、烦躁、心绞痛等前驱症状，以新发生心绞痛及原有心绞痛加重较为突出，表现为发作较以往频繁、程度较前剧烈、持续时间较久、硝酸甘油疗效较差、诱发因素不明显，心电图呈现明显缺血性改变即ST段明显抬高或压低。及时住院处理，可使部分患者避免发生心肌梗死。

(二)典型症状

1.疼痛

疼痛为最早出现的、最突出的症状,多发生于清晨安静时。诱因多不明显,也可在排便或洗漱后。疼痛性质和部位与心绞痛相似,但程度较重,常呈难以忍受的压榨、窒息或烧灼样,伴有大汗、烦躁不安、恐惧及濒死感,持续时间可长达数小时或数天,休息和口服硝酸甘油不缓解。部分患者疼痛可向上腹部、下颌、颈部、背部放射而被误诊。少数急性心肌梗死患者可无疼痛,一开始即表现为休克或急性心力衰竭。

2.全身症状

疼痛后24~48小时可出现发热,体温升高至38℃左右,可持续3~7天。因坏死物质被吸收,可伴有心动过速、白细胞增高、红细胞沉降率增快。

3.胃肠道症状

疼痛剧烈时常伴恶心、呕吐、上腹胀痛和肠胀气,重者可发生呃逆,与坏死心肌刺激迷走神经以及心排血量下降组织器官血液灌注不足有关。

4.心律失常

75%~95%的患者可发生在起病1~2天内,尤以24小时内最多见。以室性心律失常最多,尤其是室性期前收缩。频发的、成对出现的、多源性或呈R-on-T现象的室性期前收缩以及短阵室性心动过速常为心室颤动的先兆。心室颤动是心肌梗死患者24小时内死亡的主要原因。下壁梗死易发生房室传导阻滞。

5.低血压和休克

疼痛中常见血压下降。疼痛缓解而患者收缩压仍低于10.64kPa(80mmHg)并伴有面色苍白、皮肤湿冷、脉细而快、大汗淋漓、烦躁不安、尿量减少,反应迟钝,甚至晕厥,则为心源性休克,为心肌大面积坏死、心肌收缩无力、心排血量骤减所致。休克多在起病后数小时至1周内发生,发生率约为20%。

6.心力衰竭

主要为急性左心衰竭,可在起病初几天内或在梗死演变期出现,为梗死后心肌收缩力显著减弱或不协调所致,发生率为32%~48%。患者表现为呼吸困难、咳嗽、烦躁、发绀等,重者出现肺水肿,随后可发生颈静脉怒张、肝大、水肿等右心衰竭体征。右心室心肌梗死者可一开始即出现右心衰竭表现,伴血压下降。

(三)体征

1.心脏体征

心脏浊音界可正常或轻中度增大;心率多增快,也可减慢;心尖部第一心音减弱,可闻及第四心音奔马律;部分患者在心尖部可闻及粗糙的收缩期杂音或喀喇音,为二尖瓣乳头肌功能失调或断裂所致;10%~20%患者在起病2~3天内出现心包摩擦音,为反应性纤维性心包炎所致。

2.血压

除急性心肌梗死早期血压可一过性增高外,几乎所有患者都有明显的血压降低。原有高血压的患者,血压可降至正常。

3.其他

当伴有心律失常、休克或心力衰竭时可出现相应的体征。

(四)并发症

1.乳头肌断裂或功能失调

发生率可高达50%。二尖瓣乳头肌因缺血、坏死等使收缩功能发生障碍,造成二尖瓣脱垂及关闭不全。轻者可以恢复,重者可严重损害左心功能而发生急性肺水肿,在数天内死亡。

2.心室壁瘤

主要见于左心室,发生率5%～20%。较大的室壁瘤体检时可有左侧心界扩大,心脏搏动较广泛。X线透视、超声心动图、左心室造影可见心室局部搏动减弱或有反常搏动,心电图示ST段持续抬高。室壁瘤可导致左心衰竭、心律失常、栓塞等。

3.栓塞发生率

1%～6%,见于起病后1～2周。如为左心室附壁血栓脱落所致,则引起脑、肾、脾或四肢等动脉栓塞;由下肢静脉血栓脱落所致,则产生肺动脉栓塞。

4.心脏破裂

少见,常在起病1周内出现。多为心室游离壁破裂造成心包积血引起急性心脏压塞而猝死,偶有室间隔破裂造成穿孔引起心力衰竭或休克而在数天内死亡。

5.心肌梗死后

综合征发生率约10%,于心肌梗死后数周至数月内发生,表现为心包炎、胸膜炎或肺炎,有发热、胸痛等症状,可能是机体对坏死物质的过敏反应。

【诊断要点】

依据典型的临床表现、特征性心电图改变及实验室检查,诊断并不困难。但有些患者特别是老年患者临床表现可不典型,故凡年龄在40岁以上,发生原因不明的较持久的胸闷、胸痛、严重心律失常、休克等,或原有高血压突然显著下降者,应考虑有本病的可能。需与不稳定型心绞痛相鉴别。

【治疗要点】

对ST段抬高的心肌梗死,主张早发现、早住院,并强调住院前的处理,应尽快恢复心肌的血液再灌注,及时处理严重心律失常、泵衰竭和其他严重并发症。住院后争取在30分钟内进行药物溶栓或在90分钟内开始介入治疗,以挽救濒死的心肌,防止梗死面积的进一步扩大,尽可能缩小心肌缺血范围,使患者安全度过急性期,防止猝死。

(一)一般治疗和监护

1.休息

急性期需绝对卧床休息,保持病室安静。限制探视,防止不良刺激,缓解紧张、焦虑情绪。

2.吸氧

鼻导管间断或持续吸氧3～5天,重者可面罩给氧。

3.监测

行心电图、血压、血氧、呼吸等监测2～3天,严重血流动力学改变者可行漂浮导管做肺毛细血管楔嵌压和静脉压监测。电除颤仪需随时处于备用状态。密切观察并记录患者的各项监测指标变化,为治疗和避免发生猝死提供客观资料。

4.建立并保持静脉通路

保证给药途径通畅。

5.应用阿司匹林

无禁忌情况下即刻给予肠溶性阿司匹林 150~300mg 嚼服,以后每天 1 次;3 天后改为每次 75~100mg,每天 1 次,长期服用。

(二)解除疼痛

尽快解除患者疼痛,可采用心肌再灌注疗法及应用药物。常用药物:哌替啶 50~100mg 肌内注射或吗啡 5~10mg 皮下注射,必要时 1~2 小时可再注射 1 次,以后每 4~6 小时可重复应用;同时可给予硝酸甘油或硝酸异山梨酯舌下含服或静脉滴注。应用上述药物需注意观察患者的呼吸、血压及心率。

(三)再灌注心肌

为缩小心肌缺血范围,防止梗死面积扩大,应在起病 3~6 小时(最多 12 小时)内使闭塞的冠状动脉再通,使心肌得到再灌注。

1.经皮冠状动脉介入治疗(PCI)

在患者住院 90 分钟内施行,包括直接经皮穿刺腔内冠状动脉成形术(PTCA)、支架植入术、补救性 PCI、溶栓治疗再通者的 PCI。近年上述方法直接再灌注心肌取得良好地再通效果,已在临床广泛应用。

2.溶栓疗法

无条件施行 PCI 者,在起病 6 小时内使用纤维蛋白溶酶激活剂激活纤维蛋白溶酶原,使其转变为纤维蛋白溶酶,溶解冠状动脉内血栓,使闭塞的冠状动脉再通,心肌得到再灌注,濒临坏死的心肌可能得以存活或使坏死范围缩小,从而改善预后。

(1)适应证:①2 个或 2 个以上相邻导联 ST 段抬高(肢体导联≥0.1mV,胸前导联≥0.2mV)或现病史提示急性心肌梗死伴左束支传导阻滞,起病在 12 小时以内,年龄小于 75 岁;②ST 段抬高的心肌梗死,起病时间 12~24 小时,但有进行性缺血性胸痛且有广泛 ST 段抬高者。

(2)禁忌证:①1 年内发生过缺血性脑卒中或脑血管事件;②1 个月内有活动性出血或有创伤史;③有慢性严重高血压病史或发病时严重高血压未控制,血压>23.94/14.63kPa(180/110mmHg);④3 周内施行过外科大手术;⑤2 周内施行过不能压迫部位的大血管穿刺术;⑥已知有出血倾向或发病前正在进行抗凝治疗;⑦可疑为主动脉夹层等。年龄高于 75 岁应慎重选择药物溶栓,如选择应减少药物剂量。

(3)药物应用:此类药物的作用机制是能激活血栓中纤维蛋白溶酶原,使其转变为纤维蛋白溶酶来溶解冠状动脉内的血栓。国内常用药物:①尿激酶(urokinase,UK):150 万~200 万 U,30 分钟内静脉滴注。②链激酶(streptokinase,SK)或重组链激酶(rSK):150 万 U,60 分钟内静脉滴注。③重组组织型纤维蛋白溶酶原激活剂(rt-PA):100mg 在 90 分钟内静脉给予,先静脉注射 15mg,然后 30 分钟内静脉滴注 50mg,最后 35mg 在 60 分钟内滴注。用 rt-PA 时需联合抗凝治疗。

3.手术治疗

药物溶栓治疗无效或介入治疗失败有条件且有手术指征者,应争取在 6～8 小时内施行主动脉—冠状动脉旁路移植术。

(四)消除心律失常

心肌梗死后的室性心律失常常可引起猝死,必须及时消除:①发生室性期前收缩或室性心动过速,首选利多卡因 50～100mg 静脉注射,必要时可 5～10 分钟后重复,直至室性期前收缩控制或总量达 300mg,继以每分钟 1～3mg 静脉滴注,维持 48～72 小时;②发生心室颤动或持续多形室性心动过速时,应尽快采用非同步或同步直流电除颤或复律;③室上性快速心律失常常用维拉帕米、胺碘酮等药物控制;④缓慢性心律失常时可用阿托品 0.5～1mg 静脉注射;⑤发生二度或三度房室传导阻滞,应尽早使用人工心脏起搏器经静脉右心室心内膜临时起搏治疗。

(五)控制休克

急性心肌梗死后的休克属心源性,亦可伴有外周血管舒缩障碍或血容量不足。其治疗包括:①补充血容量:患者有血容量不足或监测中心静脉压及肺动脉楔压低者,给予右旋糖酐-40 静脉滴注;②应用升压药:无血容量不足血压偏低者,给予多巴胺或多巴酚丁胺静脉滴注;③应用血管扩张剂:经上述处理血压仍不升者,特别是伴有四肢厥冷及发绀时,可应用硝普钠或硝酸甘油;④其他:纠正酸中毒,避免脑缺血等。如上述处理无效时,应选用在主动脉内气囊反搏术的支持下,即刻行急诊 PTCA 或支架植入,使冠脉及时再通;亦可做急诊冠脉旁路移植术(CABG)以恢复循环,控制休克。

(六)治疗心力衰竭

治疗心力衰竭主要是治疗急性左心衰竭,以应用吗啡、利尿剂为主,也可选用血管扩张剂以减轻左心室前、后负荷。如心力衰竭程度较轻,可用硝酸异山梨酯舌下含服、硝酸甘油静脉滴注。如心力衰竭较重宜首选硝普钠静脉滴注。血管紧张素转换酶抑制剂对改善心功能、降低心力衰竭的发生率及死亡率有很好的作用,目前已广泛应用,常用药物有卡托普利和依那普利。急性心肌梗死发生后 24 小时内应尽量避免使用洋地黄制剂;右心室梗死的患者应慎用利尿剂。

(七)其他治疗

1.抗凝疗法

目前多用在溶栓疗法之后,对防止梗死面积扩大及再梗死有积极疗效。目前临床常选用肝素或低分子量肝素,维持凝血时间在正常的 2 倍左右,继而应用阿司匹林或噻氯匹定口服。对有出血倾向、活动性溃疡病、新近手术而创面未愈合、血压过高及严重肝、肾功能不全者禁用。

2.β-受体阻滞剂和钙通道阻滞剂

急性心肌梗死在无禁忌的情况下应尽早应用 β-受体阻滞剂,尤其对广泛前壁心肌梗死伴有交感神经功能亢进者,可防止梗死范围扩大,改善预后,常用药物有阿替洛尔、美托洛尔。钙通道阻滞剂亦有类似效果,常用药物有地尔硫䓬。

3.血管紧张素

转换酶抑制剂和血管紧张素Ⅱ受体阻滞剂 在起病早期应用有助于改善恢复其心肌的重

塑,降低心力衰竭的发生率,从而降低死亡率。常用药物有卡托普利、依那普利。血管紧张素Ⅱ受体阻滞剂常用药物有氯沙坦、缬沙坦。

4.极化液疗法

用氯化钾 1.5g、硫酸镁 5g、胰岛素 10U 加入 10％葡萄糖液 500ml 内静脉滴注,每天 1 次,7～14 天为一疗程。此法对恢复心肌细胞膜极化状态,改善心肌收缩功能,减少心律失常,使心电图上抬高的 ST 段回到等电位线等有益。

(八)并发症的处理

①乳头肌功能失调或断裂以及心脏破裂可手术治疗,但死亡率高;②心室壁瘤如引起严重心律失常或影响心功能,应手术切除;③栓塞给予溶栓或抗凝治疗;④心肌梗死后综合征可应用糖皮质激素治疗。

【护理评估】

1.健康史

(1)患病及治疗经过:评估患者此次胸痛发作的特点与目前病情,并与以往心绞痛发作比较,尤其是有无先兆症状、诱因,发作剧烈程度及持续时间,用药疗效,有无恶心、呕吐、头晕、呼吸困难等伴随症状,是否伴有严重心律失常、休克、心力衰竭,是否进行性加重等。了解既往患病治疗经过,如患者是否进行过与本病相关检查及治疗;治疗是否遵医嘱;目前是否在用药及用药情况;有无特殊饮食医嘱,如低脂、低胆固醇饮食;有无其他与此病相关疾病,如糖尿病、高血压等。

(2)生活史和家族史:评估患者有无冠心病的危险因素,如有无高脂血症、高血压、糖尿病、吸烟、肥胖等;患者的年龄、性别;居住在农村还是城市;从事的职业是体力劳动还是脑力劳动,是否需要注意力高度集中,是否有较大工作压力;日常生活是否规律,饮食是否合理,是否嗜好烟酒,睡眠是否正常;有无排便异常,是否经常发生便秘;是否喜爱体育运动,主要运动方式及运动量如何;患者的直系亲属中是否有患过与遗传相关的循环系统疾病,如原发性高血压、冠心病以及肥厚型心肌病。

2.身体评估

评估患者的身高、体重及皮下脂肪厚度,是否肥胖及其程度;评估患者的生命体征,如体温的高低,呼吸的频率、节律、深度及有无呼吸困难,血压是否降低,有无四肢湿冷,脉压是否正常,心脏是否扩大,心率有无增快,心律是否规则,心音是否减弱。

3.心理-社会状况评估

患病对患者的日常工作和生活的影响所带来的思想压力,患者的文化程度,对本病的性质及预后是否有充分认识与了解,是否为 A 型性格,是否产生恐惧、焦虑心理,家庭与社会对患者各方面的支持程度。

4.实验室及其他检查

连续监测心电图,观察是否有心肌梗死心电图的特征性表现及动态演变,注意有无心律失常;及时了解冠状动脉造影的结果;及时检查血清心肌标记物以了解心肌坏死程度和病情进展,评估血常规、血清电解质、血糖、血脂等。

【常见护理诊断/问题】

1.疼痛:胸痛

与心肌缺血坏死有关。

2.活动无耐力

与心肌氧的供需失调有关。

3.有便秘的危险

与进食少、活动少、不习惯床上排便有关。

4.潜在并发症

猝死、心力衰竭。

【护理目标】

(1)患者主诉疼痛程度减轻或消失;

(2)能按照活动计划进行身体活动,活动时舒适感逐步增加;

(3)能克服心理障碍,接受并采取预防便秘的措施,不发生便秘;

(4)心律失常能被及时发现和控制;

(5)能叙述并避免心力衰竭的诱发因素,不发生心力衰竭。

【护理措施】

1.休息

包括精神和体力休息。急性期(发病12小时内或病情未稳定)应绝对卧床休息,保持病室安静,限制探视,减少谈话。一切生活由护士及家属协助在床上完成,如卫生清洁、进食、大小便等。病情稳定后在护士指导下调整休息方式。

2.活动安排

(1)评估进行康复训练的适应证:①生命体征平稳,无明显心绞痛,安静时心率低于每分钟110次,无严重心律失常、心力衰竭和心源性休克;②经有效的再灌注治疗(药物溶栓或急诊经皮冠状动脉腔内成形术-支架植入术)使闭塞的血管再通者,尤其是早发冠心病(年龄在55岁以下)者,提倡提早活动。

(2)解释合理运动的重要意义:说明急性期绝对卧床休息可减轻心脏负荷,减少心肌耗氧量,缩小梗死范围,有利于心功能的恢复;病情稳定后逐渐增加活动量可促进侧支循环的形成,提高活动耐力,防止深静脉血栓、便秘、肺部感染等并发症。活动耐力的恢复是一个渐进的过程,既不能操之过急,过度活动,也不能因担心病情而不活动。

(3)制订个性化活动方案:①结合对患者的评估结果为患者制订住院期间活动方案;②活动应坚持有度、有序、持之以恒的原则;③患者在护士指导下,根据病情和活动过程中的反应,逐渐增加活动量、活动持续时间和次数。若有并发症,则应适当延长卧床时间。第1周内:第1天绝对卧床休息;第2天可床上进行腹式呼吸、擦脸、关节被动运动;第3天在协助下床上完成进食、个人卫生、大小便等;第4天起可进行关节主动运动,坐位洗漱、进餐,床上静坐,床边使用坐便器,开始起坐时动作应缓慢,防止直立性低血压。第2周:坐椅子上就餐、洗漱等,由坐床边、床边扶床站立逐步过渡到床边缓慢行走、病室内行走、室外走廊散步、做医疗体操。第3周:在护士或家属帮助下洗澡、上厕所,试着上下一层楼梯。第4周起:若病情稳定,活动耐力增加,可考虑出院,或行冠状动脉造影检查术。

(4)活动时的监测:开始进行康复训练时,必须在医务人员监测下进行,且最好在心电监护下。运动以不引起任何不适为度,心率每分钟增加 10～20 次为正常反应。若运动时心率增加小于每分钟 10 次,可加大运动量。若超过每分钟 20 次,收缩压降低超过 1.95kPa(15mmHg),或出现心律失常、心电图 ST 段缺血型下降>0.1mV 或上升>0.2mV,则应退回到前一运动水平,若仍不能纠正,且出现下列情况时,应停止活动:①患者出现头晕、心悸、胸痛、恶心等;②病程在 3 周内患者活动时心率变化超过每分钟 20 次,收缩压降低超过 2.67kPa(20mmHg);③病程在 6 周内患者活动时心率变化超过每分钟 30 次,收缩压降低超过 4kPa(30mmHg)。

3.饮食护理

起病后 4～12 小时内给予流质饮食,病情稳定后给予低脂、低胆固醇、清淡、易消化的半流质或软食,少食多餐。

4.给氧

遵医嘱给予间断或持续鼻导管吸氧,流量为每分钟 2～4L,以增加心肌氧的供应,减轻心肌缺血和疼痛。

5.疼痛护理

遵医嘱给予吗啡或哌替啶止痛,给予硝酸甘油或硝酸异山梨酯静脉滴注,烦躁不安者可肌内注射地西泮,并及时询问患者疼痛及其伴随症状的变化情况,注意监测有无呼吸抑制、血压下降、脉搏加快等不良反应。

6.溶栓治疗的护理

迅速建立静脉通道,保持输液通畅。

(1)药物溶栓:①治疗前要询问患者是否有脑血管病、活动性出血、消化性溃疡、近期大手术或外伤史等溶栓禁忌证;②溶栓前遵医嘱完善血常规、血小板、出凝血时间和血型等相关检验,配血备用;③溶栓前描记全导联心电图并给予心电监测;④准确、迅速地配制并输注溶栓药物;⑤观察患者用药后有无寒战、发热、皮疹等过敏反应,是否发生皮肤、黏膜及内脏出血等不良反应,一旦出血应立即中止治疗,紧急处理;⑥使用溶栓药物后,及时观察溶栓效果,定时描记心电图、抽血查心肌坏死标记物(心肌酶)等,询问患者胸痛有无缓解。

溶栓后如有下列表现提示溶栓成功:①胸痛 2 小时内基本消失;②心电图抬高的 ST 段于 2 小时内回降>50%;③2 小时内出现再灌注性心律失常;④血清 CK-MB 酶峰提前出现(14 小时以内),或根据冠状动脉造影直接判断冠脉是否再通。

(2)需急诊行介入治疗者其护理措施参见本章第 1 节"概述"。

7.便秘的护理

①评估患者排便状况:如排便次数、性状、排便难易程度,平时有无习惯性便秘,是否使用通便药物,是否适应床上排便等。②心理疏导:向患者解释床上排便对控制病情的重要意义,指导患者不要因怕弄脏床单而不敢在床上排便,或因怕床上排便而不敢进食,从而加重便秘的

危险。患者排便时应提供屏风等进行遮挡。③指导患者采取通便措施：如进食清淡、易消化、含纤维素丰富的食物；无糖尿病者每天清晨给予蜂蜜 20～30ml 加适量温开水饮用，进食半小时后进行轻柔腹部按摩(按顺时针方向)以促进肠蠕动；遵医嘱给予通便药物如麻仁丸、酚酞片等。嘱患者勿用力排便，病情允许时，尽量使用床边坐便器，必要时含服硝酸甘油，使用开塞露。

8.并发症的护理

①心肌梗死患者在起病最初几天，甚至在梗死演变期就可发生心力衰竭，且多为急性左心衰竭。护士应严密观察患者有无呼吸困难、咳嗽、少尿等症状及水肿、颈静脉怒张、听诊肺部湿性啰音等体征，避免患者烦躁、恐惧、情绪激动、失眠、用力排便等诱因。发生心力衰竭时护理措施参见本章第 2 节"心力衰竭"。②心肌梗死患者急性期及溶栓后行 24 小时心电监护，严密观察心率及心律的变化，发现严重心律失常等立即报告医师，遵医嘱给予利多卡因等药物，备齐抢救药物及除颤仪、起搏器等抢救仪器，护理措施参见本章第 3 节"心律失常"。

9.心理护理

①护士应以紧张但有条不紊的方式进行工作，保持镇静，以免患者产生不信任感和不安全感，更不要在患者面前讨论其不良病情。②适时向患者解释使用多种监护设备是为了保证在医护人员的严密监护下病情的任何变化都会立即被发现，并能得到及时的治疗，以确保抢救治疗成功；帮助患者树立战胜疾病的信心，配合治疗及护理。③当患者胸痛剧烈时应有专人陪伴，允许患者表达出内心的感受，接受患者的行为反应如呻吟、易激怒等；同时解释不良情绪会增加心脏负荷和心肌耗氧量，不利于病情的控制。④尽量调低监护仪的报警声，护士做到"四轻"，防止增加患者紧张不安的情绪及影响休息。

【评价】

(1)患者主诉疼痛减轻或消失；

(2)能遵循所制订的活动计划，主述活动耐力逐步增加；

(3)能在床上排便，未发生便秘；

(4)心律失常得到了及时发现和控制；

(5)能自觉避免心力衰竭的诱发因素，未发生心力衰竭。

【健康指导】

1.饮食指导

低饱和脂肪酸、低胆固醇、易消化、富含维生素饮食，要求每日饮食中胆固醇少于 200mg，饱和脂肪酸占总热量的 7% 以下，避免饱餐；肥胖者限制热量摄入，控制体重；戒烟限酒；防止便秘。

2.活动指导

护士应与患者及家属共同制订出院后个性化活动方案，分阶段循序渐进增加活动量，提倡小量、重复、多次运动，适当的间隔休息可以提高运动总量而避免超过心脏负荷。活动内容包括日常个人卫生、简单家务劳动、轻松娱乐活动、步行运动(是应用最广泛的方法)、太极运动等,禁忌剧烈运动、竞技性活动或运动时间过长。无并发症,病后 6~8 周,上下两层楼或步行 2km 而无任何不适时,可以恢复性生活。经 2~4 个月的体力活动锻炼后,酌情恢复部分或轻体力工作,以后部分患者可恢复全天工作,但对重体力劳动、驾驶员、高空作业及其他精神紧张或工作量过大的工种应予更换:

3.用药指导

告知患者及家属药物的作用、用法及不良反应,严格遵医嘱服用。β-受体阻滞剂、血管扩张剂、钙通道阻滞剂、降血脂药及抗血小板聚集等药物是预防心肌梗死复发的有效保证,应提高患者服药的依从性。

4.病情监测指导

教会患者及家属测量脉搏及血压的方法,如出现心绞痛、呼吸困难、血压升高、心悸、高热、晕厥等立即急诊入院。

5.心理指导

改变急躁易怒、争强好胜的性格;克服焦虑情绪,保持乐观、平和的心态。保证良好的睡眠质量。告诉家属患者精神生活的改变需要家属的积极配合与支持,家属应给患者创造一个和谐的身心休养环境。

6.随诊指导

患者应随身携带疾病诊疗信息卡,出院后继续门诊随访,有条件者在 1 个月后行冠状动脉造影检查,为预防再次发生心肌梗死及进行下一步治疗提供客观证据。定期复查心电图、超声心动图、血液生化分析等。

第五节　原发性高血压

原发性高血压系指病因未明,以体循环动脉血压升高为主要表现的临床综合征。长期高血压可引起心、脑、肾等脏器损害,最终可致器官衰竭。原发性高血压应与继发性高血压相区别,后者约占 5%,其血压升高是某些疾病的临床表现之一。

目前,我国采用国际上统一诊断标准,即在非药物状态下,收缩压≥18.6kPa(140mmHg)和(或)舒张压≥12.0kPa(90mmHg),除外继发性高血压,可诊断为原发性高血压。

【病因与发病机制】

本病发生的原因和机制尚不完全清楚,目前认为是多种因素参与的结果。

(一)病因

1.超重、肥胖或腹型肥胖

中国成人正常体重指数(BMI)为 $19\sim24kg/m^2$,BMI≥$24kg/m^2$ 为超重,BMI≥$28kg/m^2$ 为肥胖。人群体重指数的差别对人群的血压水平和高血压患病率有显著影响,男性腰围≥85cm、女性腰围≥80cm 者患高血压的危险为腰围低于此界限者的 3.5 倍。

2.饮酒

男性持续饮酒者比不饮酒者4年内高血压发生危险增加40％。

3.膳食中钠盐过高

大量研究表明,膳食中钠的摄入量与血压呈显著相关性。

4.年龄与性别

高血征患病率随年龄而上升,35岁以后上升幅度较大。性别差异不大,虽然青年时期男性患病率高于女性,但女性绝经期后患病率又稍高于男性。

5.遗传父母

均为高血压者,其子女患高血压的概率明显高于父母均为正常血压者。

6.职业脑力劳动者

患病率高于体力劳动者,城市居民高于农村居民。

7.胰岛素抵抗

据观察,大多数高血压患者空腹胰岛素水平增高,而糖耐量有不同程度降低,提示有胰岛素抵抗现象。实验动物自发性高血压大鼠中也有类似现象。胰岛素抵抗在高血压发病机制中的具体意义尚不清楚,但胰岛素的以下作用可能与血压升高有关:①使肾小管对钠的重吸收增加;②增强交感神经活动;③使细胞内钠、钙浓度增加;④刺激血管壁增生、肥厚。

8.其他因素

吸烟,长期精神紧张、焦虑,长期的噪声影响等均与高血压的发生有一定关系。

(二)发病机制

1.中枢神经和交感神经系统的影响

反复的精神刺激和长期的过度紧张使大脑皮质兴奋与抑制过程失调,皮质下血管运动中枢失去平衡,交感神经活动增强,引起全身小动脉收缩,外周血管阻力增加,血压升高。

2.肾素-血管紧张素-醛固酮系统(RAAS)的影响

由肾小球旁细胞分泌的肾素可将肝产生的血管紧张素原水解为血管紧张素Ⅰ,再经血管紧张素转换酶的作用转化为血管紧张素Ⅱ,后者有强烈的收缩小动脉平滑肌作用,引起外周阻力增加;还可刺激肾上腺皮质分泌醛固酮,使钠在肾小管中再吸收增加,造成水、钠潴留,其结果均使血压升高。

此外,血管内皮系统生成、激活和释放的各种血管活性物质、胰岛素抵抗所致的高胰岛素血症亦参与发病。

【临床表现】

(一)一般表现

大多数患者起病缓慢,早期多无症状,偶于体检时发现血压升高,也可有头痛、头晕、眼花、乏力、失眠、耳鸣等症状。

(二)并发症

血压持续性升高,造成脑、心、肾、眼底等损伤,出现相应表现。

1.脑

长期高血压可形成小动脉的微小动脉瘤,血压骤然升高可引起破裂而致出血。高血压也促使动脉粥样硬化发生,可引起短暂性脑缺血发作及脑动脉血栓形成。

2.心

长期血压升高使左心室后负荷加重,心肌肥厚与扩大,逐渐进展可出现心力衰竭。长期血压升高可促进动脉粥样硬化的形成而发生冠心病。

3.肾

肾小动脉硬化使肾功能减退,出现多尿、夜尿、尿中有蛋白及红细胞,晚期可出现氮质血症及尿毒症。

4.眼底

可反映高血压的严重程度,分为4级。Ⅰ级:视网膜动脉痉挛、变细;Ⅱ级:视网膜动脉狭窄,动脉交叉压迫;Ⅲ级:眼底出血或絮状渗出;Ⅳ级:出血或渗出伴有视神经乳头水肿。

(三)高血压急症

高血压急症和高血压亚急症曾被称为高血压危象。高血压急症指原发性或继发性高血压患者,在某些诱因作用下,血压突然和显著升高,一般超过 24/16kPa(180/120mmHg),同时伴有进行性心、脑、肾等重要靶器官功能不全的表现。

1.高血压危象

在高血压病程中,血压在短时间内剧升,收缩压达 34.6kPa(260mmHg),舒张压 16kPa(120mmHg)以上,出现头痛、烦躁、眩晕、心悸、气急、恶心、呕吐、视力模糊等征象。其发生机制是交感神经兴奋性增加导致儿茶酚胺分泌过多。

2.高血压脑病

高血压脑病指血压急剧升高的同时伴有中枢神经功能障碍,如严重头痛、呕吐、神志改变,重者意识模糊、抽搐、昏迷。其发生机制可能为过高的血压导致脑灌注过多,出现脑水肿所致。

3.急性心力衰竭、肺水肿

立即进行降压治疗以阻止靶器官进一步损害。

(四)高血压分类和危险度分层

1.高血压分类

2010 年中国高血压防治指南修订分类标准,将 18 岁以上成人的血压按不同水平分类,见表 6-1(下页)。

当收缩压与舒张压分别属于不同级别时,则以较高的分级为准。既往有高血压病史者,目前正服抗高血压药,血压虽已低于 18.6/12kPa(140/90mmHg),仍应诊断为高血压。

2.高血压危险度的分层

根据血压水平结合危险因素及合并的器官受损情况将患者分为低、中、高、极高危险组。治疗时不仅要考虑降压,还要考虑危险因素及靶器官损害的预防及逆转(下页表 6-2)。

表 6-1　血压水平的定义和分类

类别	收缩压		舒张压
正常血压	＜16kPa(120mmHg)	和	＜10.7kPa(80mmHg)
正常高值	16～18.6kPa(120～139mmHg)	和(或)	10.7～11.9kPa(80～89mmHg)
高血压:	≥18.7kPa(140mmHg)	和(或)	≥12kPa(90mmHg)
Ⅰ级高血压(轻度)	18.7～21.2kPa(140～159mmHg)	和(或)	12～13.2kPa(90～99mmHg)
Ⅱ级高血压(中度)	21.3～23.9kPa(160～179mmHg)	和(或)	13.3～14.6kPa(100～109mmHg)
Ⅲ级高血压(重度)	≥24kPa(180mmHg)	和(或)	≥14.7kPa(110mmHg)
单纯收缩高血压	≥18.7kPa(140mmHg)	和	＜12kPa(90mmHg)

表 6-2　按危险度分层,量化估计预后

项目	Ⅰ级高血压	Ⅱ级高血压	Ⅲ级高血压
无其他危险因素	低危	中危	高危
1～2 个危险因素	中危	中危	很高危
≥3 个危险因素 或伴靶器官损害	高危	高危	很高危
临床并发症或合并糖尿病	很高危	很高危	很高危

心血管疾病危险因素:吸烟、高脂血症、心血管疾病家族史、腹型肥胖或肥胖、缺乏体力活动、男性＞55 岁、女性＞65 岁。

【诊断要点】

定期且正确的血压测量是诊断高血压的关键,并且需在不同时间测量 3 次均值达到高血压诊断标准或通过动态血压监测方能确定,对可疑者应重复多次测量。同时,必须排除由其他疾病导致的继发性高血压,最常见的有肾脏疾病,如肾小球肾炎、多囊肾、肾动脉狭窄;内分泌疾病,如嗜铬细胞瘤、原发性醛固酮增多症、皮质醇增多症等。

【治疗要点】

原发性高血压病因未明,很难彻底治愈,但可通过调整生活方式和服用降压药物使血压下降到或接近正常范围,并可防止和减少心脑血管及肾脏并发症,降低病死率和病残率。

治疗包括非药物及药物治疗两大类。

(一)非药物治疗

非药物治疗适合于各型高血压患者,尤其是Ⅰ级高血压、无糖尿病、靶器官损害者。

(二)药物治疗

目前常用降压药物有 5 类,见表 6-3。

(三)用药原则

(1)原发性高血压诊断一旦确立,通常需要终身治疗(包括非药物治疗)。

(2)药物一般从小剂量开始逐渐增加,达降压目的后改用维持量以巩固疗效。

表 6-3　常用降压药物名称、剂量及用法

药物分类	药物名称	剂量(mg)	用法(次/天)	主要不良反应
二氢吡啶类钙通道阻滞剂				踝部水肿,头痛,潮红
	硝苯地平缓释片	10~80	2	
	硝苯地平控释片	30~60	1	
	氨氯地平	5~10	1	
	非洛地平缓释片	2.5~10	1	
非二氢吡啶类钙通道阻滞剂				房室传导阻滞,心功能抑制
	维拉帕米	80~480	2~3	
	地尔硫卓	90~360	1~2	
利尿剂:噻嗪类				血钾降低,血钠降低,血尿酸升高
	氢氯噻嗪	6.25~25	1	
	吲达帕胺	0.625~2.5	1	
袢利尿剂	呋塞米	20~40	1~2	血钾降低
保钾类	氨苯蝶啶	5~100	1~2	血钾增高
β-受体阻滞剂				支气管痉挛,心功能抑制
	美托洛尔	25~100	1~2	
	阿替洛尔	12.5~50	1~2	
血管紧张素转换酶抑制剂				咳嗽,血钾升高,血管神经性水肿
	卡托普利	25~300	2~3	
	依那普利	2.5~40	2	
	贝那普利	5~40	1~2	
	培哚普利	4~8	1	
血管紧张素Ⅱ-受体抑制剂				血钾升高,血管神经性水肿(罕见)
	氯沙坦	25~100	1	
	缬沙坦	80~160	1	

(3)可联合用药以增强药物协同作用,并可降低每种药物的不良反应。

(4)对一般高血压患者不必急剧降压,以缓慢降压为宜,也不宜将血压降至过低,有效的治

疗必须使血压降至正常范围,即 18.7/12kPa(140/90mmHg)以下;一般中青年人(<60 岁)或合并糖尿病及肾脏疾病的患者,应控制在 17.3/10.7kPa(130/80mmHg)以下。

(四)高血压急症的治疗

应迅速使血压下降,同时也应对靶器官的损害和功能障碍予以处理。

(1)快速降压首选硝普钠静脉滴注,开始剂量每分钟 10~25μg,以后可根据血压情况逐渐加量,直至血压降至安全范围。

(2)硝酸甘油静脉滴注每分钟 5~100μg 或硝苯地平舌下含服。

(3)乌拉地尔每分钟 10~50mg 静脉滴注。

(4)有高血压脑病时宜给予脱水剂如甘露醇;亦可用快速利尿剂如呋塞米 20~40mg,静脉注射。

(5)有烦躁、抽搐者则给予地西泮、巴比妥类药物肌内注射或水合氯醛保留灌肠。

【常用护理诊断/问题】

1.疼痛:头痛

与血压升高有关。

2.有受伤的危险

与头晕和视力模糊有关。

3.潜在并发症

高血压急症。

4.知识缺乏

缺乏原发性高血压饮食、药物治疗有关知识。

【护理措施】

1.休息

保持病室安静,光线柔和,尽量减少探视,保证充足的睡眠。护士操作应相对集中,动作轻巧,防止过多干扰加重患者的不适感。患者有头晕、眼花、耳鸣等症状时应卧床休息,上厕所或外出时有人陪伴,若头晕严重,应协助在床上大小便。高血压初期可不限制一般的体力活动,避免重体力活动;血压较高、症状较多或有并发症的患者应卧床休息,避免体力和脑力的过度兴奋。

2.饮食

限盐,一般每人每天平均食盐量应为 6g 左右。减少膳食脂肪,补充适量优质蛋白质,多吃蔬菜和水果,应增加含钾多、含钙高的食物,如绿叶菜、鲜奶、豆类制品等。

3.控制体重及运动

减轻体重,BMI 保持在 20~24kg/m²。增加及保持适当体力活动,一般每周运动 3~5 次,每次持续 20~60 分钟。

4.并发症的护理

高血压脑血管意外的处理:卧床休息,避免活动,安定情绪,遵医嘱给予镇静剂;保持呼吸道通畅,吸氧;心电监护;开放静脉通路,血压高时首选硝普钠静脉注射治疗。严密观察病情变化,发现血压急剧升高、剧烈头痛、呕吐、大汗、视力模糊、面色及神志改变、肢体活动障碍等症状,立即通知医师。

5.用药护理

遵医嘱予以降压药治疗时,测量用药后的血压以判断疗效,并观察药物不良反应:噻嗪类、祥利尿剂应注意补钾,防止低钾血症;β-受体阻滞剂应注意其抑制心肌收缩力、心动过缓、房室传导时间延长、支气管痉挛、降低血糖、升高血脂等不良反应;血管紧张素转换酶抑制剂可有头晕、咳嗽、血钾升高、肾功能损害;血管紧张素Ⅱ-受体抑制剂可有血钾升高;钙通道阻滞剂可有头痛、面红、下肢水肿、心动过速;地尔硫卓可致心动过缓和负性肌力作用。

【健康指导】

1.加强疾病知识指导

向患者及家属解释引起原发性高血压的生理、心理、社会因素及高血压对机体的危害,以引起患者足够的重视。坚持长期的饮食、运动、药物治疗,将血压控制在接近正常的水平,以减少对靶器官的进一步损害。

2.改变不良的生活方式

戒烟限酒,劳逸结合,保证充分的睡眠。学会调整自我心理平衡,保持乐观情绪。家属也应给患者以理解、宽容与支持。

3.饮食指导

指导患者坚持低盐、低脂、低胆固醇饮食,限制动物脂肪、内脏、鱼子、软体动物、甲壳类食物,多吃新鲜蔬菜、水果,防止便秘。肥胖者控制体重,减少每天总热量摄入,养成良好的饮食习惯,细嚼慢咽、避免过饱、少吃零食等。

4.指导规律运动

根据病情选择慢跑、骑车、健身操、太极拳等有氧运动,当运动中出现头晕、心慌、气紧等症状时应就地休息。避免竞技性运动和力量型运动,如球类比赛、举重、俯卧撑等。适当运动有利于大脑皮质功能恢复,还能增加患者对生活的信心。

5.用药指导

告诉患者及家属有关降压药的名称、剂量、用法、作用与不良反应。教育患者服药剂量必须遵医嘱执行,不可随意增减药量或突然撤换药物。教会患者或家属定时测量血压并记录,定期门诊复查,若血压控制不满意或有心动过缓等应随时就诊。

6.其他注意事项

告诉患者及家属需要注意的安全事项,避免突然改变体位,不用过热的水洗澡,不洗蒸汽浴,禁止长时间站立。

第六节 病毒性心肌炎

病毒性心肌炎是由病毒感染引起的心肌局限性或弥漫性炎症性病变。

【病因与发病机制】

各种病毒都可引起病毒性心肌炎,临床上绝大多数由柯萨奇病毒 A、B,ECHO 病毒,脊髓灰质炎病毒,流感病毒和 HIV 病毒等引起,其中柯萨奇病毒 B 与心脏疾病的关系最为密切。

病毒作用于心肌的方式有直接侵犯心肌和心肌内小血管、由免疫机制产生的心肌损伤等。急性病毒性心肌炎的组织学特征为心肌细胞溶解、间质水肿、炎性细胞浸润等。

【临床表现】

当机体处于细菌感染、营养不良、劳累、寒冷、酗酒、妊娠、缺氧等情况下,机体抵抗力下降,更易导致病毒感染而发病。病毒性心肌炎临床表现差异很大,轻者可无明显症状,重者可并发严重心律失常、心力衰竭、心源性休克。

1.病毒感染症状

在发病前 1~3 周,患者常有病毒感染前驱症状,如发热、全身倦怠感等“感冒”样症状或呕吐、腹泻等消化道症状。

2.心脏受累症状

常出现心悸、胸闷、呼吸困难、心前区隐痛、乏力等表现,严重者可出现阿-斯综合征、心源性休克。

3.主要体征

可有与发热程度不平行的心动过速、各种心律失常、心尖部第一心音减弱、出现第三心音、舒张期奔马律,或有颈静脉怒张、水肿、肺部啰音及肝大、心脏扩大等心力衰竭体征。

【诊断要点】

目前主要采用综合诊断,依据病史、临床表现及心电图、实验室检查等综合分析,但确诊有赖于心内膜心肌或心包组织中病毒、病毒抗原或病毒基因片段的检出。

【治疗要点】

1.休息与营养

急性期卧床休息及补充营养。

2.药物治疗

应用营养心肌、促进心肌代谢的药物,如三磷酸腺苷、辅酶 A、大剂量维生素 C、细胞色素 C、果糖、肌苷等药物静脉滴注。

3.治疗并发症

心力衰竭者给予利尿剂和血管扩张剂、血管紧张素转换酶抑制剂;由于心肌坏死易导致洋地黄中毒,所以洋地黄用量需减少。药物治疗不理想时采用电复律,如患者出现完全性房室传导阻滞或二度Ⅱ型房室传导阻滞并反复发生阿一斯综合征者,应及时安装临时人工心脏起搏器。目前不主张早期使用糖皮质激素。

4.抗生素治疗

多主张使用广谱抗生素,防止继发性细菌感染。

【常用护理诊断/问题】

1.活动无耐力

与心肌受损、心律失常有关。

2.潜在并发症

心力衰竭、心律失常。

【护理措施】

1.休息与活动

创造良好的休养环境,保持环境安静,限制探视,减少干扰,保证患者充分的休息和睡眠。一旦确诊即应卧床休息,休息的目的是减轻心脏负担,减少心肌耗氧,防止心脏扩大,有利于心功能恢复,防止病情恶化或转为慢性病程。过度劳累一方面增加心脏负荷,另一方面可诱发心力衰竭和心律失常,甚至猝死。患者常需卧床休息数周至2~3个月,直到症状消失,心电图恢复正常,血清心肌酶、抗体滴定度、红细胞沉降率等恢复正常,出现频发期前收缩、房室传导阻滞等心律失常或曾有心功能不全者应延长至半年。

2.饮食护理

为患者准备易消化、富含蛋白质和维生素的食物,鼓励患者多食新鲜蔬菜和水果,禁烟、酒,禁饮浓茶、咖啡;当患者出现心功能不全时,应给予低热量饮食和低盐饮食。

3.病情观察

密切观察生命体征、尿量、意识、皮肤及黏膜颜色,注意有无呼吸困难、咳嗽、易疲劳、颈静脉怒张、水肿、奔马律、肺部湿性啰音等表现。活动时严密监测心率、心律、血压的变化,若活动后出现胸闷、心悸、呼吸困难、心律失常等,应停止活动,以此作为限制最大活动量的指征。病毒性心肌炎患者半数以上可出现各种类型的心律失常,故急性期应心电监护,注意心率、心律、心电图变化,同时准备好抢救仪器及药物,一旦发生严重心律失常,立即遵医嘱给予抗心律失常药物或配合临时起搏、电复律等。

【健康指导】

1.疾病知识指导

告诉患者及家属卧床休息的重要性。急性心肌炎患者出院后需继续休息,避免劳累,3~6个月后可考虑恢复部分或全部轻体力工作或学习。适当锻炼身体,以增强抵抗力,并注意保暖,预防呼吸道感染。

2.自查及复诊指导

嘱患者定期到医院复查心电图、实验室检查。教会患者及家属测脉率、脉律,发现异常或有胸闷、心悸等不适应及时复诊。

3.饮食指导

指导患者进食高蛋白、高维生素、易消化的饮食,以促进心肌代谢与修复。

4.避免诱发因素

病毒性心肌炎患者可发生心力衰竭,应指导患者尽量避免呼吸道感染、剧烈运动、情绪激动、饱餐、妊娠、寒冷、用力排便等。

第七节　心肌病

心肌病也称为原发性心肌病(primary cardiomyopathy),指伴有心肌功能障碍的心肌疾病。根据1995年WHO国际心脏病学会联合会(ISFC)工作组的报道,心肌病分类包括扩张型心肌病、肥厚型心肌病、限制型心肌病、致心律失常型右室心肌病及不定型心肌病 5 型。

一、扩张型心肌病

扩张型心肌病（dilated cardiomyopathy，DCM）是一组以一侧或双侧心腔扩大、室壁变薄、心肌收缩期功能障碍为特征的心肌病，可产生充血性心力衰竭。

【病因】

病因尚不完全清楚，除家族遗传因素外，近年认为病毒感染是其重要原因，病毒感染触发了机体的免疫反应，所致心肌炎可导致和诱发扩张型心肌病。此外营养与代谢障碍、某些化学物质或重金属中毒及血流动力学变化也可能是扩张型心肌病的发病原因。

【临床表现】

起病缓慢，早期患者可有心脏扩大，但多无明显症状；病情发展后出现气急，甚至端坐呼吸、水肿、肝大等充血性心力衰竭的表现，常合并各种心律失常如期前收缩、心房颤动、传导阻滞；晚期患者常发生室速甚至室颤，可导致猝死。栓塞是常见并发症之一。

主要体征为心浊音界向两侧扩大及左、右心衰竭的体征。

【诊断要点】

本病缺乏特异性诊断指标，临床上有心脏增大、心律失常和充血性心力衰竭，超声心动图证实有心腔扩大与心脏搏动减弱，除外各种病因明确的器质性心脏病后即应考虑本病的可能。

【治疗要点】

主要针对充血性心力衰竭和各种心律失常进行治疗。一般措施是限制体力活动、低盐饮食，应用利尿剂和洋地黄制剂，但洋地黄类药物用量宜偏小。

二、肥厚型心肌病

肥厚型心肌病（hypertrophic cardiomyopathy，HCM）是以心肌非对称性肥厚、心室腔变小、左心室血液充盈受阻、舒张期顺应性下降为特征的心肌病，根据左心室流出道有无梗阻分为梗阻性肥厚型心肌病及非梗阻性肥厚型心肌病两类。

【病因】

本病约 1/3 有家族史，目前认为是常染色体显性遗传疾病；亦有认为儿茶酚胺代谢异常、高血压、高强度运动等是本病发病的促进因子。

【临床表现】

患者可有劳力性呼吸困难、心悸、乏力、头晕及晕厥。梗阻性肥厚型心肌病患者，在起立、运动时出现眩晕甚至神志丧失。部分患者因肥厚心肌耗氧增多而致心绞痛，但用硝酸甘油和休息后多不能缓解。

主要体征有心脏轻度增大，心尖部可闻及第四心音。流出道有梗阻的患者，可在胸骨左缘第 3～4 肋间或心尖部听到粗糙的喷射性收缩期杂音，使用 β-受体阻滞剂或取下蹲位，使心肌收缩力下降或使左心室容量增加，可使杂音减轻；剧烈运动、含服硝酸甘油时，左心室容量减少或增加心肌收缩力，此杂音可增强。

【诊断要点】

对临床或心电图表现类似冠心病的年轻患者，诊断冠心病依据不充分，结合心电图、超声心动图及心导管检查可为诊断提供重要依据。如有阳性家族史（猝死、心脏增大等），则更有助于诊断。

【治疗要点】

本病的治疗原则为防止心动过速及维持正常窦性心律,减轻左心室流出道狭窄和抗室性心律失常。梗阻性肥厚型心肌病治疗以 β-受体阻滞剂及钙通道阻滞剂为最常用,可减慢心率,减轻流出道肥厚心肌的收缩,缓解流出道梗阻,增加心排血量,并可治疗室上性心律失常。

三、心肌病

【常用护理诊断/问题】

1.气体交换受损

与心排血量下降有关。

2.活动无耐力

与心排血量下降及心脏规律活动失常有关。

3.体液过多

与心力衰竭引起水、钠潴留有关。

4.疼痛:胸痛

与肥厚心肌耗氧量增加、冠状动脉供血相对不足有关。

【护理措施】

1.注意休息,避免诱因

嘱患者避免劳累、突然屏气或站立、提取重物、情绪激动、饱餐、寒冷刺激,戒烟酒,防止诱发心绞痛;疼痛加重或伴有冷汗、恶心、呕吐时告诉医护人员。

2.饮食护理

适当控制水摄入量,发生心力衰竭时应限制钠盐入量(每日少于 5g),限制摄入含钠量高的食物如腌制食品、碳酸饮料、罐头等。观察水肿消长情况,每日测量体重,准确记录 24 小时出入量。

3.病情观察

密切观察心率、心律、血压、呼吸的变化,必要时给予心电监护。监测患者周围血管灌流情况,如脉搏、皮肤温度、皮肤颜色、毛细血管充盈、尿量及左、右心衰竭的征象。

4.对症护理

疼痛发作时立即停止活动,卧床休息;遵医嘱使用 β-受体阻滞剂或钙通道阻滞剂,注意有无心动过缓等不良反应;持续吸氧,氧流量每分钟 2～4L。

【健康指导】

1.休息

心肌病患者限制体力活动甚为重要,可使心率减慢,心脏负荷减轻,心力衰竭得以缓解。症状明显者应卧床休息,症状轻者可参加轻体力工作,但要避免劳累。肥厚型心肌病者体力活动后有晕厥和猝死的危险,故应避免持重、屏气及激烈的体力活动。有晕厥病史者应避免独自外出活动,以免发作时无人在场而发生意外。

2.合理饮食

给予高蛋白、高维生素、富含纤维素的清淡饮食,少量多餐,以促进心肌代谢,增强机体抵抗力;心力衰竭时低盐饮食,防止因饮食不当造成的水、钠潴留,心肌耗氧量增加及便秘而增加心脏负荷。

3.避免诱发因素

日常生活中要保持室内空气流通、阳光充足,防寒保暖,预防上呼吸道感染。

4.用药指导

指导患者遵医嘱坚持服用抗心力衰竭、纠正心律失常的药物,以提高存活年限;说明药物的名称、剂量、用法,教会患者及家属观察药物疗效及不良反应。

5.定期门诊随访

症状加重时立即就诊,防止病情进展、恶化。

第七章　消化系统疾病患者的护理

第一节　胃炎

胃炎(gastritis)是由多种病因引起的胃黏膜炎性病变,是最常见的消化系统疾病之一。按临床发病的急缓和病程的长短分为急性胃炎和慢性胃炎。

一、急性胃炎

急性胃炎是由多种病因引起的胃黏膜急性炎症,常表现为上腹部不适,胃镜检查可见胃黏膜充血、水肿、出血和糜烂,伴有浅表性溃疡等一过性改变。

【病因与发病机制】

引起急性糜烂出血性胃炎常见病因:

1.急性应激

如重要脏器衰竭、大手术、大面积烧伤、休克等,严重者可导致大出血或发生急性溃疡,称为"应激性溃疡"。Cushing溃疡,又称库欣溃疡,是指在颅脑损伤、脑病变或颅内手术后发生的应激性溃疡,溃疡可见于食管、胃与十二指肠。Curling溃疡(Curling's ulcer),又称柯林溃疡,是指中度、重度烧伤后继发的应激性溃疡,溃疡可见于食管、胃与十二指肠。Curling溃疡可分为两类,最常见的一类在烧伤后最初数天内发生,为急性多发性浅表性溃疡,位于胃底部;第二类发生较晚,常发生于烧伤恢复期,通常位于十二指肠,多为慢性,很少有穿孔。

2.药物

阿司匹林、吲哚美辛等非甾体抗炎药(nonsteroidal antiinflammatory drugs,NSAIDs),肾上腺皮质激素,某些抗肿瘤药,口服氯化钾和铁剂等可直接损伤胃黏膜上皮细胞。非甾体抗炎药可干扰胃、十二指肠黏膜内前列腺素合成,使黏膜细胞因失去前列腺素的保护作用而发生出血、糜烂。

3.乙醇

乙醇具有亲脂性和溶脂能力,高浓度乙醇可直接破坏黏膜屏障。

【临床表现】

病因不同,临床表现亦不同。

1.症状

多症状轻微或无症状,或症状被原发病所掩盖。少数患者有上腹部不适、腹胀、恶心、呕吐等消化道症状。急性应激或药物引起者多以突发呕血和黑粪为主,出血量不多时可自行停止。

2.体征

急性期可有上腹轻压痛。

【诊断要点】

根据病史、临床表现可初步诊断,确诊需纤维胃镜检查。

【治疗要点】

(1)积极治疗原发病:急性应激引起的胃炎要积极治疗原发疾病,消除应激因素,常规应用 H2-受体拮抗剂或质子泵抑制剂,或应用胃黏膜保护药。

(2)停用损伤胃黏膜的药物,服用制酸剂。

(3)出现消化道大出血时及时处理(详见本章第 10 节"上消化道大出血")。

(4)呕吐明显,不能进食者需静脉补液,补充水、电解质。

(5)明确为细菌感染者需应用抗菌药物治疗。

【常见护理诊断/问题】

1.知识缺乏

缺乏胃炎的病因及预防保健知识;

2.潜在并发症

上消化道大出血。

【护理措施】

1.休息与体位

为患者提供良好的生活环境,减少活动.保证充足的睡眠。急性应激导致出血的患者嘱其卧床休息,避免病情加重。

2.饮食护理

注意饮食卫生,少量多餐,给予少渣、温凉、易消化的半流质饮食。少量出血可给予牛奶、米汤等流质饮食以中和胃酸,利于胃黏膜修复;出血量大或频繁呕吐者应暂禁食。

3.病情观察

观察上腹部不适、恶心、呕吐等症状是否缓解,观察患者呕吐物和大便的颜色、量以便了解有无上消化道出血。合并上消化道出血的患者要注意生命体征的监测。

4.对症护理

(1)帮助患者认识和去除诱因。

(2)腹痛监测:严密观察患者腹痛的变化情况,通过对神志、面容表情、生命体征等观察,判断疼痛的严重程度;对急性腹痛患者,应详细了解疼痛的特点,重点询问患者腹痛的部位、性质、程度、持续时间以及伴随症状。

(3)减轻疼痛的护理:协助患者采取有利于减轻疼痛的体位,应用转移注意力、音乐疗法、局部热敷、针灸等方法缓解疼痛,必要时遵医嘱合理应用镇痛药物。急性腹痛诊断未明者,不可随意使用镇痛药,以免掩盖症状、体征而延误病情。

5.用药护理

按医嘱给予止血制酸药,注意观察药物不良反应。

6.心理护理

急性胃炎并消化道出血的患者应加强心理护理,消除思想顾虑;解释病情,鼓励患者积极配合治疗,保持轻松愉快的心情,有利于促进疾病康复。

【健康指导】

(1)向患者及家属讲解急性胃炎的病因和诱发因素,并提供指导;

(2)避免使用非甾体抗炎药;

(3)注意饮食卫生,规律进食,少用或不用过冷、过热、刺激性食物,戒烟酒,防止损伤胃黏膜;

(4)嘱患者定期门诊复查,如有疼痛持续不缓解、排黑粪等应立即到医院检查。

二、慢性胃炎

慢性胃炎(chronic gastritis)指各种病因所致胃黏膜的慢性非特异性炎症。我国目前采用新悉尼系统的分类方法,根据病理组织学改变和病变部位,结合可能病因,将慢性胃炎分为非萎缩性(既往称浅表性,non-atrophic)、萎缩性(atrophic)、特殊类型3大类。慢性非萎缩性胃炎不伴有黏膜萎缩,病变仅局限于黏膜层,以淋巴细胞和浆细胞的黏膜浸润为主,幽门螺杆菌感染是主要病因。慢性萎缩性胃炎胃黏膜发生萎缩性改变,常伴有肠上皮化生,又分为多灶萎缩性胃炎和自身免疫性胃炎两大类。

【病因与发病机制】

1.幽门螺杆菌(H.pylori)感染

H.pylori 感染是慢性胃炎的主要病因,机制:①幽门螺杆菌具有鞭毛结构,可在胃内黏液层中自由活动,并依靠其黏附素与胃黏膜上皮细胞紧密接触,直接侵袭胃黏膜;②幽门螺杆菌分泌的尿素酶能分解尿素产生 NH_3,中和胃酸,形成有利于幽门螺杆菌定居和繁殖的中性环境,同时损伤上皮细胞膜;③幽门螺杆菌能产生细胞毒素使上皮细胞空泡变性,造成黏膜损害和炎症;④幽门螺杆菌的菌体胞壁还可作为抗原诱导自身免疫反应,后者损伤胃上皮细胞。

2.自身免疫

自身免疫性胃炎病变以富含壁细胞的胃体黏膜萎缩为主。壁细胞可分泌盐酸和内因子,内因子与食物中的维生素 B_{12}(外因子)结合形成复合物,使之不能被消化,到达回肠后,维生素 B_{12} 得以吸收。壁细胞受损后能作为自身抗原刺激机体产生相应的壁细胞抗体和内因子抗体,破坏壁细胞,使之数量减少,导致胃酸分泌减少,内因子不能发挥正常功能,并影响维生素 B_{12} 吸收,从而产生恶性贫血。

3.饮食和环境因素

研究发现,饮食中高盐和缺乏新鲜蔬菜水果与胃黏膜萎缩、肠化及胃癌的发生密切相关。

4.其他因素

长期饮浓茶、咖啡,进食过热、过冷、粗糙食物,长期服用非甾体抗炎药(NSAID),酗酒,肠液反流至胃等均会破坏胃黏膜屏障,损伤胃黏膜。

【临床表现】

1.症状

病程迁延,进展缓慢,无特异性症状。部分患者有上腹疼痛、食欲减退、腹胀、嗳气、恶心等,症状常与进食或食物种类有关。自身免疫性胃炎可伴有恶性贫血、体重减轻。

2.体征

一般无明显体征,少数患者可见舌苔黄白色厚腻、舌乳头萎缩、上腹部有轻度压痛等。

【诊断要点】

因临床表现不典型,确诊必须依靠纤维胃镜检查及胃黏膜活组织病理检查。

【治疗要点】

1.根除幽门螺杆菌

对于幽门螺杆菌引起的慢性胃炎是否应常规根除幽门螺杆菌尚缺乏统一意见。根据2006 年中国慢性胃炎共识意见,根除幽门螺杆菌的治疗特别适用于:①伴有胃黏膜糜烂、中至重度萎缩及肠化生、异型增生者;②有消化不良症状者;③有胃癌家族史者。目前常用方案:一种胶体铋剂(柠檬酸铋钾)或一种质子泵抑制剂(奥美拉唑、兰索拉唑等)加两种抗生素(阿莫西林、甲硝唑、克拉霉素、呋喃唑酮等),疗程 7～14 天。由于各地抗生素耐药情况不同,抗生素及疗程的选择依当地耐药情况而定。

2.消化不良症状的治疗

给予抑酸或抗酸剂、促胃肠动力药、胃黏膜保护剂等经验性治疗。

3.自身免疫性胃炎治疗

目前无特异治疗,给予维生素 B12 治疗恶性贫血。

4.异型增生的治疗

异型增生是胃癌的癌前病变,应高度重视。轻度异型增生的关键是定期随访,重度异型增生宜予预防性手术。

【常见护理诊断/问题】

1.疼痛:腹痛

与胃黏膜慢性炎症有关。

2.营养失调:低于机体需要量

与食欲不振、消化吸收不良有关。

3.活动无耐力

与自身免疫性胃炎致恶性贫血有关。

4.知识缺乏

缺乏对慢性胃炎病因和防治知识的了解。

【护理措施】

1.休息与体位

慢性胃炎急性发作时,患者需卧床休息;恢复期患者生活要有规律,避免过度劳累,注意劳逸结合。

2.饮食护理

(1)饮食原则:鼓励患者养成良好的进食习惯,少量多餐、定时定量、细嚼慢咽,避免摄入粗糙、过咸、过甜、过辣的刺激性食物和饮料,戒除烟酒。

(2)食物选择:向患者说明摄取足够营养素的重要性,与患者共同制订饮食计划,以高热量、高蛋白、高维生素、易消化的饮食为主。指导患者及家属改善烹饪技术，粗粮细做，软硬适中，使食物色、香、味俱全，增进患者食欲。根据病情选择适宜的食物，如胃酸缺乏的患者食物应完全煮熟后食用，以利于消化吸收，并可选用刺激胃酸分泌的食物如肉汤、鸡汤等，或酌情食用酸性食物如山楂、食醋等；高胃酸者应避免进酸性及多脂肪食物，可食用牛奶、菜泥、面包等，口味要清淡，少盐。

3.病情观察

密切观察腹痛的部位、性质等有无改变；观察患者每天进食的数量并定期测体重；观察用药前后患者症状是否改善。如果疼痛性质突然发生改变，且经一般对症处理，疼痛不仅不能减轻，反而加重，需警惕并发症的发生。

4.对症护理

分散注意力缓解紧张情绪可减轻疼痛；用热水袋热敷上腹部，以解除痉挛，缓解疼痛；借助中医针灸疗法缓解疼痛。详见本章第 3 节“消化性溃疡”。

5.用药护理

多潘立酮的不良反应较少，偶可引起惊厥、肌肉震颤等锥体外系症状，宜饭前口服，栓剂最好在直肠排空后插入肛门；莫沙必利可有腹泻、腹痛、口干等不良反应，服用时间不宜过长，孕妇及哺乳期妇女应避免使用本品；应用 2 周后，消化道症状无改善，应停止服用。

6.心理护理

护理人员应向患者说明及时治疗和护理能获得满意的疗效。患者应保持轻松、愉快的心情，紧张、焦虑情绪会诱发加重病情。解释异型增生经严密随访，即使有恶变，及时手术也可获得满意的疗效，使其树立治疗信心，配合治疗。

【健康指导】

(1)向患者及家属讲明慢性胃炎的病因，某些药物对胃黏膜有损伤作用，要尽量避免使用，必须应用者要在医师指导下加用胃黏膜保护药；

(2)教育患者注意饮食卫生及养成良好的饮食习惯，进餐时要细嚼慢咽以使食物充分与胃酸混合；

(3)帮助患者制订戒烟、酒计划；

(4)介绍常用药物的名称、作用、疗程、服用的剂量和方法；

(5)慢性萎缩性胃炎有恶变的可能，嘱患者定期门诊复查。

第二节　消化性溃疡

消化性溃疡是指发生在胃和十二指肠的慢性溃疡，因溃疡形成与胃酸和胃蛋白酶的消化作用有关，故称消化性溃疡，根据发生部位不同分为胃溃疡(GU)和十二指肠溃疡(DU)。

本病是全球常见病，约 10%的人一生中患过此病。临床上十二指肠溃疡比胃溃疡多见，两者之比为 3：：1，男性多于女性，十二指肠溃疡好发于青壮年，胃溃疡发病年龄较十二指肠溃疡约迟 10 年。

【病因与发病机制】

正常生理情况下,由于胃、十二指肠黏膜有一系列的防御和修复功能,因此,胃、十二指肠黏膜在消化和吸收食物营养成分的同时不被强侵蚀力的胃酸和胃蛋白酶损伤。概括起来,胃、十二指肠黏膜有 3 层保护:①黏膜上皮细胞前的黏液和碳酸氢盐:黏液层是一道对胃蛋白酶弥散的物理屏障,黏膜层与上皮细胞之间的碳酸氢盐层是保持胃液与中性黏液间高 pH 值梯度的缓冲层;②上皮细胞:上皮细胞分泌黏液与碳酸氢盐,维持上皮前的结构和功能,对胃酸起屏障作用,上皮细胞再生速度很快,可及时修复受损部位;③上皮后:胃黏膜有丰富的血液供应,为细胞的不断更新和分泌提供营养,并将弥散入黏膜的 H＋带走。此外,前列腺素、表皮生长因子具有保护黏膜细胞的作用。当这一系列防御因素削弱,胃酸和胃蛋白酶才可侵袭黏膜发生溃疡。近年的研究表明,幽门螺杆菌和非甾体抗炎药可以损害胃、十二指肠黏膜屏障导致胃、十二指肠溃疡的发生。

1.幽门螺杆菌(Hp)感染

近年大量研究表明,Hp 感染是消化性溃疡的主要原因。基于两方面证据:①消化性溃疡患者幽门螺杆菌检出率显著高于普通人群,DU 患者检出率约为 90%,GU 患者检出率为 70% $\sim80\%$。②成功根治幽门螺杆菌后,溃疡复发率明显下降;对常规抑制胃酸分泌药物疗效不佳的难治性溃疡,在有效根除 Hp 治疗后可痊愈。

2.药物

NSAID 是引起消化性溃疡的又一常见病因,可通过破坏黏膜屏障使黏膜防御和修复功能受损导致消化性溃疡的发生。NSAID 引起的胃溃疡较十二指肠溃疡多见。溃疡的形成及其并发症的危险因素与服用 NSAID 的种类、剂量、疗程有关,与同时服用抗凝药物、糖皮质激素等因素有关。

3.胃酸和胃蛋白酶

消化性溃疡的最终形成是胃酸和胃蛋白酶的自身消化作用所致,胃蛋白酶只有在 pH＜4 时才有活性,因此,胃酸是溃疡形成的直接和关键原因,胃酸的损害作用只有在胃、十二指肠黏膜的防御和修复机制遭破坏时才发生。综合研究表明,十二指肠溃疡患者中大多存在基础酸排量(BAO)、夜间酸分泌、最大酸排量(MAO)、十二指肠酸负荷增高现象,胃溃疡患者 BAO、MAO 多为正常或偏低,可能的原因是胃溃疡患者多伴有多灶萎缩性胃炎,影响壁细胞的泌酸功能,而十二指肠溃疡患者胃体黏膜损害轻微,壁细胞仍能保持旺盛的分泌能力。

4.其他因素

①吸烟:吸烟影响溃疡愈合,增加溃疡的复发率,其发生机制还不十分明确,可能与吸烟增加胃酸分泌、减少十二指肠碳酸氢盐的分泌、影响胃、十二指肠的正常运动、黏膜损害性氧自由基增加等因素有关。②急性应激:长期临床观察发现情绪应激是消化性溃疡的诱发因素,可能通过神经内分泌途径影响胃、十二指肠分泌、运动和黏膜血液供应,急性应激可引起应激性溃疡已被临床证实。③胃、十二指肠运动异常:十二指肠溃疡患者胃排空增快,影响食物与胃酸的充分混合,造成十二指肠酸负荷增高;胃溃疡患者胃排空减慢,可增加十二指肠液反流入胃,增加胃黏膜侵袭因素。④遗传因素:消化性溃疡发病有家族聚集现象,O 型血者易患 DU 等。

【临床表现】

十二指肠溃疡多发生在球部,胃溃疡多在胃角和胃窦小弯。

典型的消化性溃疡具有三大临床特点:①慢性过程:病程长,可达数年或数十年;②周期性发作:发作和缓解期交替出现,秋冬和早春季节是溃疡病的好发季节,精神因素和过度劳累可诱发;③节律性疼痛。

(一)症状

1.上腹部疼痛

上腹部疼痛是消化性溃疡的主要症状,GU 疼痛多位于剑突下正中或偏左,DU 疼痛常在上腹正中或偏右;性质多为隐痛、胀痛、烧灼痛、钝痛、剧痛或饥饿样不适感;疼痛范围有手掌大小。疼痛具有节律性,与饮食关系密切,GU 患者疼痛常在进餐后 0.5~1 小时出现,持续 1~2 小时后逐渐缓解,至下次进餐前疼痛消失,其典型节律为进食-疼痛-缓解;DU 患者疼痛为饥饿痛、空腹痛或夜间痛,其疼痛节律为疼痛-进食-缓解。

2.其他

患者常有反酸、嗳气、恶心、呕吐等胃肠道症状,可有失眠、多汗、脉缓等自主神经功能失调表现。临床上少数溃疡患者可无症状,首发症状多为呕血和黑粪。

(二)体征

活动期可有上腹部轻压痛,缓解期无明显体征。

(三)并发症

1.出血

最常见,发生率为 10%~15%,以十二指肠溃疡并发出血较为多见。出血是由于溃疡侵蚀周围血管所致,临床表现视出血的部位、速度和出血量决定,一般可表现为呕血或(和)黑粪。

2.穿孔

溃疡病灶向深部发展穿透浆膜层引起穿孔,发生率为 2%~7%,多见于十二指肠溃疡。急性穿孔表现为突发上腹部剧烈疼痛,如刀割样,可迅速遍及全腹,大汗淋漓、烦躁不安,服用抑酸剂不能缓解,是外科常见的急腹症之一。腹部检查可见腹肌紧张,呈板状腹,压痛及反跳痛,肠鸣音减弱或消失,部分患者出现休克。

3.幽门梗阻

发生率为 2%~4%,多由十二指肠溃疡或幽门溃疡引起,分功能性梗阻和器质性梗阻。功能性梗阻是由溃疡周围组织炎性充血、水肿或幽门平滑肌痉挛所致,梗阻为暂时性,炎症消退即可好转,内科治疗有效;器质性梗阻是由溃疡愈合瘢痕收缩或粘连造成,梗阻为持久性,需外科手术治疗。临床表现为上腹持续性胀痛、嗳气、反酸,且餐后加重;呕吐大量酸腐味宿食,呕吐后腹部症状减轻,严重及频繁呕吐者可致失水、低氯、低钾、代谢性碱性中毒及营养不良等;腹部可见胃型、蠕动波,可闻及振水音。

4.癌变

十二指肠溃疡极少发生癌变,胃溃疡癌变的概率在 1% 以下。临床上对年龄在 45 岁以上、有长期 GU 病史、溃疡顽固不愈、粪潜血试验持续阳性者要提高警惕,胃镜检查可帮助确诊,要取多点活组织做病理检查,必要时定期复查。

【诊断要点】

病史是诊断消化性溃疡的主要依据,根据本病具有慢性过程、周期性发作和节律性中上腹疼痛等特点,可做出初步诊断。最后确诊需要依靠胃镜检查和X线钡餐检查,胃镜检查可确定溃疡的部位、形态、大小和数目;X线检查发现龛影是可确诊的唯一依据,其他征象可作为参考。

【治疗要点】

治疗原则为消除病因,控制症状,促进愈合,预防复发和防治并发症。治疗消化性溃疡的药物可分为降低胃酸药物和保护胃黏膜药物两大类,同时还要根除幽门螺杆菌。

(一)降低胃酸药物

1.抗酸药

可直接中和胃酸,迅速缓解疼痛症状。抗酸药不宜单独使用,只作为治疗消化性溃疡的辅助用药,常用药物有碳酸氢钠、碳酸钙、氢氧化铝等。

2.抑制胃酸分泌的药物

(1)H_2-受体拮抗剂:阻止组胺与H2-受体结合,抑制胃酸分泌,临床上特别适用于根除幽门螺杆菌疗程完成后的后续治疗及半量做长期维持治疗。常用药物有西咪替丁、雷尼替丁、法莫替丁,已证明全日量于睡前顿服与一日2～3次分服效果相仿。常规剂量十二指肠溃疡患者疗程4～6周,胃溃疡患者6～8周。服药后基础胃酸分泌量、食物刺激后胃酸分泌量及夜间胃酸分泌量均减少。

(2)质子泵抑制剂(H^+-K^+-ATP酶抑制剂)(PPI):PPI是目前已知的抑制胃酸分泌作用最强的药物,可作用于壁细胞胃酸分泌终末过程的关键酶H^+-K^+-ATP酶,使其失去活性,并不可逆转。与H_2-受体拮抗剂相比,PPI促进溃疡愈合的速度快,溃疡愈合率较高,尤其适合非甾体抗炎药所致溃疡患者不能停用非甾体抗炎药时或难治性溃疡的治疗。PPI是根除幽门螺杆菌基础药物,常用奥美拉唑(洛赛克)20mg,每日2次;兰索拉唑30mg,每日1次;泮托拉唑40mg,每日1次。

(二)保护胃黏膜药物

1.胶体次柠檬酸铋(colloidal bismuth subcitrate,CBS)

除有硫糖铝的作用外,还有较强抑制幽门螺杆菌作用,疗程4～8周。

2.硫糖铝

硫糖铝可黏附在溃疡表面阻止胃酸、胃蛋白酶的侵袭,促进内源性前列腺素合成,刺激表皮生长因子分泌。常规用量为每日1g,分4次口服。

3.前列腺素类药物

可抑制胃酸分泌,增加胃、十二指肠黏膜的黏液和碳酸氢盐分泌,增加黏膜血流,代表药物为米索前列醇。

(三)根除幽门螺杆菌

目前常采用PPI或胶体铋剂为基础加上两种抗菌药物的三联疗法。

【常见护理诊断/问题】

1.疼痛:上腹痛

与消化道黏膜溃疡有关。

2.营养失调:低于机体需要量

与疼痛导致摄入量减少,消化吸收障碍有关。

3.知识缺乏

缺乏溃疡病防治的知识。

4.焦虑

与疼痛症状反复出现,病程迁延不愈有关。

5.潜在并发症

上消化道大出血、胃穿孔。

【护理措施】

1.休息与体位

轻症者适当休息,可参加轻体力活动,注意劳逸结合,避免过度劳累,溃疡活动粪潜血试验阳性患者应卧床休息1～2周。

2.饮食护理

宜选用营养丰富、清淡、易消化的食物,以促进胃黏膜修复和提高抵抗力。急性活动期应少食多餐,每天5～6餐,少食多餐可中和胃酸,减少胃饥饿性蠕动,同时可避免过饱所引起的胃窦部扩张增加促胃液素的分泌。以牛奶、稀饭、面条等偏碱性食物为宜。由于蛋白质类食物具有中和胃酸的作用,可摄取适量脱脂牛奶,宜安排在两餐间饮用,但牛奶中的钙质反过来刺激胃酸分泌,故不宜多饮。脂肪到达十二指肠时虽能刺激小肠黏膜分泌肠抑胃液素,抑制胃酸分泌,但同时又可引起胃排空减慢、胃窦扩张,致胃酸分泌增多,故脂肪摄取也应适量。忌食辛辣、过冷、油炸、浓茶等刺激性食物及饮料,戒烟、酒。

3.病情观察

观察患者腹痛的部位、性质、时间及节律;腹痛与饮食、气候、药物、情绪等的关系;定时测量生命体征,同时注意观察患者的面色,呕吐物,粪便的量、性状和颜色,以便及时发现和处理出血、穿孔、梗阻、癌变等并发症。

4.对症护理

(1)帮助患者认识和去除诱因:讲解消化性溃疡疼痛的诱因,使患者能够在饮食、嗜好、情绪、生活节奏等方面多加注意,并做到坚持服药。

(2)腹痛监测:参见病情观察。

(3)减轻疼痛的护理:参见本章第2节"胃炎"。

5.用药护理

(1)H_2-受体拮抗剂:药物应在餐中或餐后即刻服用,也可一日剂量于夜间顿服。西咪替丁可通过血脑屏障,偶尔引起精神症状;与雄激素受体结合,影响性功能;与肝细胞色素 P450 结合,影响华法林、利多卡因等药物的肝内代谢,用药期间应注意监测肝、肾功能和血常规。雷尼替丁和法莫替丁不良反应较少。

(2)质子泵抑制剂:不良反应较少,可有头晕,初次应用应减少活动。

(3)胃黏膜保护药:此类药在酸性环境下有效。硫糖铝在餐前 1 小时给药,全身不良反应少,常引起便秘;本药含糖量高,糖尿病患者不宜应用。胶体铋剂在餐前 0.5 小时服用,短期服用可有舌苔和粪便变黑,长期服用可造成铋在体内大量堆积引起神经毒性,故不宜长期应用。米索前列醇的常见不良反应是腹泻,可引起子宫收缩,孕妇禁服。

(4)其他药物:抗酸药,如氢氧化铝凝胶等应在餐后1小时或睡前服用,以液体制剂效果最好,服用时要充分摇匀,服用片剂时应嚼服。其与奶制品相互作用可形成络合物,要避免同服。

6.心理护理

不良的心理因素可诱发和加重病情,而消化性溃疡患者因疼痛刺激或并发出血,易产生紧张、焦虑等不良情绪,使胃黏膜保护因素减弱、损害因素增加而致病情加重,故应为患者创造安静、舒适的环境,减少不良刺激;多与患者交谈,使患者了解本病的诱发因素、疾病过程和治疗效果,增强治疗信心,克服焦虑、紧张心理。

【健康指导】

1.活动与休息指导

指导患者合理安排休息时间,保证充足的睡眠,生活要有规律,劳逸结合,避免精神过度紧张,长时间脑力劳动后要适当活动,保持良好心态,在秋冬或冬春气候变化明显的季节要注意保暖。

2.饮食指导

指导患者定时进餐,不宜过饱。生活要有规律,避免辛辣、咖啡、浓茶等刺激性食物及饮料,有烟、酒嗜好者应戒除。

3.用药指导

嘱患者避免应用对胃、十二指肠黏膜有损害的药物,如阿司匹林、泼尼松、咖啡因、利舍平等。嘱患者遵医嘱按时、正确服药,学会观察不良反应,不随意停药,避免复发。

4.心理指导

指导患者身心放松,保持乐观精神,促进溃疡愈合。

5.出院指导

对患者及家属进一步讲解消化性溃疡的病因和诱发因素,嘱患者定期门诊复查,如有疼痛持续不缓解、疼痛规律性消失、排黑粪等应立即到门诊检查。

第三节　肠结核

肠结核(intestinal tuberculosis)是结核分枝杆菌侵犯肠道引起的肠道慢性特异性感染。由于人们生活水平日益提高,预防保健意识增强,结核患病率下降,临床上肠结核的患病率也逐渐降低,但肺结核仍然常见,因此,仍应警惕肠结核的发生。肠结核的临床表现为腹痛、腹部肿块、腹泻与便秘交替及全身中毒症状,多见于青壮年,女性略多于男性。

【病因与发病机制】

病原菌主要为人型结核杆菌,约占90%以上,极少数为牛型结核杆菌。

结核分枝杆菌侵犯肠道主要是经口感染,患者多有开放性肺结核或喉结核,因经常吞咽含结核杆菌的痰液而导致发病;经常和开放性肺结核患者共餐,忽视餐具消毒,也可被感染。肠结核也可由血行播散引起,见于粟粒型肺结核;或由腹腔内结核病灶直接蔓延,如女性生殖器结核。

结核病的发病是人体与结核分枝杆菌相互作用的结果,经上述途径感染只是获得致病的条件,只有当人体抵抗力下降、肠道功能紊乱,侵入的结核分枝杆菌大量繁殖、数量增加、毒力增大时才会发病。

结核分枝杆菌入侵肠道后,多在回盲部引起结核病变,其他部位按发病率高低依次为升结肠、空肠、横结肠、降结肠、阑尾、十二指肠和乙状结肠等。易发生回盲部结核与以下两方面因素有关:①含结核分枝杆菌的食物在回盲部停留时间较长,增加感染机会;②结核分枝杆菌易侵犯淋巴组织,而回盲部淋巴组织丰富。

肠结核病变以炎症渗出为主,当感染菌量多、毒力大时,可发生干酪样坏死,形成溃疡,成为溃疡型肠结核;患者机体免疫状况良好,感染轻,表现为肉芽组织增生、纤维化成为增生型肠结核;兼有两种者称为混合型肠结核。

【临床表现】

多数缓慢起病,病程长,具体表现如下:

(一)症状

1.腹痛

多位于右下腹部,反映结核的好发部位在回盲部,也可牵涉到上腹部或脐周,引起相应部位疼痛。疼痛性质为钝痛或隐痛,进餐可诱发或加重腹痛伴有便意,排便后腹痛不同程度缓解,主要因为进餐后使病变肠曲痉挛或蠕动加强。并发肠梗阻时有腹绞痛,常位于右下腹或脐周,伴有腹胀、肠型及蠕动波,肠鸣音亢进。

2.腹泻与便秘

为肠功能紊乱的表现。溃疡型肠结核主要表现为腹泻,每日排便2~4次,排便次数因病变严重程度和范围不同而异,病变严重而广泛时,腹泻次数增多,可达每日10余次。粪便为不含黏液、脓血的软便,无里急后重感。间断有便秘,大便呈羊粪状,隔数日又有腹泻。增生型肠结核多以便秘为主。

3.腹部肿块

肿块位于右下腹,有压痛,比较固定,质地中等硬度。见于增生型肠结核,若溃疡型肠结核合并有局限性腹膜炎,病变肠曲与周围组织粘连时,或同时伴有肠系膜淋巴结结核也可出现肿块。

4.全身症状和肠外结核表现

常有结核病毒血症表现,溃疡型肠结核较明显,有午后低热、不规则热,伴有乏力、自汗、消瘦、贫血,也可同时存在结核性腹膜炎、活动性肺结核的相关表现。增生型肠结核一般病程较长,偶有低热,多不伴有肠外结核。

(二)体征

慢性病容,消瘦、苍白、倦怠。增生型肠结核右下腹可触及包块,质地中等,较固定,伴有轻、中度压痛。溃疡性肠结核合并局限性腹膜炎、局部病变肠管与周围组织粘连或同时有肠系膜淋巴结结核时,也可出现腹部包块。

(三)并发症

并发症见于晚期患者,常有肠梗阻、结核性腹膜炎,偶见急性肠穿孔。结核性腹膜炎是由结核分枝杆菌引起的慢性、弥漫性腹膜感染,以青壮年女性多见,感染途径有:①腹腔内结核病灶直接蔓延;②血行播散。主要临床表现是腹痛、腹胀、腹泻与便秘交替出现及全身中毒症状。抗结核治疗有效,坚持早期、联合、规则及全程抗结核治疗,一般可用 3～4 种药物联合强化治疗。

【诊断要点】

(1)有肠外结核病史,特别是青壮年有肺结核病史;

(2)有腹泻、右下腹疼痛、低热、自汗等典型肠结核临床表现;

(3)结合 X 线胃肠钡餐检查及纤维结肠镜检查有肠结核征象。

【治疗要点】

肠结核治疗目的是消除症状、改善全身情况、促进病灶愈合及防止并发症。肠结核早期病变可逆,因此强调早期治疗。

1.休息与营养

活动期肠结核需卧床休息。给予高蛋白、高维生素、高热量饮食,必要时可静脉内高营养治疗。

2.抗结核化学药物治疗

化疗是本病治疗的关键,多采用短程化疗,疗程为 6～9 个月,一般用异烟肼与利福平两种杀菌药联合。

3.对症治疗

腹痛可用颠茄、阿托品,摄入不足或腹泻严重者应补充水、电解质。对不完全性肠梗阻患者必要时可行胃肠减压,以缓解肠梗阻症状。

4.手术治疗

适应证:①完全性肠梗阻;②急性肠穿孔或慢性肠穿孔、瘘管形成经内科治疗而未能闭合者;③肠道大量出血,经积极抢救不能有效止血者;④诊断困难须剖腹探查者。

【常见护理诊断/问题】

1.疼痛

与结核分枝杆菌侵犯肠黏膜致炎性病变有关。

2.营养失调:低于机体需要量

与结核分枝杆菌感染、消化吸收障碍有关。

3.腹泻

与肠结核所致肠功能紊乱有关。

4.知识缺乏

缺乏肠结核病的预防和治疗知识。

5.焦虑

与疾病病程长、治疗疗程长有关。

【护理措施】

1.休息与体位

卧床休息。病情稳定后,可逐步增加活动量,以增强机体抵抗力。肠结核患者常有自汗,应注意及时更换床单、衣物,保持干爽。

2.饮食护理

摄入高热量、高蛋白、高维生素、少渣又易消化的食物。有脂肪泻的患者应少食乳制品、易发酵的食物,如豆制品、富含脂肪及粗纤维的食物,以免加快肠蠕动。肠梗阻的患者应禁食。

3.病情观察

注意观察患者的生命体征,腹痛的程度、性质及部位等,及早发现肠梗阻等并发症。每周测量患者体重,以了解营养状况。

4.对症护理

(1)疼痛护理:①严密观察腹痛特点,评估病情进展程度;②与患者交谈,分散其注意力;③采用针灸、按摩等方法缓解疼痛;④按医嘱给予患者解痉、止痛药物,对肠梗阻所致疼痛,应行胃肠减压,无效者需手术治疗;⑤病情出现明显变化,如腹痛明显加重,便血,应立刻通知医师,并积极配合医师采取抢救措施。

(2)腹泻的护理:详见本章第5节"溃疡性结肠炎"。

5.用药护理

遵医嘱给予抗结核药物,让患者及家属了解有关抗结核药物的用法、作用及主要不良反应,若有不良反应出现时应及时报告医师。

6.心理护理

向患者讲解低热、盗汗、腹痛、腹泻等症状出现的原因及有关结核病的知识,使患者认识到此病经过合理、全程化疗是可治愈的。护理人员要充分理解患者,帮助患者消除顾虑,创造一个良好的治疗环境,使患者树立战胜疾病的信心。

【健康指导】

(1)向患者及家属宣传坚持正规与全程治疗肠结核的重要性,帮助患者及家属制订切实可行的用药计划,按时服药,避免漏服,切忌自行间断用药或停药。定期门诊复查;

(2)肠结核预后取决于早期诊断与及时正规治疗,一般预后良好;

(3)肠结核的预防应重点在肠外结核,特别是肺结核的早期诊断与积极治疗;

(4)注意饮食卫生,如牛奶应消毒后饮用,提倡分餐制;

(5)肠结核患者的粪便要消毒处理,防止病原体传播;

(6)加强身体锻炼,合理营养,生活规律,保持良好心态。

第四节　溃疡性结肠炎

溃疡性结肠炎(UC)是一种病因不十分清楚的直肠和结肠慢性非特异性炎性疾病,病变主要限于大肠黏膜与黏膜下层,主要临床表现是腹泻、黏液脓血便、腹痛及里急后重,多见于20

～40 岁。病变位于大肠,多数在直肠和乙状结肠,可扩展至降结肠、横结肠,也可累及全结肠,病变呈连续性、弥漫性分布。

【病因与发病机制】

病因尚未完全清楚,多数研究认为与免疫、遗传及感染 3 大因素有关;精神神经因素、过敏反应可能与疾病的发生有关。本病由多因素相互作用所致。

1.免疫因素

肠道黏膜免疫系统在 UC 肠道炎症发生、发展、转归过程中始终发挥作用。研究表明,UC 的 T 细胞反应低下,除免疫细胞外,肠道上皮细胞、血管内皮细胞等非免疫细胞也参与炎症反应,与局部免疫细胞相互影响而发挥免疫作用,免疫反应中释放多种肠道炎性反应的免疫因子和介质使肠道黏膜损伤。

2.遗传因素

经系统家族调查,显示血缘家族的发病率较高,提示遗传因素在本病发病中起一定作用。目前认为 UC 是多基因病,也是遗传异质性疾病(不同人由不同基因引起),患者在一定环境因素下由于遗传易感而发病。

3.感染因素

本病在病理变化与临床表现方面与细菌性痢疾相似,但迄今未检出致病微生物,因此,有人认为感染是诱发因素。

4.环境因素

近几十年来,UC 发病率持续增高,这一现象出现在社会经济高度发达的国家,首先是北美、北欧,继而是西欧、南欧,最近是日本、南美,表明环境因素的微妙变化对本病有很重要的作用。

5.其他

吸烟、饮食、精神、过敏等因素也与本病的发生有关系。

【临床表现】

大多起病缓慢,偶有急性暴发起病。病程呈慢性经过,发作与缓解交替出现,饮食失调、劳累、精神因素、感染可使疾病复发或加重。

(一)消化系统表现

1.腹泻、黏液脓血便

腹泻是最主要表现,见于绝大多数患者,主要与炎症导致结肠黏膜对水吸收障碍有关。黏液脓血便为炎症渗出、黏膜糜烂及溃疡所致,是本病活动期的重要表现。便血程度和大便次数反映病情严重程度。病变累及直肠、乙状结肠时伴有里急后重,可出现腹泻、便秘交替,此为病变引起直肠排空功能障碍所致。

2.腹痛

缓解期及轻症者无或仅有腹部不适,活动期有轻至中度腹痛,系左下腹或下腹部阵痛,亦可全腹痛,有腹痛-便意-便后缓解的规律。若并发中毒性巨结肠、腹膜炎,则有剧烈腹痛,呈持续性。

3.其他

严重者有食欲减退、恶心、呕吐、腹胀。

4.体征

轻、中型者仅有左下腹压痛,偶可触及痉挛的降结肠、乙状结肠;重者常有明显压痛、鼓肠;如出现肠穿孔、中毒性巨结肠,则有腹肌紧张、反跳痛、肠鸣音减弱等表现。

(二)肠外表现

肠外表现如外周关节炎、结节性红斑、口腔多发性溃疡、坏疽性脓皮病等。

(三)全身表现

全身表现一般出现在中、重型患者,活动期常有低热或中度发热,高热提示有并发症或暴发型。重症者常出现衰弱、消瘦、低蛋白血症及水、电解质紊乱等。

(四)临床分型

根据疾病的病程、严重程度、范围及病期综合分型。

1.临床分型

①初发型:无既往史的首次发作;②慢性复发型:最常见,发作与缓解交替;③慢性持续型:症状持续半年以上,间以症状加重;④急性暴发型:少见,起病急,病情重,全身毒血症状明显,可伴有各种并发症,易出血。上述各型可互相转化。

2.根据病情程度

①轻度:每日腹泻少于 4 次,便血轻或无,无发热、脉速,贫血轻或无,血沉正常;②重度:腹泻每日 6 次以上,有明显黏液脓血便,体温高于 37.5℃,至少持续 2 日以上,脉搏 90 次/分以上,血红蛋白、清蛋白下降,血沉升高,短期内体重明显下降;③中度:介于两者之间。

3.根据病变范围

可分为直肠炎、直肠乙状结肠炎、左半结肠炎、广泛性或全结肠炎。

4.根据病期分型

活动期和缓解期。

(五)并发症

1.中毒性巨结肠

中毒性巨结肠多发生于暴发型或重症患者,临床表现为病情急剧恶化,毒血症明显,有脱水与电解质平衡紊乱,出现鼓肠、腹部压痛,肠鸣音消失。低钾、钡剂灌肠、使用抗胆碱能药物或阿片类制剂是其诱发因素。本并发症预后差,易致急性肠穿孔。

2.直肠结肠癌变

多见于广泛性结肠炎、幼年起病而病程漫长者。

3.其他并发症

肠大出血、肠穿孔、肠梗阻。

【诊断要点】

临床上反复或持续发作的黏液血便、腹痛、里急后重,伴有不同程度的全身中毒症状,在排除感染性肠炎、克罗恩病、缺血性肠炎、放射性肠炎等基础上,结合结肠镜检查以及 X 线钡剂灌肠检查可确诊。

【治疗要点】

治疗目的是控制急性发作,维持缓解,减少复发,防治并发症。

1.一般治疗

急性期卧床休息,给流质饮食;患者需禁食者,给予静脉高营养。腹痛时给予解痉止痛药。

2.氨基水杨酸制剂

柳氮磺胺吡啶(salicy lazosulfapyridine,SASP)为首选药物,适用于轻、中型及重型经治疗已有缓解者,发作时4~6g/d,分4次口服,病情缓解后改为2g/d维持,疗程1~2年。

3.肾上腺皮质激素

适用于暴发型或重型或应用磺胺吡啶类药物无效的患者,常用氢化可的松200~300mg/d或地塞米松10mg/d静脉滴注,7~14天后改为口服泼尼松60mg/d。病情控制后逐渐减量,直至停药。

4.免疫抑制剂

适用于对激素治疗效果不佳或对激素依赖的慢性持续型病例。

5.手术治疗

适用于并发肠穿孔、大出血、重症患者,特别是合并中毒性巨结肠经积极的内科治疗无效者。

【常见护理诊断/问题】

1.腹泻

与肠道炎性刺激致肠蠕动增加及肠内水、钠吸收障碍有关。

2.腹痛

与肠道黏膜的炎性浸润有关。

3.营养失调:低于机体需要量

与频繁腹泻、吸收不良有关。

4.焦虑

与频繁腹泻、疾病迁延不愈有关。

【护理措施】

1.休息与体位

活动期患者应充分休息,减少精神和体力负担。给患者提供安静、舒适的休息环境,使患者得到身心全面的休息,以减少胃肠蠕动,减轻症状。

2.饮食护理

给予易消化、少纤维素、高热量、高蛋白质、少渣软食。急性发作期和暴发型患者应进食无渣流质或半流质饮食,避免摄入生冷及含纤维素多的食物,忌食牛乳和乳制品。病情严重者应禁食并行胃肠外营养,使肠道得以休息以利于减轻炎症、控制症状。

3.病情观察

观察患者腹泻的次数、量、性质,有无腹痛、发热、恶心、呕吐等伴随症状;观察有无口渴、疲乏无力、尿量减少等脱水表现;观察有无电解质紊乱、酸碱失衡的表现;还应观察进食情况,定期测量体重,监测粪便检查结果和生化指标变化。

4.对症护理

针对腹泻护理:①休息:腹泻严重者需卧床休息,安排患者在离卫生间较近的房间,或室内留置便器;②饮食护理与病情观察:同前;③静脉营养:遵医嘱及时补充液体、电解质、营养物质;④肛周皮肤护理:指导患者和家属做好肛门及周围皮肤的护理,如手纸要柔软,擦拭动作宜轻柔,便后用肥皂与温水清洗肛门及周围皮肤,清洗后轻轻拭干局部,必要时局部涂抹无菌凡士林软膏或涂擦抗生素软膏以保护皮肤的完整。

5.用药护理

护理人员应向患者及家属做好有关用药的解释工作,如药物的用法、作用、不良反应等。柳氮磺胺吡啶既可出现恶心、呕吐、食欲不振等消化系统不良反应,又可引起皮疹、粒细胞减少、自身免疫性溶血、再生障碍性贫血等,饭后服用可减少消化道症状,服药期间应定期复查血常规,出现不良反应要及时报告给医师。应用肾上腺皮质激素要注意激素用量和停药注意事项。对于采用灌肠疗法的患者,应指导患者尽量抬高臀部,从而延长药物在肠道内的停留时间。

6.心理护理

由于溃疡性结肠炎病程较长,症状反复出现,患者缺乏战胜疾病的信心,思想顾虑较重,久而久之患者会有抑郁或焦虑。护理人员应耐心向患者做好宣传、解释工作,使其认识到积极配合治疗、良好的心态调节可使症状得到较好控制和长期缓解,帮助患者树立战胜疾病的信心和勇气。

【健康指导】

(1)指导患者从休息、饮食等方面加强自我护理以控制病情的发展,逐步缓解病情直至康复。生活要有规律,注意劳逸结合。轻型患者可从事一般工作。饮食上要摄入高热量、高营养、少纤维、少刺激的食物,补充营养并减少肠道刺激。服用牛奶导致腹泻加重者,应避免服用牛奶及奶制品。

(2)指导患者及家属正确认识疾病,以减轻患者心理压力,保持心情舒畅。

(3)告知患者及家属坚持用药的重要性,说明药物的具体服用方法及有关不良反应。告诫患者不要随意停药,服药期间要定期复查血常规。

第五节　肝硬化

肝硬化是由于一种或多种致病因素长期或反复作用于肝脏,造成以肝细胞坏死、肝组织弥漫性纤维化、假小叶和再生结节形成特征的慢性肝病,门静脉高压和肝功能损害为主要临床表现,晚期可出现上消化道出血、肝性脑病、继发感染等严重并发症。

我国肝硬化患者占内科住院人数的 4%～14%,发病年龄在 35～50 岁,男女比例为(4～8):1。

【病因与发病机制】

引起肝硬化的病因很多,我国以病毒性肝炎最为常见,国外则以酒精中毒居多。

1.病毒性肝炎

主要为乙型、丙型或乙型加丁型重叠感染,甲型和戊型病毒性肝炎不发展为肝硬化。一般认为肝硬化是经过慢性肝炎演变而来的。

2.酒精中毒

长期大量酗酒引起酒精性肝炎,继而发展为肝硬化,主要是乙醇和其中间代谢产物乙醛对肝脏的毒性作用所致。

3.循环障碍

慢性充血性心力衰竭、缩窄性心包炎、肝静脉和(或)下腔静脉阻塞,可使肝脏长期淤血,肝细胞发生缺氧、坏死和结缔组织增生,最终演变为淤血性肝硬化。

4.胆汁淤积

持续存在肝外胆管阻塞或肝内胆汁淤积时,高浓度的胆汁酸和胆红素对肝细胞有损害作用,可导致肝硬化。

5.遗传和代谢障碍

由于遗传或先天性酶缺陷,致使代谢产物积聚于肝脏,引起肝细胞坏死和结缔组织增生。

6.工业毒物或药物

长期接触四氯化碳、磷、砷等或服用甲基多巴、四环素、双醋酚汀等,可引起中毒性肝炎,最终演变为肝硬化。

7.营养障碍

食物中长期缺乏蛋白质、维生素,或脂肪堆积可引起吸收不良和营养失调、肝细胞脂肪变性和坏死以及降低肝对其他致病因素的抵抗力。

8.血吸虫病

虫卵沉积于汇管区,引起纤维组织增生,导致窦前性门静脉高压。

9.免疫紊乱

自身免疫性肝炎可演变为肝硬化。

10.隐源性肝硬化

病因不明者占 5‰～10‰,其中一部分可能由非酒精性脂肪性肝炎发展而成的。

【临床表现】

肝硬化起病隐匿,病程发展一般比较缓慢,病情亦较轻微,可潜伏 3～5 年或更长时间。临床上将肝硬化分为肝功能代偿期和失代偿期,两期的界限不明显。

(一)代偿期

症状轻,或无任何不适。早期以乏力、食欲不振较突出,可伴有上腹部不适、腹胀、恶心、腹泻、厌油腻等,症状经休息或治疗可缓解。肝脏轻度肿大,质偏硬,可有轻度压痛,脾脏轻、中度肿大。肝功能正常或轻度异常。

(二)失代偿期

症状显著,主要为肝功能减退和门静脉高压引起。

1.肝功能减退的临床表现

(1)全身症状:患者一般情况及营养状况差,消瘦、乏力,面色灰暗、无光泽,精神不振,皮肤干而粗糙,有舌炎、口角炎,常有不规则低热及水肿。

(2)消化道症状:食欲明显减退,甚至厌食,进食后感上腹饱胀不适、恶心、呕吐等;对脂肪和蛋白质含量高的食物耐受差,稍进油腻食物即可引起腹泻;患者可因胃肠胀气和腹水终日腹胀。上述症状的产生与门静脉高压引起胃肠道淤血、水肿、消化吸收障碍和胃肠道菌群失调有关。半数以上患者有轻度黄疸,少数可有中或重度黄疸,提示肝细胞有进行性或广泛坏死。

(3)出血倾向和贫血:可有鼻出血、牙龈出血、皮肤紫癜和胃肠出血倾向,系肝脏合成凝血因子减少、脾功能亢进和毛细血管脆性增加所致。患者常有不同程度贫血,是由于肠道吸收障碍、营养不良、胃肠失血以及脾功能亢进等因素引起。

(4)内分泌失调:肝脏对雌激素的灭活功能减退,雌激素水平增高,通过负反馈抑制腺垂体的分泌功能,从而影响垂体-性腺轴或垂体-肾上腺皮质轴的功能,致使雄激素和糖皮质激素减少。雌、雄激素平衡失调,男患者常表现为性欲减退、睾丸萎缩、毛发脱落及乳房发育;女患者有月经失调、闭经、不孕等。部分患者出现蜘蛛痣,主要分布在面颈部、上胸、肩背和上肢等上腔静脉引流区域;手掌大、小鱼际和指端、腹侧部位皮肤发红称为肝掌,肝掌和蜘蛛痣的形成与雌激素增多有关。肝功能减退时,肝脏对醛固酮及抗利尿激素灭活作用减弱,导致继发醛固酮及抗利尿激素增多,致钠、水潴留和水肿,促进和加重腹水的形成。肾上腺皮质功能减退,表现为面部和其他暴露部位皮肤色素沉着。

2.门静脉高压的临床表现

门静脉系统阻力增加和门静脉血流增多是形成门静脉高压的发生机制,门静脉高压症的3大临床表现是脾肿大、侧支循环建立与开放、腹水。

(1)脾肿大、脾功能亢进:脾脏因长期淤血而肿大,一般为轻、中度肿大,上消化道大出血时脾脏可暂时缩小。晚期脾肿大常出现白细胞、红细胞、血小板计数减少,称为脾功能亢进。

(2)侧支循环建立与开放:门静脉压力增高,超过 1.96kPa (20mmH$_2$O)时,正常来自消化器官和脾脏的回心血液至肝脏受阻,致使门静脉系统与腔静脉之间建立门-体侧支循环:①食管和胃底静脉曲张:在门静脉压力持续增高的情况下,食管和胃底静脉曲张明显,常因恶心、呕吐、剧烈咳嗽等使腹腔压力增高,或因粗糙、坚硬食物机械损伤,或因胃酸反流腐蚀损伤时,导致曲张静脉破裂出血,表现为呕血和黑粪,严重者可有周围循环衰竭的表现;②腹壁静脉曲张,脐静脉重新开放,在脐周和腹壁可见以脐为中心向上及下腹延伸的迂曲静脉,脐周静脉曲张明显时,外观呈水母状;③痔静脉扩张,形成痔核,破裂时引起便血。

(3)腹水:占 75% 以上,是肝硬化失代偿期最突出的临床表现,也是患者就医的主要原因。腹水形成与下列因素有关:①门静脉压力增高,使腹腔脏器毛细血管床静水压增高,组织间液回吸收减少而漏入腹腔;门静脉压力增高,肝静脉血流受阻,血浆自肝窦壁渗透致窦旁间隙,形成大量肝淋巴液,超过胸导管的引流能力,淋巴液自肝包膜表面和肝门淋巴管壁漏入腹腔。②血浆清蛋白降低,低于 30g/L 时,血浆胶体渗透压降低,致使血液成分外渗。③有效循环血容量不足致肾血流量减少,肾小球滤过率降低,排尿减少。④抗利尿激素及继发醛固酮增多而引起水、钠重吸收增多。

(三)肝脏触诊

肝脏大小与肝内脂肪浸润、再生结节、纤维化的程度有关。质地坚硬,早期表面光滑,晚期可触及结节或颗粒状,一般无压痛,在肝细胞进行性坏死或炎症时可有轻压痛。

(四)并发症

1.上消化道出血

最常见。多突然发生大量呕血或黑粪,出血原因为食管下段或胃底静脉曲张破裂或并发急性胃黏膜糜烂、消化性溃疡。出血量大可并发出血性休克或诱发肝性脑病,病死率高。

2.肝性脑病

肝性脑病是晚期肝硬化的最严重并发症,也是最常见死因,主要临床表现为性格行为失常、意识障碍、昏迷。

3.胆石症

肝硬化患者胆结石发生率增高,且随肝功能失代偿程度加重,胆石症发生率随之增高。胆囊及肝外胆管结石均较常见。

4.感染

患者机体抵抗力低下,常并发肺炎、胆道感染、大肠埃希菌败血症和自发性腹膜炎等细菌感染。

5.原发性肝癌

患者如短期内出现肝脏迅速增大、持续性肝区疼痛、肝表面发现肿块或腹水呈血性等,应考虑并发原发性肝癌,需做进一步检查。

6.肝肾综合征

又称功能性肾衰竭,表现为自发性少尿或无尿、氮质血症、稀释性低钠血症和低尿钠,但肾脏无明显器质性损害。引起肝肾综合征的关键环节是肾血管收缩,导致肾皮质血流量减少,肾小球滤过率持续下降。

7.肝肺综合征

严重肝病、肺血管扩张和低氧血症组成的三联症。肝硬化时由于体内血管活性物质增多,使肺内毛细血管扩张,肺动、静脉分流,动脉氧合不足,造成通气/血流比例失调,临床表现为卧位呼吸和直立性低氧血症。尚无理想治疗药物,肝移植可能为其根本治疗措施。

8.电解质和酸碱平衡失调

常见的电解质紊乱:①低钠血症:由于长期利尿、大量放腹水导致钠丢失,抗利尿激素增多致水潴留超过钠潴留,低盐饮食引起;②低钾低氯血症与代谢性碱中毒:呕吐、腹泻、摄入不足、长期应用利尿剂或高渗葡萄糖液、继发性醛固酮增多等,均可导致或加重血钾和血氯的降低,低钾低氯血症可导致代谢性碱中毒。

【诊断要点】

主要根据有病毒性肝炎病史、长期饮酒史;患者有肝功能减退和门静脉高压的临床表现;肝脏质地坚硬有结节感;肝功能检查异常;肝活组织检查有假小叶形成等诊断。

【治疗要点】

(一)保护或改善肝功能

1.去除或减轻病因

(1)抗 HBV 治疗:治疗指征为 HBV 阳性的肝硬化失代偿期患者,HBV DNA 阳性,无论 ALT 水平如何。无固定疗程,需长期应用。肝功能失代偿患者不宜使用干扰素。

(2)抗 HCV 治疗:适用于肝功能代偿的肝硬化患者,尽管对治疗的耐受性和效果有所降低,但为使病情稳定、延缓或阻止肝衰竭和肝细胞癌(hepatic cellular cancer,HCC)等并发症的发生,在严密观察下,使用聚乙二醇干扰素-α 联合利巴韦林或普通干扰素联合利巴韦林等方案。

2.营养支持

尽量维持肠内营养,肠内营养是机体获取能量的最好方式,应进食易消化的食物,以糖类为主,蛋白质摄入量以患者可耐受为宜,辅以多种维生素,可给予胰酶助消化。对于食欲减退、不能耐受食物者,可给予易消化的、蛋白已水解为小肽段的肠内营养剂。肝衰竭或有肝性脑病先兆者,应限制蛋白质的摄入。

3.保护肝细胞

胆汁淤积时,微创方法解除胆道梗阻,可避免对肝功能的进一步损伤;也可口服熊去氧胆酸降低肝内鹅去氧胆酸的比例,减少其对肝细胞的破坏。其他保护肝细胞的药物有水飞蓟宾、多烯磷脂酰胆碱、还原型谷胱甘肽及甘草酸二胺。

4.慎用损害肝脏的药物

避免使用疗效不明确的药物,以减轻肝脏代谢负担。

(二)腹水治疗

治疗腹水可减轻症状及防止在腹水基础上发展的一系列并发症如自发性腹膜炎(SBP)、肝肾综合征等。

1.限制水、钠的摄入

钠摄入量限制在 500~800mg/d(相当于氯化钠 1.2~2g/d),摄入水量在 500~1000ml/d。

2.利尿剂

应用原则是联合、间歇、交替使用,常用保钾利尿剂螺内酯和呋塞米联合使用。利尿速度不宜过快、剂量不宜过大,以每天体重减轻不超过 0.5kg 为宜,以免诱发肝性脑病等。

3.经颈静脉肝内门体分流术(transjugular intrahepatic portosystemic shunt,TIPS)

TIPS 以血管介入的方法在肝内的门静脉分支与肝静脉分支间建立分流通道,能有效降低门静脉压力,创伤小、安全性高,显著减少或消除腹水。如果能对因治疗,使肝功能稳定或有所改善,可较长期维持疗效,多数患者术后不需要限盐、限水及长期使用利尿剂,可减少肝移植。

4.排放腹水并补充清蛋白

用于不具备 TIPS 技术、对 TIPS 禁忌及失去 TIPS 机会顽固性腹水的姑息治疗,一般每次放腹水 1000ml,同时输注清蛋白 80g,该方法缓解症状时间短,易于诱发肝性脑病、肝肾综合征。

(三)肝移植手术

肝移植手术是终末期肝硬化治疗的最佳选择。

(四)并发症的治疗

1.自发性腹膜炎

一旦确诊,应立即治疗,早期、足量、联合应用抗生素。主要选用针对革兰阴性杆菌的抗生素,如环丙沙星、氧氟沙星、丁胺卡那等,或选用广谱抗生素如头孢噻肟钠、头孢曲松、头孢哌酮等。通常选择 2~3 种抗生素联合应用,然后根据治疗的反应和细菌培养结果调整抗生素,用药时间不得少于两周。

2.肝肾综合征

①控制上消化道大出血、感染等诱发肝肾综合征的因素。②严格控制输液量,纠正水、盐代谢紊乱和酸碱失衡等。③输入清蛋白、右旋糖酐-70 或腹水回输,提高血容量、改善肾血流量,然后给予利尿剂。④特利加压素联合清蛋白治疗,特利加压素系加压素与甘氨酸的结合物。⑤避免单纯大量放腹水、大量利尿,避免使用肾毒性药物;应用血管活性药物如多巴胺、山莨菪碱等,改善肾血流量,增加肾小球滤过率。

【护理评估】

1.健康史

详细询问患者有无肝炎或输血、心力衰竭、胆道疾病史;是否有在血吸虫病流行区生活史;有无长期化学毒物接触史;有无长期使用对肝脏有损害药物或嗜酒,其用量和持续时间。了解患者有无慢性肠道感染、消化不良、消瘦、黄疸、出血史。询问患者饮食及消化情况,如食欲、进食量及食物种类、饮食习惯及爱好,日常休息及活动量、活动耐力;既往及目前检查、用药和治疗情况。详细询问肝硬化的发生、发展及治疗情况,此次就诊的主要症状,腹水的程度,有无呕血、黑粪及神志变化等。

2.身体评估

(1)意识状态:注意观察患者的精神状态,对人物、时间、地点的定向力,如有表情淡漠、性格改变或行为异常多为肝性脑病表现。

(2)营养状况:身高、体重及全身营养状况,是否消瘦及其程度,有无水肿;应注意当有腹水或皮下水肿时,不能以体重判断患者的营养状况。

(3)皮肤和黏膜:皮肤、黏膜有无黄染、出血点、蜘蛛痣、肝掌、腹壁静脉曲张。

(4)肝、脾:肝、脾触诊应注意其大小、质地、表面情况、有无压痛。

(5)腹水体征:检查腹式呼吸是否减弱,有无腹部膨隆、脐疝,有无移动性浊音,是否因呼吸困难、心悸而不能平卧。

(6)尿量及尿液的颜色:询问患者 24 小时的尿量、颜色。

3.心理、社会状况

肝硬化病程较长,随着病情发展、加重,患者逐渐丧失工作能力,以及长期治病影响家庭生活、经济负担沉重等,使患者及其照顾者常出现各种心理问题和应对不良甚至无效。评估时应注意患者的心理状态,有无个性、行为的改变,有无焦虑、抑郁、易怒、悲观等情绪,应注意鉴别患者是心理问题或并发肝性脑病时的精神障碍表现。评估患者及家庭成员对疾病的认识程度及态度、家庭经济情况以及社会保障情况。

【常见护理诊断/问题】

1.营养失调:低于机体需要量

与肝硬化所致的食欲下降及营养吸收障碍有关。

2.体液过多

与肝硬化所致的门静脉高压、低蛋白血症及水、钠潴留有关。

3.活动无耐力

与肝功能减退、大量腹水有关。

4.有皮肤完整性受损的危险

与水肿、皮肤瘙痒、长期卧床有关。

5.有感染的危险与机体抵抗力低下有关。

【护理目标】

(1)患者能描述营养不良的病因,能遵循饮食计划,保证营养物质的摄入;

(2)能描述水肿的主要原因,腹水有所减轻,感觉舒适;

(3)自觉精神状态良好,体力有所恢复;

(4)皮肤无破损或感染,无其他部位感染。

【护理措施】

1.休息与体位

病室环境整洁、安静、舒适,根据病情合理安排患者休息和活动,代偿期患者可适当从事轻体力活动,失代偿期则需卧床休息,降低肝脏的代谢活动,增加肝脏血流量,以利于肝脏功能的恢复。

2.饮食护理

饮食原则为高热量、高蛋白、高维生素、易消化饮食,血氨偏高者限制或禁食蛋白质,待病情好转后逐渐增加蛋白质的摄入量。蛋白质来源以豆制品、鸡蛋、牛奶、鸡肉、鱼肉、瘦猪肉为主;有肝性脑病先兆或血氨增高时应限制或禁食蛋白质,主要以植物蛋白为主,如豆制品。补充足够维生素,尤其是脂溶性维生素,新鲜蔬菜和水果含有丰富的维生素。有腹水者应低盐或无盐饮食,钠限制在每日 500～800mg(氯化钠 1.2～2.0mg),少食含钠食物,如咸肉、酱菜、酱油、含钠味精等;谷物、瓜果含钠较少,水果、硬壳果、干豆、肉类、马铃薯含钾多。饮水量每日1000ml 左右。戒烟酒。进餐时要细嚼慢咽,避免进食刺激性强、粗纤维多和较硬的食物,以防损伤曲张的食管、胃底静脉导致出血。

3.病情观察

观察生命体征、尿量等情况,注意有无并发症发生,出现异常情况及时通知医师,以便采取紧急措施。

4.对症护理

(1)腹水的护理:①体位:大量腹水患者取半卧位,以减轻呼吸困难;少量腹水患者取平卧位,以增加肝、肾血流量。注意预防压疮。②限制水、钠摄入:遵医嘱严格限制水、钠摄入,向患者及家属讲明其有利于腹水消退。遵医嘱使用利尿剂,并注意观察电解质及酸碱平衡情况。③准确记录 24 小时出入液量,定期测量腹围和体重,并教会患者正确测量和记录方法。④协助腹腔放液:术前向患者说明操作过程和注意事项,测量腹围、体重和生命体征,排空膀胱以免穿刺时损伤;术中及术后监测生命体征,观察不良反应;术毕用无菌敷料覆盖穿刺部位,并观察穿刺部位有无渗液,应缚紧腹带,防止腹腔穿刺后腹压骤降,记录腹水量、颜色、性质,及时送检标本。

(2)皮肤护理:肝硬化患者常伴有四肢水肿,皮肤干燥、瘙痒,机体抵抗力下降,因此应加强皮肤护理。每日可用温水擦浴,避免用力搓拭、使用刺激性的药皂或沐浴液、水温过高等;衣服宜柔软、宽松;床铺要平整、洁净;定时更换体位,以防局部组织长期受压、皮肤损伤发生压疮或感染;皮肤瘙痒时勿搔抓,可涂抹止痒剂,以免皮肤破损和继发感染;向患者解释发生压疮的危险因素和早期表现,指导患者及其家属学会预防的方法。

5.用药护理

遵医嘱静脉补充营养,以提高血浆胶体渗透压。应用利尿剂时注意观察电解质情况。

6.心理护理

肝硬化是慢性病,症状很难控制,预后不良,患者和家属容易产生悲观情绪,护理人员要同情和关心患者,及时解答患者提出的疑问,安慰、理解、开导患者,使患者及家属树立战胜疾病的信心。对有严重焦虑和抑郁的患者,应加强巡视并及时进行心理干预,以免发生意外。

【评价】

(1)患者能叙述不适宜的饮食,并能合理选择有利于健康的饮食;摄入足够的热量、蛋白质、维生素。

(2)腹水减少,由腹水引起的身体不适症状减轻;能叙述产生腹水的原因,正确记录出入量、腹围、体重。

(3)能下床适当活动,自觉体力有所恢复,精神较好。

(4)无皮肤破溃,能正确处理皮肤瘙痒,不搔抓。

【健康指导】

1.知识普及

护士应帮助患者和家属掌握本病的有关知识和自我护理方法,健康人群要避免酗酒、积极治疗病毒性肝炎以防止肝硬化发生。

2.休息、活动指导

代偿期宜适当减少活动,参加较轻的工作,避免劳累;病情加重或合并腹水、食管胃底静脉曲张、肝性脑病时,应卧床休息,腹水者取半卧位。

3.饮食指导

帮助患者制订合理的营养食谱,遵循饮食治疗原则,以高热量、高蛋白、丰富维生素、适当脂肪且易消化饮食为宜。对病情严重或血氨偏高者,根据病情限制蛋白质摄入;有腹水的患者应限制水、钠摄入。此外,忌酒,避免进食粗糙、坚硬或辛辣的刺激食物,以防食管胃底静脉曲张破裂出血。

4.心理指导

告诉患者在疾病早期积极针对病因治疗和加强一般治疗,能使病情缓解及延长其代偿期。在失代偿期,积极对症治疗,让患者了解身心两方面休息对疾病的恢复很重要,要保持心情愉快,生活要有规律,提高生活质量,改善其身心状态,积极配合治疗。

5.用药指导

按医嘱用药,勿擅自增减药物,教会患者观察药物疗效和不良反应,及时识别病情变化并及时就诊。

第六节 原发性肝癌

原发性肝癌(primary carcinoma of the liver)是指肝细胞或肝内胆管细胞发生的肿瘤,是我国常见恶性肿瘤之一,其死亡率在消化系统恶性肿瘤中列第3位,仅次于胃癌和食管癌。我国肝癌死亡率占全球死亡率的45%,江苏启东和广西扶绥发病率最高。本病可发生于任何年龄,以40~49岁多见,男女之比(2~5)∶1。

【病因与发病机制】

原发性肝癌的病因尚未明确,目前认为可能与以下因素有关。

1.病毒性肝炎

原发性肝癌患者中约有1/3有慢性肝炎病史。流行病学调查显示,肝癌高发区人群HBsAg阳性率高于低发区,而肝癌患者HBsAg及其他乙型病毒性肝炎标志物的阳性率达90%,提示乙型肝炎病毒与肝癌发病有关。近年来发现,丙型病毒性肝炎亦与肝癌的发病有关。

2.肝硬化

原发性肝癌合并肝硬化者占50%~90%。病理检查发现肝癌合并肝硬化多为乙型病毒性肝炎后大结节性肝硬化,肝细胞恶化在肝细胞再生过程中发生,丙型病毒性肝炎发展成肝硬化的比例并不低于乙型病毒性肝炎。欧美国家,肝癌常发生在酒精性肝硬化的基础上。一般认为血吸虫性肝硬化、胆汁性或淤血性肝硬化与原发性肝癌无关。

3.黄曲霉毒素

黄曲霉毒素代谢产物黄曲霉毒素B.有很强的致癌作用。流行病学调查发现粮油、食品受黄曲霉毒素B1污染严重的地区,肝癌发病率也相应增高,提示黄曲霉毒素可能是某些地区肝癌发病率高的原因。

4.饮用水污染

肝癌高发区的启示,饮池塘水的居民比饮井水的居民肝癌发病率、死亡率高。

5.其他因素

某些化学物质如亚硝胺类、偶氮芥类、有机氯农药等均是可疑致癌物。硒缺乏、遗传因素、嗜酒也是肝癌的重要危险因素,华支睾吸虫感染可引起胆管细胞癌。

肝癌按病理改变可分为巨块型、结节型、弥漫型、小癌型4种类型;按细胞来源可分为肝细胞型、肝内胆管细胞型和混合型3种。

原发性肝癌可经血行转移、淋巴转移、种植转移使癌细胞扩散,其中,肝内血行转移最早、最常见,肝外血行转移最常见转移到肺,其次为肾上腺、骨、肾、脑。

【临床表现】

原发性肝癌起病多隐匿,早期无典型症状和体征,以AFP普查及B超检查检出的早期肝癌称为亚临床肝癌。自行就诊患者多为中晚期,常有以下临床表现:

1.肝区疼痛

半数以上患者有肝区疼痛,多呈持续性胀痛或钝痛。如病变侵犯横膈,疼痛可牵涉右肩。如肿瘤生长缓慢,可完全无痛或仅有轻微钝痛。肝区疼痛是由于肿瘤增长快速,肝包膜被牵拉所致。如肝癌结节破裂,坏死癌组织及血液流入腹腔时,可引起腹部剧烈疼痛,并迅速遍及全腹。

2.肝大

肝脏呈进行性肿大,质地坚硬,表面凹凸不平,有大小不等的结节或巨块,边缘钝而不整齐,有不同程度的压痛。

3.肝硬化征象

肝癌伴有门静脉高压时可有脾大、脾功能亢进,腹水,侧支循环的建立和开放等表现。

4.黄疸

肝癌晚期可出现黄疸,因肝细胞损害、癌肿压迫或侵蚀肝门附近的胆管,或癌组织和血块脱落引起胆道梗阻所致。

5.恶性肿瘤的全身表现

患者可出现食欲减退、腹胀、食欲减退、乏力、进行性消瘦、发热等;由于癌肿本身代谢异常,可引起低血糖、红细胞增多症、高血钙、高血脂等,称伴癌综合征。

6.转移灶表现

肝癌可向肺、骨、胸腔等处转移,肺或胸腔转移以咯血、气短为主;骨转移局部有压痛或神经受压症状;脑转移则有头痛、呕吐和神经定位性体征。

7.并发症

(1)上消化道出血:出血约占肝癌死亡原因的 15%。肝癌患者常因肝硬化或门静脉、肝静脉癌栓引起门静脉高压,导致食管胃底静脉曲张或小肠静脉淤血,一旦血管破裂,则表现为呕血和黑粪;晚期患者还可因胃肠道黏膜糜烂合并凝血功能障碍而发生广泛出血。

(2)肝性脑病:通常发生在肝癌的终末期,约 1/3 患者因肝性脑病死亡。

(3)肝癌结节破裂出血:约 10% 的患者死于肝癌结节破裂出血。破裂可局限于肝包膜下,表现为局部疼痛;如肝包膜下出血迅速增多则形成压痛性包块;也可破入腹腔引起急性腹膜炎。

(4)继发感染:肝癌患者因长期卧床、放疗或化疗导致白细胞减少、机体抵抗力下降,容易合并肺炎、败血症、肠道感染等。

【诊断要点】

凡有肝炎病史的中年人,特别是男患者,如有原因不明的肝区疼痛、消瘦、进行性肝大者,应作 AFP 测定和其他检查,争取早期诊断。对高危人群(肝炎病史 5 年以上,乙型或丙型病毒标记物阳性,35 岁以上)每年 1~2 次检测 AFP 结合超声显像检查是发现早期肝癌的基本措施。AFP 诊断肝癌的标准参见前述。

【治疗要点】

随着诊疗技术的提高,高危人群的普查和随访,早期肝癌和小肝癌的检出率和手术根治切除率逐年提高,加上手术方法的改进及多种治疗措施的综合应用,肝癌治疗效果有了一定提高。

1.手术治疗

手术切除是目前治疗原发肝癌的最好方法,凡有手术指征者均应积极争取手术切除。手术适应证:①诊断明确,估计病变局限于一叶或半肝,未侵及第一、第二肝门和下腔静脉者;②肝功能代偿良好,凝血酶原时间不低于正常50%;③无明显黄疸、腹水或远处转移者;④心、肺、肾功能良好,能耐受手术者;⑤术后复发,病变局限于肝一侧者;⑥经肝动脉栓塞化疗或肝动脉结扎、插管化疗后,病变明显缩小,估计有可能手术切除者。

由于手术切除仍有很高的复发率,因此术后宜加强综合治疗与随访。

2.局部治疗

(1)肝动脉化疗栓塞治疗(transcatheter arterial chemoembolization,TACE):TACE对肝癌有较好疗效,可提高患者3年生存率,是肝癌非手术治疗的首选方法。

(2)无水乙醇注射疗法(percutaneous ethanol injection therapy,PEI):PEI是在B超引导下,将无水乙醇直接注入肝癌组织内,使癌细胞脱水、变性,产生凝固性坏死,属于一种化学性治疗肝癌的方法。PEI对小肝癌可使肿瘤明显缩小,甚至根治;对晚期肝癌可控制生长速度,延长生存期。PEI目前已被推荐为肿瘤直径小于3cm,结节数在3个以内伴有肝硬化而不能手术治疗的主要治疗方法。

3.物理疗法

局部高温疗法不仅可使肿瘤细胞变性、坏死,还可增强肿瘤细胞对放疗的敏感性,常见方法有微波组织凝固技术、射频消融、高功率聚焦超声治疗、激光等。冷冻疗法和直流电疗法也可杀伤肝癌细胞。

4.肝移植

肝癌合并肝硬化患者,肝移植可将整个病肝切除,是治疗肝癌和肝硬化的有效手段;但若肝癌已有血管侵犯及远处转移(常见肺、骨),则不宜行肝移植术。

5.药物治疗

HBV感染者在手术、局部治疗或肝移植后,均需坚持口服抗病毒药物;肝移植患者需终身使用免疫抑制剂。

【常见护理诊断/问题】

1.疼痛:肝区疼痛

与肝癌细胞增长迅速,肝包膜被牵拉有关。

2.营养失调:低于机体需要量

与恶性肿瘤对机体的慢性消耗以及胃肠道反应有关。

3.有感染的危险

与恶性肿瘤长期消耗及化疗、放疗致白细胞减少、机体抵抗力降低有关。

4.潜在并发症

上消化道出血、肝性脑病、肝癌结节破裂出血。

5.预感性悲哀

与死亡威胁有关。

【护理措施】

1.休息与体位

轻症患者可适当参加日常活动,进行身体锻炼,以不感到劳累、腹痛为原则。重症患者应卧床休息,给予舒适体位以减轻疼痛。

2.饮食护理及营养支持

应提供高蛋白、适当热量、高维生素饮食;伴有肝衰竭或肝性脑病倾向者,蛋白质摄入量应减少或暂禁蛋白质,有腹水时限制水、钠摄入。避免摄入高脂肪、高热量和刺激性食物,防止加重肝脏负担。有恶心、呕吐时,于服用止吐剂后进少量食物,增加进餐次数。进食少者可给予支持疗法,如静脉补液,必要时给予清蛋白等。

3.病情观察

观察有无肝区疼痛加重,有无发热、腹水、黄疸、呕血、便血等;观察有无转移表现,有无肝昏迷先兆表现;密切观察患者体温、脉搏、呼吸、血压,询问有无咽痛、咳嗽、腹泻等感染迹象。病房应定期紫外线消毒,加强口腔和皮肤的护理以预防感染。

4.对症护理

针对疼痛的护理。

(1)给患者创造一个安静、舒适的休息环境,减少各种不良刺激和心理压力,尊重患者,尽量满足患者的要求。

(2)教会患者放松技巧,如深呼吸等,鼓励患者适当参加活动以转移注意力,如与病友交谈、听音乐以及做文字、数字游戏等。

(3)有严重疼痛的患者,应与医师协商给予镇痛药物。最新的镇痛方式为患者自控镇痛(patient controlled analgesia,PCA),即应用特制泵,连续输入止痛药。患者可自行控制,采取间歇性投药,增强患者自我照顾和自主能力以及对疼痛的控制能力。

(4)观察患者疼痛的性质、部位及伴随症状,及时发现问题并协助医师及时处理。

5.肝动脉栓塞化疗术后护理

(1)术前护理:①向患者及家属解释手术的目的、方法和效果,减轻疑虑,积极配合治疗;②做好相关检查,如心电图、血常规、出凝血时间等;③术前1日做碘过敏试验;④术前6小时禁食、禁水,术前半小时遵医嘱给予镇静剂并测量血压。

(2)术中配合:①准备好各种抢救物品和药物;②注射对比剂时密切观察患者有无恶心、心慌、胸闷等过敏反应,并监测血压变化;③注射化疗药物后要注意观察患者有无恶心、呕吐。

(3)术后护理:术后由于肝动脉血供突然减少,可产生栓塞后综合征而出现腹痛、发热、恶心、呕吐、清蛋白降低、肝功能异常等改变,需做好以下护理:①饮食:术后禁食2~3天,后可摄流质并少食多餐,减轻恶心、呕吐等不适症状。②穿刺部位护理:穿刺部位压迫止血15分钟,再加压包扎,沙袋压迫6小时,保持穿刺侧肢体伸直24小时,并观察穿刺部位有无血肿及渗血。③栓塞后综合征护理:48小时内出现腹痛可根据需要按医嘱注射哌替啶以缓解疼痛。少数患者于术后4~8小时体温升高,持续1周左右,应观察体温变化,中、低度发热不需特殊处理,持续高热应与医师联系进行对症处理。

6.心理护理

（1）及时评估患者心理状态,患者最初常因不能接受患重病的打击,产生悲观、绝望、烦躁或抑郁等不良情绪,护理人员应给予诚挚的关心和帮助。

（2）多鼓励患者参与治疗和护理,适当讲解治疗知识,使其增强与疾病斗争的勇气和决心。

（3）关注患者家属的情绪,家属的不良情绪可影响患者,因此也要给予家属一定心理支持,倾听他们的诉说,并给予指导。

【健康指导】

1.心理指导

多与患者沟通,使其保持乐观情绪,以最佳心理状态配合治疗和护理。

2.饮食指导

注意饮水和食物卫生,大力宣传不吃霉变食品及粮食、不饮烈性酒、不酗酒的重要性。告诫患者戒烟、酒,全面摄取各种营养物质,以利肝组织修复,增强机体抵抗力。

3.活动与休息指导

保持生活规律、生活环境稳定,防止情绪波动和劳累,休息可减少肝糖原分解,减少乳酸与血氨的产生。

4.用药指导

按医嘱用药,忌服对肝脏有损害的药物。

5.出院指导

定期复诊;对存在易患因素的患者亲属进行定期普查;指导家属做好工作。

第七节　肝性脑病

肝性脑病(hepatic encephalopathy,HE)过去称肝性昏迷,是由严重肝病引起的以代谢紊乱为基础,中枢神经系统功能失调为主要临床特征的综合征,主要表现为行为失常、意识障碍和昏迷。轻微肝性脑病(minimal hepatic encephalopathy)过去称作亚临床性肝性脑病(subclinical hepatic encephalopathy,SHE),是指患者没有任何临床表现,常规神经系统检查无异常,但精细智力测验和(或)电生理监测可发现异常。

【病因与发病机制】

1.病因

各型肝硬化(病毒性肝硬化最多见)是肝性脑病的主要病因,占70%,肝硬化门体分流形成或门体分流术后更易引起。部分肝性脑病发生于重症病毒性肝炎、中毒性肝炎和药物性肝病的急性或暴发性肝衰竭阶段;少数肝性脑病由原发性肝癌、妊娠期急性脂肪肝及严重胆道感染等并发。常见诱因有上消化道出血、高蛋白饮食、继发感染、便秘、镇静催眠剂和麻醉剂的使用、低血糖、反复过量放腹水及大量排钾利尿等。

2.发病机制

肝性脑病的发病机制迄今尚未完全清楚,目前认为肝细胞功能衰竭和门-腔静脉分流是产生肝性脑病的病理生理基础。来自肠道的许多毒性代谢产物,因肝细胞功能衰竭未被肝脏解毒和清除,经侧支进入体循环,透过血脑屏障至脑部,引起大脑功能紊乱而产生肝性脑病。有关肝性脑病发病机制有许多学说,主要有:

(1)神经毒素学说:氨是促发肝性脑病最主要的神经毒素。血氨主要来自胃肠道,由肠道细菌的尿素酶分解尿素产生,小部分由食物中的蛋白质被肠道细菌氨基酸氧化酶分解产生。氨在体内有两种存在形式,分子型 NH_3 和离子型 NH_4,二者可相互转化,受体内酸碱平衡调节。碱中毒时易使 NH_4 转化为 NH_3,而分子型氨 NH_3 不易排出体外,有毒性,能够透过血脑屏障。肝性脑病时血氨增高主要是由于肝脏将氨合成为尿素的能力减弱、肠道氨未经肝脏解毒而直接进入体循环所致。在引起本病的诱因中,大部分与其可使血氨升高有关。血氨升高可干扰脑细胞能量代谢和神经电传导,导致意识障碍和昏迷。

(2)假神经递质学说:食物中的芳香族氨基酸如酪氨酸、苯丙氨酸等,主要含于动物蛋白质,经肠道细菌脱羧酶的作用分别转变为酪胺和苯乙胺。肝衰竭时,这两种物质在肝内清除发生障碍而进入脑组织,在脑内经 β-羟化酶的作用,分别生成 β-多巴胺和苯乙醇胺,二者的化学结构与正常兴奋性神经递质去甲肾上腺素相似,但不能传递神经冲动或作用很弱,故称假性神经递质。真、假神经递质竞争进入脑细胞,使兴奋性神经冲动不能传递至大脑皮质而产生异常抑制,出现意识障碍和昏迷。

(3)γ-氨基丁酸/苯二氮䓬(GABA/BZ)复合体学说:γ-氨基丁酸(GABA)是哺乳动物大脑的主要抑制性神经递质,由肠道细菌作用于谷氨酸盐后形成,正常时在肝脏代谢。当肝衰竭和门体分流时,GABA 可绕过肝脏进入体循环,使大脑突触后神经元的 GABA 受体明显增多。这种受体不仅能与 GABA 结合,还能与巴比妥和苯二氮䓬(BZ)类药物结合,故称为 GABA/BZ 复合体,共同调节氯离子通道。复合体中任何一种与受体结合,都能促使氯离子传导进入突触后神经元增多,引起神经传导抑制。

(4)色氨酸代谢异常学说:正常情况下色氨酸与血液中清蛋白结合形成大分子,不易通过血脑屏障,肝病时清蛋白合成减少,加之血浆中其他物质对清蛋白的竞争性结合,造成游离色氨酸增多。游离色氨酸可通过血脑屏障,在大脑中代谢生成 5-羟色胺(5-HT)及 5-羟吲哚乙酸(5-HITT),后两者是大脑抑制性神经递质,参与本病的发生,可能与患者早期睡眠方式及日夜节律改变有关。

(5)锰离子:锰具有神经毒性,正常时由肝脏分泌进胆道,然后至肠道排出。肝病时锰不能正常排出并在脑部沉积,除直接对脑组织损伤外,还影响 5-HT、去甲肾上腺素和 GABA 等神经递质的功能,也造成星形细胞功能障碍,与氨有协同作用。

【临床表现】

肝性脑病的临床表现常因原有肝病的性质、肝细胞损害的轻重缓急以及诱因的差异而有所不同。急性肝性脑病常见于急性重型肝炎,诱因为大量侧支循环形成和门体分流术后。根据意识障碍程度、神经系统症状和脑电图改变,将肝性脑病由轻到重分为 5 期:

1.0 期(潜伏期)

0 期又称轻微肝性脑病,无行为、性格的异常,无神经系统病理征,脑电图正常,心理测试或智力测试时有轻微异常。

2.1 期(前驱期)

轻度性格改变和行为失常,如欣快感或淡漠少言、衣冠不整、随地便溺;应答还准确,但吐词不清且较缓慢;可有扑翼(击)样震颤,亦称肝震颤;脑电图多正常。历时数日或数周,有时症状不明显易被忽视。

3.2 期(昏迷前期)

以意识错乱、睡眠障碍及行为失常为主,定向力和理解力减退,对时间、地点、人物的概念混乱,不能完成简单的计算和智力构图(如搭积木等),语言不清、书写障碍;多有睡眠时间倒错,甚至幻觉、恐惧及狂躁;腱反射亢进、肌张力增高、踝阵挛及巴宾斯基征阳性等;此期扑翼样震颤常存在,脑电图可有特征性异常。

4.3 期(昏睡期)

以昏睡和精神错乱为主,患者大部分时间呈昏睡状态,但强刺激可以唤醒。各种神经体征持续存在或加重,扑翼样震颤仍可引出,肌张力高,腱反射亢进,锥体束征常阳性。脑电图有异常波形。

5.4 期(昏迷期)

神志完全丧失,不能唤醒;由于患者无法合作,扑翼样震颤无法引出。浅昏迷时,对疼痛刺激和不适体位尚有反应,腱反射和肌张力仍亢进;深昏迷时,各种反射均消失,肌张力减低,瞳孔散大,可出现阵发性惊厥、踝阵挛。脑电图明显异常。

以上各期之间并无明显界限,前、后期临床表现可有重叠,随病情发展程度可进级或退级。肝功能严重损害的肝性脑病患者常可有明显黄疸、出血和肝臭,易继发各种感染,并发肝肾综合征和脑积水等。

【诊断要点】

病史中有严重肝病和(或)广泛门体侧支循环,或近期存在诱发因素,临床表现有精神错乱、昏睡或昏迷,患者出现典型的扑翼样震颤,伴有血氨增高和脑电图改变,即可诊断肝性脑病。

【治疗要点】

肝性脑病目前无特效疗法,去除肝性脑病的诱因、保护肝脏功能免受进一步损伤、治疗氨中毒及调节神经递质是治疗肝性脑病的主要措施。

1.消除诱因

如积极控制感染,止血和清除消化道积血,通便,避免快速大量排钾利尿,及时纠正水、电解质紊乱及酸碱平衡失调。禁用吗啡类、水合氯醛及巴比妥类镇静药物。

2.减少肠道内氮源性毒物的生成和吸收

(1)饮食:开始数日应禁食蛋白质;病情改善后,饮食中可逐渐增加少量植物蛋白。每日供给足够热量和维生素,热量供给以糖类为主。

(2)灌肠与导泻:清除肠道内积食、积血和其他含氮物质。灌肠可用生理盐水或稀醋酸液,忌用肥皂水,因其呈碱性,可增加氨的吸收;导泻可口服 25%硫酸镁 30~60ml。

(3)抑制肠道细菌生长:选用主要针对肠道产尿素酶细菌的抗生素,减少氨的生成。如新霉素 2~8g/d 或甲硝唑 0.8g/d,分 4 次口服,疗效相当。

(4)乳果糖或乳梨醇:二者口服后到达结肠被细菌分解产生酸性产物,起酸化肠道作用。对忌用新霉素或需长期治疗者,乳果糖或乳梨醇为首选药。乳果糖 30～60g/d 或乳梨醇 30～40g/d,分 3 次口服;亦可将乳果糖稀释至 33.3％保留灌肠。

3.促进有毒物质的代谢和清除,纠正氨基酸代谢的紊乱

(1)L-鸟氨酸-L-门冬氨酸(ornithine-aspartate,OA):OA 是一种鸟氨酸和门冬氨酸的混合物,能促进肝内合成尿素的鸟氨酸循环而降低血氨。

(2)鸟氨酸-酮戊二酸:降氨机制同上,疗效稍差。

(3)谷氨酸钾或谷氨酸钠:谷氨酸钾、谷氨酸钠可与氨结合形成谷氨酰胺而降低血氨,每次用 4 支(谷氨酸钾每支 6.3g/20ml,谷氨酸钠每支 5.75g/20ml),加入葡萄糖液中静脉滴注,每日 1～2 次。谷氨酸钾、钠比例视血清钾、钠浓度和病情而定。

(4)精氨酸:每日 10～20g 加入葡萄糖液中静脉滴注,可促进尿素合成,呈酸性,适用于血 pH 偏高的患者。

(5)人工肝:用活性炭、树脂等进行血液灌流或用聚丙烯腈进行血液透析可清除血氨和其他毒性物质,有一定疗效。

4.调节神经递质

(1)GABA/BZ 复合受体拮抗剂:可以拮抗内源性苯二氮革所致的神经抑制,对部分 3、4 期患者有促醒作用。常用药氟马西尼(flumazenil),起效快,但维持时间短,可 1mg/小时持续静脉滴注。

(2)减少或拮抗假神经递质:支链氨基酸(branched chain amino acid,BCAA)制剂是一种以亮氨酸、异亮氨酸、缬氨酸等为主的复合支链氨基酸制剂,可减少假神经递质的形成,其疗效尚有争议。

5.其他治疗

(1)纠正水、电解质和酸碱平衡失调:每日入液量以不超过 2500ml 为宜,肝硬化腹水患者的入液量应加控制,以免血液稀释、血钠过低而加重昏迷。及时纠正缺钾和碱中毒,缺钾者补充氯化钾,碱中毒可用精氨酸溶液静脉滴注。

(2)重症监护:重症患者可用冰帽降低颅内温度,以减少能量消耗,保护脑细胞功能。深昏迷患者,应做气管切开排痰给氧,保持呼吸道通畅;静脉滴注高渗葡萄糖、甘露醇等脱水剂以防治脑水肿。

6.肝移植

肝移植是治疗各种晚期肝病的有效方法,各种严重肝性脑病在肝移植术后能得到显著的改善。

【常见护理诊断/问题】

1.思维过程改变

与血氨增高、大脑处于抑制有关。

2.营养失调:低于机体需要量

与代谢紊乱,进食少等有关。

3.有受伤的危险

与肝性脑病致精神异常、烦躁不安有关。

4.照顾者角色困难

与患者意识障碍,照顾者缺乏经验有关。

5.知识缺乏

缺乏预防肝性脑病发生的知识。

【护理措施】

1.休息与体位

保持环境安静,限制探视。对烦躁患者应加强保护,防止坠床及撞伤等意外。

2.避免诱因,减少有毒物质的生成和吸收

(1)避免使用含氮药物、催眠药、麻醉药及对肝脏有毒的药物。烦躁不安或抽搐者,可注射地西泮 5～10mg,忌用水合氯醛、吗啡、硫喷妥钠等药物。

(2)保持大便通畅,积极控制上消化道出血,及时清除肠道内积存血液、食物和其他含氮物质。如为上消化道出血后的肝性脑病或发生便秘,应给予灌肠或导泻,可用生理盐水或弱酸性溶液,禁用肥皂水灌肠。对急性门体分流性脑病昏迷患者应首选乳果糖 500ml 加生理盐水 500ml 做保留灌肠,也可口服或鼻饲 25％硫酸镁 30～60ml 导泻。注意观察血压、脉搏,记录尿量、排便量和粪便颜色,加强肛周护理。血容量不足、血压不稳定者不能导泻,以免引起脱水。

(3)注意保持水、电解质和酸碱平衡,有肝性脑病倾向的患者应避免使用快速、大量排钾利尿剂和大量放腹水。大量放腹水时应遵医嘱静脉输入清蛋白以维持有效循环血量,注意防止电解质紊乱。

(4)卧床患者易发生吸入性肺炎、压疮、口腔感染,要加强皮肤护理、口腔护理;防治皮肤、呼吸系统、泌尿系统感染。感染使机体分解代谢提高,氨产生增加,耗氧量增加。如发生感染应遵医嘱及时、准确应用抗生素。

(5)避免发生低血糖,低血糖时能量代谢下降,脑内去氨活动停滞,氨的毒性增强。

3.合理饮食

(1)热量供给:每天总热量来源以糖类为主,昏迷患者鼻饲 25％葡萄糖液供给足够热量,以减少组织蛋白质分解产氨,又有利于促进氨与谷氨酸结合形成谷氨酰胺而降低血氨。

(2)蛋白质的供给:1、2 期患者开始数天应限制蛋白质在每天 20g 以内,3、4 期患者应禁止从胃肠道补充蛋白质,可鼻饲或静脉注射 25％的葡萄糖溶液。患者神志清楚后,可逐渐增加蛋白质摄入,每天 20g,以后每 3～5 天增加 10g,但短期内每天不能超过 40～50g,患者完全恢复后可增加到每天每千克体重 0.8～1.0g,以维持基本的氮平衡。蛋白质应首选植物蛋白,由于植物蛋白富含支链氨基酸和非吸收纤维,后者可促进肠蠕动,被细菌分解后能降低结肠的pH,加速毒物排出和减少氨的吸收。

(3)脂肪的供给:低脂饮食,禁用油炸食物、肥肉、猪油等,因为多余的脂肪在肝内沉积形成脂肪肝会加重肝脏损害。

(4)维生素的供给:食物配制应注意含丰富维生素,尤其富含维生素 C、B、K、E 等,不宜用维生素 B_6,因其可使多巴在周围神经处转为多巴胺,影响多巴进入脑组织,影响中枢神经的正常递质传导。

(5)注意水、电解质的平衡:肝性脑病多有水潴留倾向,水不宜摄入过多,一般每天入量为尿量加 1000ml 左右,对可疑脑水肿患者尤应限制。除肾功能有障碍者,钾应补足,但钠盐要限制。准确记录出入量,按需要测定血钠、钾、氯化物、血氨、尿素等。

4.病情观察

观察并记录患者的生命体征、瞳孔大小、对光反射、意识状态及行为表现等,如有异常应及时报告医师,以便及时处理;观察患者的思维、认知情况,以判断患者意识障碍的程度;安慰患者,给予患者情感支持,患者清醒时向其讲解意识障碍的原因;患者如有烦躁不安要加强护理,以防出现意外伤害。

5.对症护理

意识障碍的护理。

(1)对前 3 期患者的性格改变和行为异常应予重视并严密观察,协助医师及早诊断、及时处理以控制病情恶化。对于烦躁不安者,要予以保护,防止坠床。注意患者指甲不宜过长,以防抓伤皮肤。

(2)对第 4 期的昏迷患者,要加强基础护理,特别注意保持呼吸道通畅,防止感染、压疮的发生。

(3)对有抽搐、脑水肿的患者可戴冰帽,降低颅内温度,减少能量消耗,保护脑细胞功能,应用脱水剂时要注意滴速和尿量。

6.用药护理

认真执行医嘱,了解各种药物的作用、不良反应、给药注意事项等。如静脉注射精氨酸速度不宜过快,以免引起流涎、面色潮红与呕吐等反应;乳果糖在肠内产气增多可引起腹胀、腹痛、恶心、呕吐等不良反应,服用时以调节到每天排便 2~3 次,大便 pH 5~6 为宜;应用谷氨酸钾或谷氨酸钠时要注意观察患者的尿量、腹水的程度以及电解质情况;新霉素不宜长期应用,一般不宜超过 1 个月,因其可引起听力和肾功能损害;应用苯甲酸钠时注意患者有无饱胀、腹痛、恶心、呕吐等。

7.心理护理

体贴、关怀、安慰患者,尊重患者的人格,切忌嘲笑患者的异常行为。帮助照顾者合理安排时间,制订合理、科学的照顾计划,将各种需要照顾的内容和方法进行讲解示范,鼓励其增强信心,协助患者共度难关。

【健康指导】

1.知识宣教

向患者及其家属介绍导致肝性脑病的各种诱因及其他有关知识,指导患者避免各种诱因。使患者及家属认识病情的严重性,嘱患者要加强自我保健意识,树立战胜疾病的信心。

2.饮食和生活指导

指导患者及家属制订合理的饮食计划,不宜进食过量蛋白质及粗糙食物,保持大便通畅。改变不良生活习惯和方式,戒酒。

3.用药指导

指导患者严格按医嘱服药,了解药物的不良反应.告诉患者及家属应慎用或避免使用的药物名称。

4.定期复查

要求患者定期复诊,告诉患者及家属肝性脑病发生时的早期征象,以便能及时就医。

第八节　急性胰腺炎

急性胰腺炎(acute pancreatitis)是多种病因导致的胰酶在胰腺内被激活后引起胰腺组织自身消化所致的化学性炎症,是消化系统的常见病,临床以急性腹痛,发热伴有恶心、呕吐及血尿淀粉酶增高为特点。根据病理损害程度将急性胰腺炎分为水肿型和出血坏死型两种类型,水肿型多见,病情常呈自限性,于数天内自愈;出血坏死型则病情较重,易并发休克、腹膜炎、继发感染等,死亡率高。本病多见于青壮年,女性多于男性。

【病因与发病机制】

引起急性胰腺炎的病因较多,在我国以胆道疾病最为常见,西方国家则以大量饮酒和暴饮暴食常见。

1.胆道疾病

导致急性胰腺炎的胆道疾病中最常见的是胆石症。可能引起胆源性胰腺炎的因素:①解剖上有70%～80%的胰管和胆总管汇合后共同开口于十二指肠壶腹部,上述疾病可致壶腹部狭窄和(或)Oddi括约肌痉挛,造成胆汁逆流入胰管,胆盐损伤胰管黏膜的完整性,使胰腺分泌的消化酶进入胰实质,引起急性胰腺炎;②胆石移行中损伤胆总管、壶腹部或胆道炎症引起暂时性Oddi括约肌松弛,使富含肠激酶的十二指肠液反流入胰管,激活胰酶,引起急性胰腺炎;③胆道炎症时,细菌毒素、游离胆酸、非结合胆红素及溶血卵磷脂等可通过胆胰间淋巴管交通支扩散至胰腺,激活胰酶,引起急性胰腺炎。

2.大量饮酒和暴饮暴食

大量饮酒和暴饮暴食可致胰液分泌量增加,刺激Oddi括约肌痉挛、乳头水肿,使胰液排出受阻,胰管内压力增加,胰管破裂引起急性胰腺炎。暴饮暴食还可使胆汁分泌增加,在发病中也起到重要作用。

3.胰管梗阻

胰管结石、狭窄及肿瘤等可使胰液排泄受阻,胰管内压增高,导致胰腺腺泡破裂,胰液消化酶溢入间质引起急性胰腺炎。

4.其他因素

腹部手术或外伤可直接或间接损伤胰腺组织引起胰腺炎;任何原因引起的高钙血症和高脂血症,均可使胰管硬化,增加胰液分泌和促进胰蛋白酶原激活,引起胰腺炎;某些药物如硫唑嘌呤、糖皮质激素、磺胺类等可损伤胰腺组织,影响胰腺正常分泌,使胰液黏稠度增加,引起急性胰腺炎。

在上述各种病因作用下,胰液中的胰酶在胰腺内被激活,使胰腺自身组织发生了化学性消化。其中起主要作用的活化酶有:①磷脂酶A2:可分解细胞膜的磷脂,其产物的细胞毒作用导致胰实质凝固性坏死及溶血；②激肽释放酶：可使激肽酶原变为缓激肽和胰激肽，使血管舒张和通透性增加，引起水肿和休克；③弹性蛋白酶：可溶解血管弹性纤维引起出血和血栓形成；④脂肪酶：渗入胰周脂肪层包囊时，可致脂肪组织液化性坏死。

【临床表现】

水肿型胰腺炎症状相对较轻；出血坏死型胰腺炎起病急骤，症状严重，变化迅速，常伴有休克及多种并发症。

1.症状

(1)腹痛：腹痛为本病的首发症状和主要表现，多为中、上腹剧痛，呈持续性，向腰背部呈带状放射，弯腰抱膝体位可缓解，进食可加剧。水肿型者腹痛持续 3～5 天后缓解；坏死型者病情发展迅速，疼痛剧烈而持续，由于腹腔渗液扩散可引起腹膜炎，致全腹痛。

(2)恶心、呕吐及腹胀：恶心、呕吐及腹胀是本病常见的症状。恶心、呕吐多在发病后出现，呕吐物为食物残渣及胆汁，呕吐后腹痛并不减轻。常伴有腹胀，严重者可并发麻痹性肠梗阻。

(3)发热：多数患者有中度以上发热，持续 3～5 日。坏死型胰腺炎或并发腹膜炎、胰腺脓肿等继发感染时，可有持续高热。

(4)低血压或休克：低血压或休克仅见于坏死型胰腺炎。休克主要原因为有效循环血容量不足，部分患者可由于出血或感染等原因所致。

(5)水、电解质及酸碱平衡紊乱：患者多有轻重不等的脱水；呕吐频繁可致代谢性碱中毒，重症者可发生代谢性酸中毒、低钾血症和低镁血症，少数患者可出现持续低钙血症。

2.体征

水肿型胰腺炎患者腹部体征较轻，上腹部压痛不明显，无腹肌紧张及反跳痛，少数有轻度腹胀伴肠鸣音减弱。坏死型胰腺炎腹膜刺激征明显，腹肌紧张，全腹明显压痛及反跳痛。伴麻痹性肠梗阻时，可有明显腹胀，肠鸣音减弱或消失；可出现腹水征，腹水多呈血性；患者脐周皮肤青紫(Cullen 征)或两侧胁腹部皮肤出现青紫(Grey-Turner 征)；胆总管或壶腹部结石、胰头炎性水肿压迫胆总管时，可出现黄疸。

3.并发症

可分为局部并发症和全身并发症。

(1)局部并发症：①胰腺脓肿：坏死型胰腺炎起病 2～3 周后，因胰腺及胰周坏死继发感染而并发胰腺脓肿，可出现高热、腹痛、上腹肿块和中毒症状；②胰腺假性囊肿：假性囊肿常发生在病后 3～4 周，由胰液和液化的坏死组织在胰腺内或其周围被包裹形成，囊肿破裂可致胰源性腹水。

(2)全身并发症：重症胰腺炎常并发不同程度的多器官衰竭：①上消化道出血：多由应激性溃疡或上消化道黏膜糜烂引起。②败血症及真菌感染：局部感染扩散，可并发败血症，且常与胰腺脓肿并存；重症患者机体抵抗力低下，加上大量应用抗生素，易并发真菌感染。③急性肾衰竭：表现为少尿、蛋白尿和进行性血尿素氮、肌酐升高。④急性呼吸窘迫综合征：突然发作的进行性呼吸窘迫、发绀等。⑤心力衰竭与心律失常：常伴有心包积液。⑥高血糖：多为暂时性。⑦胰性脑病：表现为精神异常(幻想、幻觉)和定向力障碍。

【诊断要点】

有胆道疾病、酗酒、暴饮暴食等病史,患者突然出现上腹部持续疼痛伴恶心、呕吐,血、尿淀粉酶升高,即可诊断为急性胰腺炎。

【治疗要点】

治疗原则为减轻腹痛、减少胰腺分泌、防治并发症。轻症急性胰腺炎,经3~5天积极治疗多可治愈。重症急性胰腺炎必须采取综合性措施,积极抢救治疗。

1.轻症急性胰腺炎治疗

①禁食及胃肠减压:目的在于减少胃酸分泌,进而减少胰液分泌,以减轻腹痛和腹胀;②静脉输液:补充血容量,维持水、电解质和酸碱平衡;③止痛:腹痛剧烈者可予哌替啶;④抗感染:我国大多数急性胰腺炎与胆道疾病有关,故多应用抗生素;⑤抑酸治疗:静脉给予 H_2-受体拮抗剂或质子泵抑制剂。

2.重症急性胰腺炎治疗

除上述治疗措施外,还应:①维持水、电解质平衡:积极补充液体和电解质,维持有效循环血容量;伴有休克者,应给予清蛋白、新鲜血或血浆代用品。②营养支持:早期一般采用全胃肠外营养(total parenteral nutrition,TPN)。如无肠梗阻,应尽早过渡到肠内营养(enternal nutrition,EN),以增强肠道黏膜屏障。③抗感染治疗:重症患者常规使用抗生素,以预防胰腺坏死并发感染,常用药物有氧氟沙星、环丙沙星、克林霉素、甲硝唑及头孢菌素类等。④减少胰液分泌:生长抑素具有抑制胰液分泌、胰酶合成的作用。尤以生长抑素和其拟似物奥曲肽疗效较好,生长抑素剂量为 $250\mu g/h$,奥曲肽为 $25\sim50\mu g/h$,持续静脉滴注,疗程3~7天。⑤抑制胰酶活性:仅用于重症胰腺炎的早期,常用药物有抑肽酶,(20万~50万)U/d,分2次溶于葡萄糖液静脉滴注;加贝酯 $100\sim300$mg 溶于 $500\sim1500$ml 葡萄糖盐水,每小时 2.5mg/kg,静脉滴注。

3.并发症治疗

对急性出血坏死型胰腺炎伴腹腔内大量渗液者,或伴急性肾衰竭者,可采用腹膜透析治疗;急性呼吸窘迫综合征除药物治疗外,可做气管切开和应用呼吸机治疗;并发糖尿病者可使用胰岛素。

4.其他治疗

(1)内镜下奥迪括约肌切开术(endoscopic sphincterotomy,EST):EST 适用于胆源性胰腺炎合并胆道梗阻或胆道感染者。

(2)中医治疗:中医治疗对急性胰腺炎有一定疗效。

(3)外科治疗:①腹腔灌洗可清除腹腔内细菌、内毒素、胰酶、炎性因子等;②对于急性出血坏死型胰腺炎经内科治疗无效,或胰腺炎并发脓肿、假性囊肿、弥漫性腹膜炎、肠穿孔、肠梗阻及肠麻痹坏死时,需实施外科手术治疗。

【常见护理诊断/问题】

1.疼痛:腹痛

与急性胰腺炎所致的胰腺组织水肿、坏死有关。

2.体温过高

与胰腺炎症有关。

3.潜在并发症

休克、急性腹膜炎、急性肾功能不全。

4.有体液不足的危险

与禁食、呕吐、胰腺急性出血有关。

【护理措施】

1.休息与体位

急性期应绝对卧床休息,采取弯腰曲膝侧卧位,待病情缓解后逐渐增加活动。因剧痛辗转不安者要防止坠床,必要时加护栏。环境要安静,避免增加患者焦虑。

2.饮食护理

急性期严格禁食、禁水1~3日,甚至更长;有腹胀者予胃肠减压。患者口渴时可含漱或用水湿润口唇,向患者及家属解释禁食、禁饮的重要性,以取得积极配合。病情缓解后可恢复进食,从少量流质、半流质渐进为普通饮食,先给予对胰腺刺激小的糖类,慢慢增加蛋白质及少量脂肪,切忌暴饮暴食及酗酒。

3.病情观察

注意观察腹痛、恶心、呕吐、发热等症状的程度及变化;观察呕吐物、引流物、大小便的量和性质,观察皮肤、黏膜的色泽与弹性变化,判断失水程度;准确记录24小时出入量,作为补液依据;定时监测生命体征及意识的变化等以防治休克。严密观察心、肺、肾等重要脏器功能的变化,防止多器官衰竭并发症的发生,如有异常及时报告医师,并协助医师积极治疗。

4.对症护理

剧烈腹痛是最突出症状,应采取相应护理措施。

(1)腹痛监测:严密观察患者腹痛的变化情况,通过对神志、面容、生命体征等的观察判断疼痛的严重程度;对急性腹痛患者,应详细了解疼痛的特点,重点询问患者腹痛的部位、性质、程度、持续时间以及伴随症状。

(2)减轻疼痛的护理:协助患者采取有利于减轻疼痛的体位;应用转移注意力法、音乐疗法等缓解疼痛;遵医嘱合理应用镇痛药物,急性腹痛诊断未明者,不可随意使用镇痛药,以免掩盖症状、体征而延误病情。

5.用药护理

反复使用哌替啶止痛可能成瘾。禁用吗啡,因其可致括约肌痉挛,加重病情。肌内注射阿托品可致膀胱尿潴留,每日需做膀胱触诊,有膀胱尿潴留时给予导尿。生长抑素入量超过$50\mu g/min$时,可致眩晕、耳鸣、恶心、呕吐,要调节滴速。使用加贝酯有时可出现恶心、皮疹、暂时性血压下降等不良反应,应注意观察。

6.心理护理

由于疼痛剧烈,患者易产生紧张、焦虑等不良情绪,诱发和加重病情,故应为患者创造安静、舒适的环境,减少不良刺激,采取有效止痛措施缓解疼痛。同时多与患者交谈,使其了解本病的诱发因素、疾病过程和治疗效果,增强治疗信心,克服焦虑、紧张情绪。

【健康指导】

(1)帮助患者及其家属了解本病的主要诱发因素;

(2)指导患者及家属掌握饮食卫生知识,使患者养成规律进食习惯,避免暴饮暴食,戒烟、酒,平时应食用低脂、低蛋白、无刺激的食物,防止复发;

(3)有胆道疾病、十二指肠疾病者宜积极治疗。

第八章　泌尿系统疾病患者的护理

第一节　急性肾小球肾炎

急性肾小球肾炎(acute glomerulonephritis,AGN)简称急性肾炎,是以急性肾炎综合征为主要临床表现的一组疾病,起病急,以血尿、蛋白尿、水肿和高血压为主要表现,可伴有一过性氮质血症。本病常有前驱感染,多见于链球菌感染后,其他细菌、病毒和寄生虫感染后也可引起。

【病因与发病机制】

本病常因 β-溶血性链球菌"致肾炎菌株"感染所致,常见于上呼吸道感染(如急性扁桃体炎、咽炎)、猩红热或皮肤感染(脓疱疮)后,感染导致机体产生免疫反应而引起双侧肾脏弥漫性炎症反应。

【临床表现】

本病好发于儿童,男性多见。前驱感染后常有 1～3 周(平均 10 天)的潜伏期,相当于致病抗原初次免疫后诱导机体产生免疫复合物所需的时间,呼吸道感染的潜伏期较皮肤感染者短。本病起病较急,病情轻重不一,轻者呈亚临床型(仅尿常规及血清补体 C_3 异常),典型者呈急性肾炎综合征表现,重者可出现急性肾衰竭。本病大多预后良好,常在数月内临床自愈。

1.血尿

血尿常为患者起病的首发症状和就诊的原因,几乎所有患者均有肾小球源性血尿,约 30% 出现肉眼血尿。尿液呈洗肉水样,一般于数天内消失,也可持续数周转为镜下血尿。

2.水肿

80% 以上患者可出现水肿,多表现为晨起眼睑水肿,面部肿胀感,呈"肾性面容",可伴有下肢轻度凹陷性水肿,少数严重者出现全身性水肿、胸水、腹水等。

3.高血压

约 80% 患者患病初期水、钠潴留时,出现一过性的轻、中度高血压,常为以舒张压升高为主,经利尿后血压可逐渐恢复正常。少数出现严重高血压,甚至高血压脑病。

4.肾功能异常

大部分患者起病时尿量减少(每天 400～700ml),少数为少尿(每天<400ml),可出现一过性的轻度氮质血症。一般于 1～2 周后尿量逐渐增加,肾功能于利尿后数天恢复正常,极少数出现急性肾衰竭。

【诊断要点】

链球菌感染 1～3 周后出现血尿、蛋白尿、水肿、高血压,甚至少尿及氮质血症等急性肾炎综合征表现,伴血清 C_3 降低,发病 8 周内病情减轻或完全恢复正常,即可临床诊断为急性肾小球肾炎。如肾小球滤过率进行性下降或病情于 2 月内未见全面好转应及时做肾活检,以明确诊断。

【治疗要点】

以休息、对症处理为主。急性肾衰竭患者应予短期透析,待其自然恢复。本病为自限性疾病,不宜用激素及细胞毒药物。

1.一般治疗

具体参见本节护理部分。

2.对症治疗

利尿消肿、降血压、预防心脑合并症如高血压脑病和急性左心衰竭等的发生,通常利尿治疗有效。经休息、低盐饮食和利尿后高血压控制不满意时,可加用降压药物。

3.控制感染灶

反复发作的慢性扁桃体炎,待肾炎病情稳定后,可做扁桃体摘除术,手术前后两周应注射青霉素或其他抗生素。

4.透析治疗

少数发生急性肾衰竭有透析指征时,及时予以透析治疗。本病具有自愈倾向,肾功能多可逐渐恢复,一般不需长期维持透析。

5.中医药治疗

病变发展期有外感表证及水肿、尿少、血尿,治则为祛风利水、清热解毒、凉血止血等。恢复期主要为余邪未尽,正气虽有耗损,但临床表现虚证不明显,治疗仍以祛邪为主。

【常见护理诊断/问题】

1.体液过多:水肿

与肾小球滤过率下降,水、钠潴留有关。

2.活动无耐力

与疾病处于急性发作期、水肿、高血压有关。

3.有皮肤完整性受损的危险

与机体抵抗力下降、皮肤水肿有关。

【护理措施】

1.休息和活动

①急性期患者绝对卧床休息 4～6 周,待水肿消退、肉眼血尿消失、血压平稳、尿常规及其他检查基本正常后,方可逐步增加活动量。卧床时宜抬高下肢,增加静脉回流,以减轻水肿,增加肾血流量和尿量,改善肾功能,减少血尿、蛋白尿。②指导患者经常变换体位,协助年幼体弱者翻身,用合适的软垫支撑受压部位,并予以适当按摩和被动运动。阴囊水肿者,可用吊带托起。③病情稳定后逐渐做一些轻体力活动,避免劳累和剧烈活动,坚持 1～2 年,待完全康复后才能恢复正常的体力劳动。

2.饮食护理

(1)钠盐:急性期有水肿、高血压时严格限制钠盐摄入(每天＜3g),特别严重者禁盐,以减轻水肿和心脏负担。当病情好转、血压下降、水肿消退、尿蛋白减轻后,由低盐饮食逐渐过渡到普通饮食,防止长期低钠饮食及应用利尿剂引起水、电解质紊乱或其他并发症。

(2)水和钾:严格记录 24 小时的出入水量。每天入水量为不显性失水量(约 500ml)加上 24 小时尿量,入水量包括饮食、饮水、服药和输液等所含水的总量,注意见尿补钾。

(3)蛋白质:肾功能正常时,给予正常量的蛋白质摄入(每天每千克体重 lg),出现氮质血症时,限制蛋白质的摄入,优质动物蛋白占 50%以上,如牛奶、鸡蛋、鱼等,以防增加血中含氮代谢产物的潴留。此外,注意饮食热量充足、易于消化和吸收。

3.皮肤护理

(1)水肿较严重的患者应着宽松、柔软的棉质衣裤、鞋袜。协助患者做好全身皮肤、黏膜的清洁,指导患者注意保护好水肿的皮肤,如清洗时注意水温适当、勿过分用力,平时避免擦伤、撞伤、跌伤、烫伤。

(2)注射时严格无菌操作,采用 5~6 号针头,保证药物准确、及时输入,注射完拔针后,用无菌干棉球按压穿刺部位直至无液体从针口渗漏。严重水肿者尽量避免肌内和皮下注射。

4.病情观察

①定期测量患者体重,观察体重变化和水肿的部位、分布、程度和消长情况,注意有无胸腔、腹腔、心包积液的表现;观察皮肤有无红肿、破损、化脓等情况发生。②监测生命体征,尤其血压的变化,注意有无剧烈头痛、恶心、呕吐、视力模糊,甚至神志不清、抽搐等高血压脑病的表现;测量体温注意有无发热,发现问题及时给予处理。③监测尿量的变化,如经治疗尿量没有恢复正常,反而进一步减少,提示严重的肾实质损害。同时密切监测、追踪尿常规、肾小球滤过率、BUN、Scr、血浆蛋白、血清电解质等变化。

5.用药护理

遵医嘱使用利尿剂,观察药物的疗效及可能出现的不良反应,如低钾、低氯等电解质紊乱。呋塞米等强效利尿剂有耳鸣、眩晕、听力丧失等暂时性耳毒性,也可发生永久性耳聋。

6.心理护理

血尿可让患者感到恐惧,限制患者的活动可使其产生焦虑、烦躁、抑郁等心理,鼓励其说出自己的感受和心理压力,使其充分理解急性期卧床休息及恢复期限制运动的重要性。患者卧床期间,护士尽量多关心、巡视,及时询问患者需要并给予解决。

【健康指导】

1.休息与活动

急性期注意休息,限制活动量;平时适当加强体育锻炼,增强体质。

2.预防感染和交叉感染

及时治疗感冒、咽炎、扁桃体炎、皮肤感染,及时添减衣被和清洁皮肤,防止受冻、潮湿和过劳;尽量少去人员集中的公共场所,做好消毒隔离工作。

3.定期随访

急性肾炎临床症状消失后,蛋白尿、血尿等可能仍存在,需 1~2 年方可恢复。

第二节　慢性肾小球肾炎

慢性肾小球肾炎(chronic glomerulonephritis,CGN)简称慢性肾炎,指起病方式各有不同,病情迁延,病变进展缓慢,可有不同程度的肾功能减退,最终将发展成慢性肾衰竭的一组肾小球疾病,主要临床表现为蛋白尿、血尿、水肿、高血压。因不同的病理类型及病程阶段,疾病表现呈多样化。

【病因与发病机制】

仅少数患者由急性肾炎直接迁延或临床痊愈1年以上辗转成为慢性肾炎,绝大多数患者与急性肾炎无关,病因不明,起病即属慢性。

本病的病理类型、病因及发病机制不尽相同,但起始因素多为细菌、原虫、病毒等感染后引起免疫复合物介导性炎症,也有非免疫非炎症性因素参与,如肾小球内高压、高灌注、高滤过等因素也可促进肾小球硬化。另外,疾病过程中出现的高脂血症、蛋白尿等也会加重肾脏的损伤。

慢性肾炎的常见病理类型有系膜增生性肾炎、系膜毛细血管性肾炎、膜性肾病及局灶性节段性肾小球硬化等。上述所有类型疾病进展至晚期,肾体积缩小、肾皮质变薄,病理类型均可转化成硬化性肾小球肾炎,临床上进入尿毒症阶段。

【临床表现】

慢性肾炎患者以青中年为主,男性居多,多数起病缓慢、隐袭,临床表现呈多样性,个体差异较大。早期患者可有乏力、疲倦、腰部疼痛、食欲减退;有的患者无明显临床表现。有前驱感染者起病可较急。

1.蛋白尿

本病必有蛋白尿,尿蛋白定量常在每天1～3g。

2.血尿

多为轻至中度镜下血尿,偶见肉眼血尿。

3.水肿

多为眼睑、面部和(或)下肢轻、中度凹陷性水肿,由水、钠潴留和低蛋白血症引起,一般无体腔积液。严重者也可出现全身性水肿。

4.高血压

肾衰竭时,90%以上患者在肾功能不全时出现高血压;部分病例高血压出现于肾功能正常时;部分患者以高血压为首发症状。多数患者有轻中度高血压,偶见患者血压显著升高。

5.肾功能损害

肾功能损害呈慢性渐进性,病理类型为决定进展速度的重要因素,也与是否合理治疗和认真保养有关。肾功能正常或轻度受损(内生肌酐清除率下降或轻度氮质血症)的情况可持续数年甚至数十年,逐渐恶化进入尿毒症。已有肾功能不全的患者,可因感染、劳累、血压增高、应用肾毒性药物等发生肾功能急剧变化,如及时去除这些诱因,肾功能可在一定程度上恢复,但也可能从此进入不可逆慢性肾衰竭。

6.其他

慢性肾衰竭患者常出现贫血;长期高血压者可出现心脑血管的并发症,可有眼底出血、渗出,甚至视乳头水肿。

【诊断要点】

尿化验异常(蛋白尿、血尿、管型尿)、水肿、高血压病史 1 年以上,无论有无肾功能损害均应考虑此病,在排除继发性肾炎及遗传性肾炎后,即可诊断为慢性肾炎。

【治疗要点】

以防止或延缓肾功能进行性衰退、改善或缓解临床症状及防治严重并发症为目的,而不以消除尿红细胞或轻微尿蛋白为目标。对症处理为主,积极控制高血压,维持体液平衡,限制蛋白质摄入,并配合其他手段改善症状,防止肾功能急剧恶化和并发症发生,主要治疗如下:

1.降压

高血压是加速肾小球硬化、促使肾功能恶化的重要因素,因此应积极控制高血压。患者应限盐(每天＜3g),有水、钠潴留的容量依赖型高血压首选利尿药,如氢氯噻嗪每天 12.5～50mg,1 次或分次口服。对肾素依赖型高血压首选血管紧张素转换酶抑制剂(ACEI)如贝拉普利、血管紧张素Ⅱ受体拮抗剂如氯沙坦(losartan)或 β-受体阻滞剂如阿替洛尔(atenolol),其他还可选用钙拮抗剂,如氨氯地平。

2.限制饮食

限制食物中蛋白质及磷的入量。氮质血症患者予优质低蛋白、低磷饮食,并辅以 α-酮酸和肾衰竭氨基酸(含 8 种必需氨基酸和组胺酸),减轻肾小球内高压、高灌注及高滤过状态,延缓肾小球硬化。

3.抗血小板聚集药

大剂量双嘧达莫或小剂量阿司匹林有抗血小板聚集的作用,对系膜毛细血管性肾小球肾炎有一定降尿蛋白作用。

4.避免加重肾损害的因素

如感染、劳累、妊娠、血压增高、应用肾毒性药物(如氨基糖苷类抗生素等)。

【常见护理诊断/问题】

1.体液过多

与肾小球滤过率下降、尿量减少、血浆蛋白丢失、血浆胶体渗透压下降等有关。

2.营养失调:低于机体需要量

与肾功能受损、蛋白丢失过多及摄入不足等有关。

3.潜在并发症

慢性肾衰竭。

【护理措施】

1.休息

疾病活动期增加卧床时间,重视身心休息。卧床休息可增加肾血流量和尿量,减轻水肿,改善肾功能,应为患者创造一个安静、舒适的休息环境。

2.饮食护理

向患者及家属解释饮食的重要性,与其共同制订合适的食谱,尽量色、香、味俱佳,以提高患者食欲。①蛋白质:肾功能不全者给予优质低蛋白(每天每千克体重0.6g),保证身体所需营养,且减少蛋白质代谢产物,保护肾功能。②水、钠:血压高或水肿者限制钠盐摄入;水肿伴少尿者限制液体入量,按24小时液体出入量补充液体。③维生素和热量:高维生素饮食,增加糖的摄入,保证足够热量,减少自体蛋白质分解。④磷:肾功能不全者应限制磷的摄入。

3.病情观察

①生命体征:密切观察体温和血压变化,血压突然升高或持续高血压可加重肾功能的恶化;出现心率增快、心律不规则、呼吸困难、烦躁不安等应立即与医师联系。②水肿:一般不重,少数患者可出现肾病综合征表现,观察尿量、测腹围,注意水肿消长情况,是否出现胸、腹腔积液等。③肾功能:监测Ccr、Scr、BUN,定期检查尿常规和血白细胞计数,监测水、电解质、酸碱平衡有无异常。

4.用药护理

用药期间观察:①利尿药:观察利尿效果,防止低钠、低钾血症及血容量减少等不良反应的发生。②降压药:使长期服用降压药者充分认识降压治疗对保护肾功能的作用,嘱其勿擅自改变药物剂量或停药,以确保满意的疗效。卡托普利对肾功能不全者易引起高钾血症,应定时观察血压,降压不宜过快或过低,以免影响肾灌注。③激素或免疫抑制剂:一般不主张积极应用。慢性肾炎伴肾病综合征者常用,应观察药物可能出现的不良反应。④抗血小板聚集药:观察有无出血倾向,监测出血、凝血时间等。

5.心理护理

此病病程较长,肾功能逐渐恶化,预后不良,因此影响正常的学习、生活和工作,患者容易出现精神紧张、焦虑、抑郁、愤怒等负性情绪和心理反应,可造成肾血流量减少,加速肾功能减退。护士应尽量多巡视患者,与其交流,鼓励患者说出对患病的担忧,讲解疾病过程、合理饮食和治疗方案,以消除疑虑,提高治疗信心,积极配合治疗。及早预防和发现问题并给予心理疏导,必要时求助于心理专家共同解决。

6.避免诱因

①避免劳累。②防止感染:加强病房管理,定时消毒,保持室内清洁和空气新鲜、流通;加强个人卫生,注意口腔和皮肤清洁,避免受凉,防止呼吸道和泌尿道感染。

【健康指导】

1.合理饮食

限制钠盐摄入,控制饮水量,注意摄入优质低蛋白、热量充足和富含多种维生素的食物。

2.注意休息,生活规律,保持精神愉快

3.教会患者与疾病有关的家庭护理知识

如自我监测血压等。避免加重肾损害的因素,注意防寒保暖,避免潮湿、受凉,防治呼吸道感染;注意个人卫生,预防泌尿道感染;避免剧烈运动和过重的体力劳动;育龄妇女注意避孕;避免应用肾毒性药物(如氨基糖苷类抗生素、磺胺类及抗真菌药等)。

4.术前准备

需做肾活组织检查者,应做好解释和术前准备工作。

5.定期复查尿常规和肾功能

如出现水肿或水肿加重、血压增高、少尿、血尿、尿液浑浊、膀胱刺激征和感冒等及时就医。

第三节　肾病综合征

肾病综合征(nephrotic syndrome,NS)是由多种肾脏疾病引起的具有以下共同临床表现的一组综合征:①大量蛋白尿(尿蛋白定量每天>3.5g);②低蛋白血症(血浆清蛋白<30g/L);③水肿;④血脂升高。

【病因与发病机制】

肾病综合征可由多种不同病理类型的肾小球疾病引起,分为原发性和继发性两大类。原发性肾病综合征是指原发于肾小球本身的病变;继发性肾病综合征继发于全身系统性疾病或先天遗传性疾病,如系统性红斑狼疮、糖尿病、过敏性紫癜、淀粉样变、多发性骨髓瘤、先天遗传性疾病如 Alport 综合征等。

【临床表现】

原发性肾病综合征有前驱感染者起病较急,部分可隐匿起病,典型临床表现如下:

1.大量蛋白尿和低蛋白血症

当肾小球滤过膜的屏障作用受损时,滤过膜对血浆蛋白(以清蛋白为主)的通透性增高,原尿中蛋白含量超过肾小管的重吸收能力时,出现大量蛋白尿,这是低蛋白血症的主要原因。另外,肝代偿合成血浆蛋白不足、胃黏膜水肿引起蛋白质摄入减少、吸收不良或丢失等因素也加重了低蛋白血症。

除血浆清蛋白降低外,血中的其他蛋白成分如免疫球蛋白、抗凝及纤溶因子、金属结合蛋白等也可减少,因而机体易产生感染、高凝、微量元素缺乏、内分泌紊乱和免疫功能低下等并发症。

2.水肿

为最显著体征。水肿部位可因重心的移动而不同,久卧或清晨以眼睑、头枕部或骶部明显,起床活动后以下肢水肿较为明显,为凹陷性水肿。严重者可波及全身,出现胸腔、腹腔、心包腔积液、阴囊水肿等。低蛋白血症、血浆胶体渗透压下降,水从血管内进入组织间隙,是水肿的主要原因。

3.高脂血症

血中胆固醇、三酰甘油含量升高,低及极低密度脂蛋白浓度也增高,常与低清蛋白血症并存,与低清蛋白血症刺激肝脏合成脂蛋白代偿性增加和脂蛋白分解减弱有关。

4.并发症

(1)感染:是常见的并发症,与蛋白质营养不良、免疫功能紊乱及激素治疗有关。患者可出现全身各系统的感染,常见有呼吸道、泌尿道、皮肤及腹腔(原发性腹膜炎)感染等。感染是肾病综合征复发和疗效不佳的主要原因之一。

(2)血栓、栓塞:多数肾病综合征患者的血液呈高凝状态,加之高脂血症、血液黏稠度增加、强力利尿剂的应用等因素易导致血管内血栓形成和栓塞,以肾静脉血栓最为多见(发生率为10%~50%,其中3/4病例无临床症状)。此外,下肢深静脉血栓、肺血管血栓、栓塞、脑血管血栓、冠状血管血栓也不少见。

(3)急性肾衰竭:低蛋白血症使血浆胶体渗透压下降,水分从血管内进入组织间隙,引起有效循环血容量减少,肾血流量不足,易致肾前性氮质血症,经扩容、利尿可恢复。少数50岁以上的患者出现肾实质性肾衰竭,无明显诱因少尿、无尿,扩容、利尿无效,可能与肾间质高度水肿压迫肾小管及大量蛋白管型阻塞肾小管,导致肾小管腔内高压、肾小球滤过率骤然减少有关。

(4)其他:长期大量蛋白尿、低蛋白血症可导致严重的负氮平衡和蛋白质营养不良,引起肌肉萎缩,儿童生长发育障碍。长期高脂血症易引起动脉硬化、冠心病等心血管并发症,增加血液黏稠度,也促进了肾小球系膜细胞增生及肾小球硬化。由于金属结合蛋白及维生素 D 结合蛋白减少,可导致铁、锌、铜缺乏及钙、磷代谢障碍。

【诊断要点】

主要根据尿蛋白定量和血浆清蛋白浓度作出诊断,同时参考有无水肿和高脂血症,判定有无并发症。原发性肾病综合征需排除继发性病因和先天遗传性疾病。肾病综合征的病理类型有赖于肾活组织病理检查。

【治疗要点】

(一)一般治疗

见本节护理部分。

(二)对症治疗

1.利尿消肿

不宜过快、过猛,以免造成有效血容量不足,加重血液高黏倾向,诱发血栓、栓塞并发症。

(1)噻嗪类利尿剂和保钾利尿剂:常用做基础治疗,二者并用可提高利尿效果,同时可减少钾代谢紊乱。常用氢氯噻嗪 25mg,每天 3 次;氨苯蝶啶 50mg,每天 3 次。

(2)渗透性利尿剂和袢利尿剂:上述治疗无效时,改用在静脉输注渗透性利尿剂(右旋糖酐-40)后,再加用袢利尿剂,如呋塞米或布美他尼,分次口服或静脉注射,可获良好利尿效果。

(3)血浆或血浆清蛋白:静脉输注血浆或血浆清蛋白可提高胶体渗透压,再加用袢利尿剂亦可起到良好的利尿作用。

2.减少尿蛋白

减少尿蛋白可有效延缓肾功能恶化。应用 ACEI(如贝拉普利或卡托普利)和其他降压药(如氨氯地平),有效控制高血压,可不同程度减少尿蛋白。

(三)抑制免疫与炎症反应

1.糖皮质激素

通过抑制免疫与炎症反应,抑制醛固酮和抗利尿激素的分泌,影响肾小球基底膜通透性而利尿、消除尿蛋白。应用激素时应注意:①起始足量:如泼尼松始量为每天每千克体重 1mg,

共服 8～12 周；②缓慢减药、撤药：足量治疗后每 1～2 周减少原用量的 10％，当减至每天 20mg 时疾病易反跳，应更加缓慢减量；③长期维持：最后以最小有效剂量（每天 10mg）作为维持量，再服半年至 1 年或更久。可采用全天量顿服，维持用药期间两天量隔日一次顿服，以减轻激素的不良反应。水肿严重、有肝功能损害或泼尼松疗效不佳时，可更换为泼尼松龙口服或静脉滴注。

肾病综合征患者对激素治疗的反应可分为 3 种类型：①"激素敏感型"：治疗 8～12 周内肾病综合征缓解；②"激素依赖型"：药量减到一定程度即复发；③"激素抵抗型"：对激素治疗无效。

2.细胞毒药物

细胞毒药物常用于"激素依赖型"和"激素抵抗型"肾病综合征，协同激素治疗能提高缓解率。若无激素禁忌，一般不首选或单独使用。目前国内外最常用的为环磷酰胺（cyclophosphamide，CTX）。

3.环孢素

环孢素可选择性抑制 T 辅助细胞及 T 细胞毒效应细胞，近年来已开始用于治疗激素及细胞毒药物无效的难治性肾病综合征，因价格昂贵，不良反应大，停药后病情易复发，限制了其广泛应用。

(四)并发症防治

1.感染

激素治疗时不必预防性使用抗生素，以免诱发真菌二重感染。一旦出现感染，及时选用敏感、强效且无肾毒性的抗生素，尽快去除明确的感染灶。严重感染难控制时，视患者具体情况考虑减少或停用激素。

2.血栓及栓塞

当血液出现高凝状态时（血浆清蛋白＜20g/L）应给予肝素或华法林等预防性抗凝，并辅以抗血小板聚集药。发生血栓或栓塞者，及早（6 小时内效果最佳，但 3 天内可望有效）予尿激酶或链激酶溶栓，并配合使用抗凝药。抗凝及溶栓治疗时均应避免药物过量致出血。

3.急性肾衰竭

①袢利尿剂：对其仍有效者予以较大剂量冲刷阻塞的肾小管管型；②血液透析：利尿无效且达到透析指针时；③积极治疗原发病；④碱化尿液：如口服碳酸氢钠以减少管型形成。

(五)中医中药治疗

如雷公藤等，与激素及细胞毒药物联合应用，可减轻其不良反应并增强疗效。

【常见护理诊断/问题】

1.体液过多

与低蛋白血症致血浆胶体渗透压下降有关。

2.营养失调：低于机体需要量

与大量蛋白质丢失、胃肠黏膜水肿致蛋白质吸收障碍等因素有关。

3.有感染的危险

与皮肤水肿，大量蛋白质丢失致机体营养不良，激素、细胞毒药物的应用致机体免疫功能低下有关。

【护理措施】

1.休息与活动

全身严重水肿,合并胸水、腹水,有严重呼吸困难者应绝对卧床休息,取半坐卧位,必要时给予吸氧。卧床期间注意肢体适度活动与被动运动,防止血栓形成。病情缓解后逐渐增加活动量,减少血栓等并发症的发生。高血压患者限制活动量,老年患者改变体位时不可过快以防直立性低血压。

2.饮食护理

合理饮食能改善患者的营养状况和减轻肾脏负担,蛋白质的摄入是关键。长期高蛋白饮食加重肾小球高灌注、高压力、高滤过,从而加重蛋白尿,加速肾脏病变的进展。肾病综合征患者食物中各种营养成分的构成一般为:①蛋白质:提倡正常量的优质蛋白(富含必需氨基酸的动物蛋白)每天每千克体重1.0g;有氮质血症的水肿患者,应同时限制蛋白质的摄入。②足够热量:低蛋白饮食者需注意提供不少于每天每千克体重126~147kJ(30~50kcal)的热量,以免导致负氮平衡。③水、钠限制:有明显水肿、高血压或少尿者,严格限制水、钠摄入,勿食腌制等含钠高的食物。④脂肪限制:脂肪占总供能的30%~40%,饱和脂肪酸和不饱和脂肪酸比例1:1,为减轻高脂血症,少进富含饱和脂肪酸的食物如动物油脂,而多食富含多不饱和脂肪酸的食物如植物油及鱼油等。⑤注意补充各种维生素及微量元素(如铁、钙)。

3.病情观察

观察并记录生命体征,尤其是血压的变化。记录24小时出入水量,监测患者体重变化和水肿消长情况。监测尿量变化,如经治疗尿量没有恢复正常,反而进一步减少,甚至无尿,提示严重的肾实质损害。定期测量血浆清蛋白、血红蛋白等反应机体营养状态的指标,同时密切监测尿常规、肾小球滤过率、BUN、Scr、血浆蛋白、血清电解质等变化。

4.用药护理

(1)激素、免疫抑制剂和细胞毒药物:①糖皮质激素:可有水钠潴留、血压升高、动脉粥样硬化、血糖升高、神经兴奋性增高、消化道出血、骨质疏松、继发感染、伤口不易愈合以及类肾上腺皮质功能亢进症的表现,如满月脸、水牛背、多毛、向心性肥胖等,应密切观察患者的情况。大剂量冲击疗法时,患者免疫力及机体防御能力受到很大抑制,应对患者实行保护性隔离,防止继发感染。②环孢素:注意服药期间监测血药浓度,观察有无不良反应,如肝、肾毒性、高血压,高尿酸血症,高血钾,多毛及牙龈增生等。③环磷酰胺:容易引起出血性膀胱炎、骨髓抑制、消化道症状、肝功能损害、脱发等,注意观察是否出现血尿。

(2)利尿药:观察治疗效果及有无低钾、低钠、低氯性碱中毒等不良反应,使用大剂量呋塞米时,注意有无恶心、直立性眩晕、口干、心悸等。

(3)中药:如雷公藤制剂,注意其对血液系统、胃肠道、生殖系统等的不良反应。

(4)抗凝药:观察是否有皮肤、黏膜、口腔、胃肠道等的出血倾向,发现问题及时减药并给予对症处理,必要时停药。

5.积极预防和治疗感染

(1)指导患者预防感染:①告知患者及其家属预防感染的重要性,指导其加强营养、注意休息、保持个人卫生,指导或协助患者保持全身皮肤、口腔黏膜的清洁、干燥,避免搔抓等导致的损伤。②避免感染源:尽量减少患者探访人次,限制上呼吸道感染者来访。寒冷季节外出时注意保暖,少去公共场所等人多聚集的地方。防止外界环境中病原微生物的入侵。③保持环境清洁、舒适:定期做好病室的空气消毒,用消毒药水拖地板、湿抹桌椅等。室内保持合适温、湿度,定时开门窗通风换气。

(2)观察感染征象:注意有无体温升高、皮肤感染、咳嗽、咳痰、肺部湿性啰音、尿路刺激征、腹膜刺激征等。出现感染征象后,遵医嘱正确采集患者的血、尿、痰、腹水等标本及时送检,根据药敏试验结果使用有效的抗生素并观察疗效。

【健康指导】

(1)注意休息和保暖,避免受凉、感冒,避免劳累和剧烈体育运动;适度活动,避免肢体血栓等并发症。

(2)乐观开朗,对疾病治疗与康复充满信心。

(3)密切监测肾功能变化,学会自测尿蛋白,了解其动态,此为疾病活动的可靠指标;水肿时注意限制水盐;摄入适当蛋白质。

(4)遵医嘱用药,了解和观察药物毒性和不良反应。

(5)定期复查,不适时门诊随访。

第四节　肾盂肾炎

肾盂肾炎(pyelonephritis)是尿路感染中的一种重要临床类型,是由细菌(极少数为真菌、病毒、原虫等)直接引起的肾盂、肾盏和肾实质的感染性炎症。本病好发于女性,女:男约为 8:1,尤以婚育龄女性、女幼婴和老年妇女患病率更高,临床上分为急性和慢性两期。

【病因与发病机制】

(一)病因

本病为细菌直接引起的感染性肾脏病变,近年也有认为细菌抗原激起的免疫反应可能参与慢性肾盂肾炎的发生和发展过程。致病菌以肠道细菌为最多,大肠埃希菌占 60%～80% 以上,其次依次是副大肠埃希菌、变形杆菌、葡萄球菌、粪链球菌、产碱杆菌、铜绿假单胞菌等,偶见厌氧菌、真菌、病毒和原虫感染。有尿路器械检查史或长期留置尿管者可感染铜绿假单胞菌;白色葡萄球菌感染多发生于性生活活跃的女性;变形杆菌多发生于尿路结石的患者;另外,糖尿病和免疫功能低下者可伴发尿路真菌感染。

(二)发病机制

发生与以下几方面的因素有关。

1.感染途径

(1)上行感染:最常见。正常情况下尿道口周围有细菌寄居(主要来自肠道),当机体抵抗力下降或尿路黏膜损伤(如尿液高度浓缩、月经期间、性生活后),或入侵细菌的毒力大、黏附于尿路黏膜并上行传播能力强时,细菌侵入尿道并沿尿路上行到膀胱、输尿管、肾盂及肾实质导致感染。因女性的尿道较男性短而宽,且尿道口离肛门近而常被细菌污染,故感染机会增高。

(2)血行感染:较少见。细菌由体内慢性感染病灶(如慢性扁桃体炎、鼻窦炎、龋齿、皮肤感染等)侵入血流,到达肾脏引起炎症,称为血行感染。

(3)淋巴管感染:更少见。有认为下腹部和盆腔器官的淋巴管与肾周围的淋巴管有多数交通支,在升结肠与右肾之间也有淋巴管沟通,因而当盆腔器官炎症、阑尾炎和结肠炎时,细菌可经淋巴管引起肾盂肾炎。

(4)直接感染:外伤或肾周器官发生感染时,该处细菌偶可直接侵入引起感染。

2.易感因素

正常情况下,尿道口周围有细菌寄居或侵入肾,但并不引起肾盂肾炎,这与机体的自卫能力有关:①经常性排尿可将细菌冲出体外。②尿道黏膜分泌有机酸、IgG、IgA,有吞噬细胞的作用,男性排泄前列腺液于后尿道有杀菌作用。③尿液 pH 低,含有高浓度尿酸及有机酸;尿液呈低张或高张,不利于细菌生长。④尿道上皮细胞可分泌黏蛋白,涂布于尿路黏膜表面构成防止细菌入侵的保护层。临床上,导致人体自卫功能不良而易发生肾盂肾炎的因素主要有:

(1)尿流不畅和尿路梗阻:是最主要的易感因素,如尿道狭窄、包茎、尿路结石、尿道异物、肿瘤、前列腺肥大、女性膀胱梗阻、神经性膀胱、膀胱憩室、妊娠子宫压迫输尿管、膀胱-输尿管反流、肾下垂等。此外,肾小管和集合管内有结晶(如高尿酸血症)等沉积时,细菌容易在肾内停留、生长、繁殖而感染。

(2)尿路畸形或功能缺陷:肾发育不良,肾、肾盂、输尿管畸形,如多囊肾、马蹄肾、海绵肾和膀胱输尿管反流等,均因肾内防卫功能不良而导致细菌感染。

(3)机体免疫功能低下:慢性全身性疾病患者,如糖尿病、慢性肝病、肾病、肿瘤、贫血、营养不良及长期应用免疫抑制剂者,因机体抵抗力下降而发生感染。

(4)其他:尿道口或尿道口周围的炎症病变,如尿道旁腺炎、阴道炎、前列腺炎、会阴部皮肤感染等,细菌沿尿路上行引起肾盂肾炎;导尿、尿路器械检查也易促发尿路感染。

【临床表现】

(一)急性肾盂肾炎

1.全身表现

起病急,常有寒战、高热(体温可达 39℃ 以上)、全身不适、疲乏无力、食欲减退、恶心、呕吐,甚至腹痛或腹泻等。血培养可阳性。如高热持续不退,提示并发尿路梗阻、肾周脓肿或败血症等。

2.肾脏和尿路局部表现

可有或无尿频、尿急、尿痛、耻骨弓上不适等尿路刺激征,常伴腰痛或肾区不适,肋脊角有压痛和(或)叩击痛,腹部上、中输尿管点和耻骨上膀胱区有压痛。

3.尿液变化

外观浑浊,可见脓尿或血尿。临床上轻症患者全身症状可不明显,仅有尿路局部改变和尿液变化。上行感染发病者多有明显尿路局部症状,而血行感染致病时全身表现较突出。

4.并发症

(1)肾乳头坏死:常发生于严重的肾盂肾炎伴糖尿病或尿路梗阻时,可出现败血症、急性肾衰竭等。临床表现为高热、剧烈腰痛、血尿,可有坏死组织脱落从尿中排出,发生肾绞痛。

(2)肾周围脓肿:常由严重的肾盂肾炎直接扩散而来,多有尿路梗阻等易感因素。患者原有临床表现加重,出现明显单侧腰痛,向健侧弯腰时疼痛加剧。宜选用强效的抗感染治疗,必要时行脓肿切开引流。

(二)慢性肾盂肾炎

慢性肾盂肾炎临床表现多不典型,常复杂多样,重者急性发病时临床表现为典型的急性肾盂肾炎,可有明显全身感染症状,轻者则可无明显全身表现,仅有肾、尿路症状及尿液改变,也有的仅有尿检异常无自觉症状。常见下列 5 型:

1.复发型

常多次急性发作,发病时可有全身感染症状、尿路局部表现及尿液变化等,类似急性肾盂肾炎;

2.低热型

以长期低热为主要表现,可伴乏力、腰酸、食欲不振、体重减轻等;

3.血尿型

可以血尿为主要表现,呈镜下或肉眼血尿,发病时伴腰痛、腰酸和尿路刺激症状;

4.隐匿型

无任何全身或局部症状,仅有尿液变化,尿菌培养可阳性,又称无症状性菌尿;

5.高血压型

在病程中出现高血压,偶可发展为急进型高血压,可伴贫血,但无明显蛋白尿和水肿等。

除上述类型外,少数病例尚可表现为失钠性肾病、失钾性肾病、肾小管性酸中毒和慢性肾功能不全等。

【诊断要点】

1.急性肾盂肾炎

起病急,有明显全身感染症状,肋脊角疼痛、压痛和叩击痛,血白细胞增加和尿细菌学检查阳性。不少肾盂肾炎无典型的临床症状,因此不能单纯依靠临床症状和体征诊断,而应依靠实验室检查结果。

2.慢性肾盂肾炎

肾盂肾炎多次发作或病情迁延不愈、病程达半年以上,又有肾盂肾盏变形、缩窄,两肾大小不等、外形凹凸不平或肾小管功能持续减退者可确诊。对某些低热型、血尿型、高血压型等不典型患者和无自觉症状的隐匿型病例,则主要依靠多次尿细菌检查和尿细胞检查,必要时做肾X 线检查可确诊。

【治疗要点】

(一)急性肾盂肾炎

1.一般治疗

见本节护理措施。

2.抗菌药物治疗

(1)轻型急性肾盂肾炎:经单剂或 3 日疗法治疗失败的尿路感染或轻度发热和(或)肋脊角

叩痛的肾盂肾炎,应口服有效抗生素 14 天,一般用药 72 小时显效,如无效,则应根据药物敏感试验结果更改药物。

(2)较严重急性肾盂肾炎:发热体温>38.5℃、血白细胞升高等全身感染中毒症状明显者,静脉输注抗生素。无药敏结果前,暂用环丙沙星、氧氟沙星或庆大霉素,必要时改用头孢噻肟或头孢唑啉。获得药敏报告后,酌情使用肾毒性小而便宜的抗生素。静脉用药至退热 72 小时后,改用口服有效抗生素,完成 2 周疗程。

(3)重型急性肾盂肾炎:寒战、高热、血白细胞显著增高、核左移等严重感染中毒症状,甚至低血压、呼吸性碱中毒,疑为革兰阴性败血症者,多是复杂性肾盂肾炎,无药敏结果前,可选用下述抗生素联合治疗:①半合成的广谱青霉素如他唑西林或羧苄西林,毒性低,价格较第 3 代头孢菌素便宜;②氨基糖苷类抗生素(如妥布霉素或庆大霉素);③第 3 代头孢菌素类如头孢曲松钠。通常使用一种②加上一种①或③联用起协同作用,退热 72 小时后,改用口服有效抗生素,完成 2 周疗程。

3.碱化尿液

口服碳酸氢钠片,每次 1g,每天 3 次,增强上述抗生素的疗效,减轻尿路刺激症状。

(二)慢性肾盂肾炎

1.一般治疗

寻找并去除导致发病的易感因素,尤其是解除尿流不畅、尿路梗阻,纠正肾和尿路畸形。多饮水、勤排尿,增加营养,提高机体免疫力等。

2.抗生素治疗

药物与急性肾盂肾炎相似,但治疗较困难。抗菌治疗原则:①常需两类药物联合应用,必要时中西医结合治疗;②疗程宜适当延长,选用敏感药物;③抗菌治疗同时,寻找并去除易感因素;④急性发作期用药同急性肾盂肾炎。

【常见护理诊断/问题】

1.体温过高

与细菌感染有关。

2.排尿异常

与炎症及理化因素刺激膀胱有关。

3.知识缺乏

缺乏对本病的有关防护知识。

【护理措施】

1.休息

急性期注意卧床休息,给患者提供安静、舒适的休息环境,尽量集中完成各项治疗、护理操作,避免过多干扰患者。加强生活护理,及时更换汗湿衣被。慢性期保证休息和睡眠,避免劳累。

2.饮食

轻症者进清淡、富营养、易消化饮食。发热、全身症状明显者,应予流质或半流质饮食,消化道症状严重者可静脉补液,同时注意口腔护理,必要时遵医嘱用止吐剂。鼓励患者尽量多饮水,每天入量在 2500ml 以上,保证有足够的尿量,促使细菌和炎性分泌物从尿中排出体外。

3.密切观察病情

监测体温变化并做好记录,高热者可用冰敷、温水、酒精擦浴等物理降温法,必要时使用药物退热,注意观察和记录降温效果。如高热持续不退或体温更加升高且腰痛加剧,应考虑是否有肾周脓肿、肾乳头坏死等并发症的发生,应及时报告医师并协助处理。

4.用药护理

遵医嘱使用抗生素,向患者解释有关药物的作用、用法、疗程、注意事项,注意观察药物不良反应。①磺胺类药物:口服要多饮水,同服碳酸氢钠等碱化药可增强疗效、减少磺胺结晶所致结石等;②呋喃妥因:可引起恶心、呕吐、食欲不振等消化道反应,宜饭后服用,长期服用可并发末梢神经炎,出现肢端麻木、反射减退等,同服维生素 C 酸化尿液可增强其疗效;③氟哌酸、环丙沙星:可引起皮肤瘙痒,轻度恶心、呕吐等消化道反应;④氨基糖苷类抗生素:对肾脏和听神经均有毒性作用,可引起耳鸣、听力下降,甚至耳聋及过敏反应等。

5.尿细菌学检查的护理

向患者解释检查的意义和方法,尿细菌定量培养注意:①在使用抗生素之前或停用抗生素5 天后留取标本,留取标本前避免大量喝水;②留取标本时严格无菌操作,用肥皂水充分清洁外阴、男性包皮,用消毒液消毒尿道口;③留取清晨第一次中段尿,使尿液在膀胱 6～8 小时以上,在 1 小时内送细菌培养或冷藏保存;④尿标本中勿混入消毒药液及患者的分泌物如女性白带等。

【健康指导】

1.注意个人清洁卫生

保持会阴部及肛周皮肤的清洁,女婴勤换尿布和清洗会阴部,避免粪便污染尿道;女性忌盆浴,月经、妊娠、产褥期更要注意。育龄期妇女急性期治愈后 1 年内避免怀孕。

2.坚持适当的体育运动

避免劳累和便秘,提高机体抵抗力。

3.多饮水、勤排尿

每次排尿尽量使膀胱排尽,不憋尿;避免不必要的导尿等侵入性检查。

4.及时治疗局部炎症

如女性尿道旁腺炎、阴道炎、男性前列腺炎等。如炎症发作与性生活有关,避免不洁性交,注意事后即排尿和清洁外阴,并口服合适的抗生素或高锰酸钾坐浴预防。

5.疗效判断

正规用药后 24 小时症状即可好转,如经 48 小时治疗仍无效,应换药或联合用药。症状消失后再用药 3～5 天,2～3 周内每周行血常规和尿细菌学检查各 1 次,第 6 周再检查 1 次,两次检查正常方可认为临床痊愈。

6.二次排尿

膀胱一输尿管反流者,进行二次排尿,即每次排尿后数分钟,再排尿一次。

7.随访

定期门诊复查,不适时应随访。

第五节　慢性肾衰竭

慢性肾衰竭(chronic renal failure,CRF)见于各种慢性肾脏疾病的晚期,为各种原发和继发性慢性肾脏疾病持续进展的共同结局,是以代谢产物潴留,水、电解质紊乱、酸碱平衡失调和全身各系统症状为主要表现的一种临床综合征。

我国目前慢性肾脏病患病率为10.8%,慢性肾衰竭发病率约100/1000000人口,40~45岁为高发年龄。

各种原因引起的肾脏结构和功能障碍≥3个月,包括肾小球滤过率(glomerular filtration rate,GFR)正常和不正常的病理损伤、血液或尿液成分异常;或不明原因的GFR下降($<$60ml/min)超过3个月,称为慢性肾脏病(chronic kidney disease,CKD)。目前国际公认依据美国肾脏基金会制定的指南将CKD分为5期,见表17-1。

表 17-1　慢性肾脏病分期及建议

分期	特征	GFR[ml/(min·1.73m²)]	治疗计划
1	GFR 正常或升高	≥90	CKD诊治;缓解症状;保护肾功能
2	GFR 轻度降低	60~89	评估、延缓CKD进展;降低CVD(心血管病)风险
3a	GFR 轻到中度降低	45~59	
3b	GFR 中到重度降低	30~44	延缓CKD进展;评估、治疗并发症
4	GFR 严重降低	15~29	综合治疗;透析治疗前准备
5	肾衰竭	<15或透析	如发现尿毒症,及时替代治疗

【病因与发病机制】

(一)病因

任何能破坏肾的正常结构和功能的泌尿系统疾病,均可引起肾衰竭。近年发达国家最常见的病因依次为糖尿病肾病、高血压肾病、肾小球肾炎、多囊肾等;在我国则为原发性慢性肾炎、梗阻性肾病、狼疮肾炎、高血压肾病、多囊肾等。

(二)发病机制

本病发病机制未完全明了,有以下几种主要学说:

1.慢性肾衰竭进行性恶化的机制

肾实质疾病导致部分肾单位破坏,残余"健存"肾单位代谢废物排泄负荷增加.代偿性发生肾小球内"三高"(肾小球毛细血管的高灌注、高压力和高滤过)而引起:①肾小球上皮细胞足突融合,系膜细胞和基质显著增生,肾小球肥大,继而硬化;②肾小球内皮细胞损伤,诱发血小板聚集,致微血栓形成,损害肾小球而促进硬化;③肾小球通透性增加,使蛋白尿增加而损伤肾小管实质。随着上述过程不断进行,恶性循环,肾功能不断进一步恶化,便会出现肾衰竭的症状。

2.尿毒症各种症状的机制

①有些症状与水、电解质和酸碱平衡失调有关;②有些症状与尿毒症毒素有关,因残存肾单位不能充分排出代谢废物和不能降解某些内分泌激素,致使其蓄积体内引起某些尿毒症症状;③肾的内分泌功能障碍(如不能产生红细胞生成素、骨化三醇等),也可产生某些尿毒症症状。

【临床表现】

在慢性肾脏病和慢性肾衰竭的不同阶段,临床表现各异。CKD1～3 期可无任何症状,或仅有乏力、腰酸、夜尿增多等不适;少数患者有食欲减退、代谢性酸中毒及轻度贫血。进入CKD4 期后,上述症状更趋明显。到 CKD5 期时,可有急性左心衰竭、严重高钾血症、消化道出血等,甚至危及生命。

(一)各系统症状

1.心血管系统

心血管疾病是肾衰竭患者最常见的死因。

(1)高血压:大部分患者存在不同程度的高血压,少数发生恶性高血压。高血压主要由水钠潴留引起,也与肾素-血管紧张素增高和(或)某些舒张血管因子产生不足等有关。高血压可致左心室扩大、心力衰竭、动脉硬化以及加重肾损害。

(2)心力衰竭:心力衰竭是尿毒症患者最常见死亡原因,其原因大多与水钠潴留、高血压及尿毒症性心肌病有关。尿毒症性心肌病的病因可能与代谢废物的潴留和贫血等有关。

(3)心包炎:心包炎主要见于透析不充分者(透析相关性心包炎),临床表现与一般心包炎相同,但心包积液多为血性,可能与毛细血管破裂有关。严重者有心脏压塞征。尿毒症性心包炎是病情危重的征兆。

(4)动脉粥样硬化:常有高三酰甘油血症及轻度胆固醇升高,动脉粥样硬化发展迅速,冠心病是主要的死亡原因之一。

2.消化系统

食欲不振是常见的最早期表现。晚期患者呼气常有氨味,初有厌食、上腹饱胀、恶心、呕吐、腹胀、腹泻、舌和口腔黏膜溃疡。上消化道出血在尿毒症患者中也很常见,主要与胃黏膜糜烂和消化性溃疡有关,尤以前者常见。慢性肾衰竭患者的消化性溃疡发生率较正常人高。

3.血液系统

(1)贫血:为正细胞正色素性贫血,主要原因:①肾脏产生红细胞生成激素(erythropoietin,EPO)减少;②铁摄入不足;③失血,如血透时失血、抽血检查频繁;④红细胞生存时间缩短;⑤体内叶酸、蛋白质缺乏;⑥血中有抑制血细胞生成的物质。

(2)出血倾向:常表现为皮下出血、鼻出血、月经过多、外伤后严重出血、消化道出血等。出血倾向与外周血小板破坏增多、出血时间延长、血小板聚集和黏附能力异常等有关。透析能迅速纠正出血倾向。

(3)白细胞异常:部分患者白细胞减少,中性粒细胞趋化、吞噬和杀菌能力减弱,容易发生感染。

4. 呼吸系统

酸中毒时呼吸深而长,体液过多时可引起肺水肿,后期可出现尿毒症性支气管炎、肺炎、胸膜炎甚至胸腔积液等。

5. 神经、肌肉系统

早期常有疲乏、失眠、头昏、头痛、注意力不集中等精神症状,后期可出现性格改变、抑郁、记忆力下降、判断失误,并可有神经肌肉兴奋性增加。尿毒症时有精神失常、谵妄、幻觉、昏迷等。晚期患者常有周围神经病变,出现肢体麻木、烧灼感或疼痛感、深腱反射迟钝或消失、肌无力、感觉障碍等。

6. 皮肤症状

常见皮肤瘙痒,有时难以忍受。面色较深而萎黄,轻度水肿,呈"尿毒症"面容,与贫血、尿素霜的沉积有关。

7. 肾性骨营养不良

可出现纤维性骨炎、尿毒症骨软化症、骨质疏松症和肾性骨硬化症,骨病有症状者少见,早期诊断主要靠骨活组织检查。肾性骨病可致骨痛、行走不便和自发性骨折,发生与活性维生素D3不足、营养不良、继发性甲状旁腺功能亢进等有关。

8. 内分泌失调

血浆活性维生素D、红细胞生成激素(EPO)降低。常有性功能障碍,女性出现闭经、不孕等;男性性欲缺乏或阳痿;小儿性成熟延迟。

9. 感染

以肺部和尿路感染常见,与机体免疫力低下、白细胞功能异常等有关。血透患者易发生动静脉造口感染或腹膜导管出口处感染、肝炎病毒感染等。

10. 其他

体温过低、糖类代谢异常、高尿酸血症、脂代谢异常等。

(二)水、电解质和酸碱平衡失调

1. 低钠血症

水潴留易致稀释性低钠血症;长期低盐饮食、呕吐、腹泻、利尿致低钠血症,表现为极度乏力、表情淡漠、恶心、呕吐、肌肉痉挛、抽搐、昏迷等。

2. 高钾血症

可致严重心律失常,有时可无症状而突然心搏骤停。

3. 高磷血症和低钙血症

出现肌肉痉挛或抽搐。

4. 代谢性酸中毒

表现为乏力、嗜睡、恶心、呕吐、虚弱无力、头痛、烦躁不安、呼吸深而长、呼气带有氨味。

5. 其他

高镁血症、水肿或脱水等。

【诊断要点】

根据慢性肾衰竭的系统表现,贫血、尿毒症面容、高磷血症、低钙血症、内生肌酐清除率下降、血肌酐升高、B 超示双肾缩小,即可诊断为慢性肾衰竭。必要时行肾活检,尽可能查明原发病。

【治疗要点】

早期诊断、有效治疗原发病和去除导致肾功能恶化的因素,是慢性肾衰竭防治的基础,也是保护肾功能和延缓慢性肾脏病进展的关键。

(一)治疗基础疾病和加重肾衰竭的因素

纠正水、电解质紊乱,控制感染,解除尿路梗阻,治疗心力衰竭,停用肾毒性药物等,是防止肾功能进一步恶化、促使肾功能不同程度恢复的关键。

(二)延缓慢性肾衰竭的发展

饮食治疗和必需氨基酸的应用见本节护理部分。

(三)并发症的治疗

1.水、电解质和酸碱平衡失调

(1)水、钠平衡失调:一般失水可通过口服补充,重度失水者可静脉滴注 5% 葡萄糖液。水过多时,应严格限制摄入水量,最好透析治疗。低钠时补充钠盐,低钠血症出现惊厥、昏迷等精神症状时,可用 5% 氯化钠溶液静脉滴注。钠过多常伴有水肿,应限制水、钠的摄入,使用利尿剂等。

(2)高血钾:尿毒症患者易发生高钾血症,应定期监测血钾,积极预防感染,纠正代谢性酸中毒,禁输库血。高钾血症可致严重心律失常,甚至心脏停搏,部分患者有肌无力或麻痹,原因可为尿少、酸中毒、药物、摄入过多等。血钾中度升高时,首要治疗引起高钾的原因和限制高钾食物和药物摄入,同时利尿、导泻加速钾排泄。血 $K^+>6.5mmol/L$,可出现症状,心电图有明显高钾变化,须紧急处理:①10% 葡萄糖酸钙 10~20ml 稀释后缓慢静脉注射;②5%NaHCO₃ 或乳酸钠 100~200ml 静脉滴注;③50% 葡萄糖 50~100ml 加普通胰岛素 10U 静脉滴注。经上述处理后如效果仍不理想,需立即做透析。

(3)钙、磷失调:限磷饮食。活性维生素 D₃(骨化三醇)有助于纠正低钙血症。进餐时口服碳酸钙既供给机体钙,又可减少肠道内磷的吸收,同时有利于纠正酸中毒。

(4)代谢性酸中毒:一般口服碳酸氢钠,严重者静脉补碱。透析疗法能纠正各种水、电解质、酸碱平衡失调。

2.心血管系统

(1)高脂血症:治疗原则同其他高脂血症,但是否用调节血脂药仍未有定论。使用氯贝丁酯或胆固醇合成抑制剂时剂量按 GFR 调节。高尿酸血症通常不需治疗。

(2)高血压:通过减少血容量,消除水钠潴留,患者的血压多可恢复正常。可选用利尿剂,如口服或静脉滴注呋塞米。利尿效果不理想时,可透析脱水。另外,可选用降压药如 ACEI(如卡托普利)、钙通道阻滞剂(如硝苯地平)、β-受体阻滞剂(如普萘洛尔)、血管扩张剂(如肼屈嗪)等。

(3)心力衰竭:同一般心力衰竭治疗,如限制水钠摄入、利尿、洋地黄强心、扩血管等,但疗效较差。肾衰竭中的心力衰竭主要因水钠潴留引起,可用透析脱水。

(4)心包炎:透析可改善心包炎的症状,当出现心脏压塞时,应紧急心包穿刺或切开引流。

3.血液系统

主要治疗贫血,用重组人类红细胞生成激素(EPO)疗效显著,应注意同时补充造血原料如铁、叶酸等,也可小量多次输血。

4.肾性骨病

可口服骨化三醇、行甲状旁腺次全切除术等。在慢性肾衰竭早期应注意纠正钙、磷平衡失调,防止患者发生肾性骨病和继发性甲旁亢。

5.消化系统

上消化道出血按常规处理。

(四)并发感染的治疗

疗效相同时,应尽量选择对肾毒性小的抗生素。

(五)透析疗法

透析疗法是替代肾功能的治疗方法,可代替肾的排泄功能,但无法代替其内分泌和代谢功能。血液透析和腹膜透析的疗效相近,各有优缺点,应综合考虑患者的具体情况来选用。

(六)肾移植

成功的肾移植可使肾功能(包括内分泌和代谢功能)得以恢复,可使患者完全恢复。应选择 ABO 血型配型和 HLA 配型合适的供肾者,并在移植后长期使用免疫抑制剂以防排斥反应。

【护理评估】

(一)健康史

1.患病及治疗经过

本病一般有多年的原发性或继发性慢性肾病史,需详细询问自首次起病以来的患病经过,有无明显诱因,疾病类型、病程长短,主要症状及其性质、部位、程度、持续时间及症状缓解或加重的原因与经过;目前有何主要不适及特点,如有无出现厌食、恶心、呕吐、口臭、舌炎、腹胀、腹痛、血便、头晕、胸闷、气促,皮肤瘙痒、鼻出血、牙龈出血、皮下出血、女性患者月经过多,下肢水肿、少尿,兴奋、淡漠、嗜睡等精神症状;有无其他伴随症状及其特点;病情发作的频率以及以往症状演变发展的经过;患者接受过哪些治疗,是否遵从医嘱治疗;以往用药情况(药物名称、种类、剂量、用法、疗程、对患者的疗效及不良反应等),有无长期使用对肾有损害的药物,如解热镇痛药、两性霉素 B、氨基糖苷类抗生素、磺胺类、第一或第二代头孢类抗生素等;有无食物或药物过敏史。

2.遗传史

患者家族中有无同样和类似疾病的患者,某些肾脏疾病如遗传性肾炎、多囊肾等。

(二)身体评估

慢性肾衰竭可累及患者的全身各脏器,需做好全身检查,包括生命体征、精神、意识状态,有无贫血貌,皮肤、黏膜有无出血点、瘀斑、尿素霜沉积等;有无体温升高;有无皮肤水肿,水肿的部位、分布、程度、特点,有无胸腔、心包积液或腹水征;有无心率增快、肺底部湿性啰音、颈静脉怒张、肝大等心力衰竭的征象;有无血压下降、脉压差变小、末梢循环不良、颈静脉压力增高等心脏压塞征;神经反射有无异常;肾区有无叩击痛等。

(三)心理-社会状况

(1)评估患者对疾病的性质、进展、防治及预后知识的了解程度。

(2)评估患者的性格特点、人际关系与环境适应能力：此病预后不佳,治疗费用昂贵,尤其是需要长期透析或做肾移植手术的患者及其家人心理压力较大,注意评估有无抑郁、自卑、恐惧,甚至绝望等情绪反应。

(3)护士应了解患者的家庭组成、经济状况、文化教育背景;其他家庭成员对患者的关心、支持以及对疾病的认识程度;患者的工作单位或社会保障机构所能提供的支持情况;患者出院后继续就医的条件,社区保健设施及继续康复治疗的可能性。

【常见护理诊断/问题】

1.营养失调:低于机体需要量

与长期限制蛋白质摄入,消化功能紊乱,水、电解质紊乱,贫血等因素有关。

2.体液过多

与肾小球滤过功能降低导致水钠潴留、多饮水或补液不当等有关。

3.活动无耐力

与贫血、多系统功能受损有关。

4.有感染的危险

与白细胞功能降低、透析等有关。

5.预感性悲哀

与预知疾病预后不良、身体功能衰退、生活和经济负担过重有关。

【护理目标】

(1)患者能保证摄入足够合适的营养物质,身体营养状况有所改善;

(2)体液平衡,水肿减轻或消退;

(3)自诉活动耐力增强;

(4)住院期间不发生感染;

(5)能积极地生活。

【护理措施】

1.休息和活动

(1)能起床者:鼓励适当活动,以不出现心慌、气喘、疲乏、胸痛、呼吸困难、头晕眼花、血压改变等为宜,必要时护士或家属予以陪同或协助,一旦有不适,暂停活动,卧床休息。如活动后心率比静止状态增加 20 次/分以上,活动停止 3 分钟后心率不能恢复到活动前水平,提示活动量过大。教导患者尽量避免去人多的公共场所。贫血严重者,卧床、起床、下床时动作要缓慢,以免头晕;有出血倾向者注意安全,选择适当的活动内容,防止皮肤、黏膜受损。

(2)病情较重、心力衰竭者:绝对卧床并吸氧。①提供安静的休息环境,协助患者做好各项生活护理;②皮肤瘙痒时:勤用温水清洗,勤换衣裤床被,保持清洁、平整、柔软,必要时可遵医嘱使用止痒剂,忌用肥皂水或酒精溶液擦身,避免用力搔抓;③指导和帮助其定期翻身,屈伸肢体,按摩四肢肌肉,定时进行被动肢体活动,避免静脉血栓形成或肌萎缩;④指导有效的深呼吸和咳痰技巧,防止坠积性肺炎等。

2.合理饮食

(1)蛋白质:非糖尿病肾病患者在 CKD 1～2 期推荐蛋白入量为每天每千克体重 0.8g；CKD3 期应开始低蛋白饮食,推荐蛋白入量为每天每千克体重 0.6g。糖尿病肾病患者出现显性蛋白尿就应限制蛋白质的摄入量,推荐蛋白入量为每天每千克体重 0.8g；一旦 GFR 下降,蛋白入量降至每天每千克体重 0.6g 以下。低蛋白饮食要求其中 50% 以上蛋白质是高生物价优质蛋白(富含必需氨基酸),如鸡蛋、牛奶、鱼和瘦肉等。如有条件,在低蛋白饮食的基础上,同时补充必需氨基酸或 α-酮酸(每天每千克体重 0.1～0.2g)。必需氨基酸的补充可使尿毒症患者长期维持较好的营养状态,并降低尿素氮,减慢肾功能的恶化过程。能口服者以口服为佳,静脉输入时应缓慢。输液过程中如有恶心、呕吐、头晕应给予止吐剂,同时减慢输液速度。切勿在氨基酸内加入其他药物,以免引起不良反应。

(2)高热量:供给患者足量的糖类和脂肪,以获得充足的热量,减少体内蛋白质消耗。糖类占总热量 2/3,其余由植物油中脂肪供给。伴高分解代谢或长期热量摄入不足者,需经胃肠道外补充营养。每天供应热量每千克体重 125.5～146.5kJ(每千克体重 30～50kcal),消瘦或肥胖者酌情予以加减。饥饿时可食芋头、马铃薯、苹果、马蹄粉、莲藕粉等。

(3)限制水钠:①失水者:补液不宜过快过多,入液量一般为前 1 天尿量加上 500～600ml,可用含冰块或湿棉签涂抹嘴唇减轻患者的烦渴现象；②尿量在 1000ml 以上而无水肿者:不限饮水量；③严重高血压、少尿、水肿、心力衰竭者:严格控制饮水和输液量,准确记录 24 小时出入量,患者行动方便时按时测体重,以体重、血压、尿量、血清钠等指标作为水钠摄入依据。

(4)保持钾平衡:多尿或使用排钾利尿剂致低血钾时,增加含钾高的食物或谨慎补钾；无尿时可引起高钾血症,重度酸中毒、发热、钾摄入过多可加重高钾血症。GFR<25ml/min 时,应适当限制钾摄入,同时注意及时纠正酸中毒,并适当利尿(用呋塞米、布美他尼等)增加尿钾排出,停用含钾高的药物和限制香蕉、橘子、白菜、萝卜、梨、桃、葡萄、西瓜等含钾高的食物。如血钾>6.5mmol/L,心电图出现高钾表现,及时给予血液透析治疗。

(5)改善患者食欲:改进烹调方法,尽量使食物色、香、味俱全,清淡、易消化,富含 B 族维生素、维生素 C、钙和叶酸；提供整洁、舒适的进餐环境,少食多餐。口气较重者,应加强口腔护理。

3.病情观察及护理

(1)感染:呼吸道感染和尿路感染最常见,其次为皮肤感染、消化道感染。①病室定期通风并消毒空气,严格无菌操作,注意防寒保暖,减少探视,避免与呼吸道感染者接触；②定时测量生命体征,发现体温升高、寒战、疲乏无力、食欲下降、咳嗽、咳脓痰、尿路刺激征、白细胞增高等情况,及时处理；③准确留取各种标本如痰液、尿液、血液等,及时送检。

(2)液体量过多:每天定时测量体重,准确记录出入水量。观察有无短期内体重迅速增加、出现水肿或水肿加重、血压升高、意识改变、心率加快、肺底湿性啰音、颈静脉怒张等。

(3)电解质紊乱:监测血钾、钠、钙、磷等血清电解质的变化,如发现异常及时通知医师给予及时、有效的处理。①高钾血症:密切注意有无脉搏不规则、肌无力、心电图改变等征象。有高钾血症者,限制含钾高食物的摄入。另外要积极预防和控制感染,及时纠正代谢性酸中毒,禁止输入库存血,并遵医嘱予 10% 葡萄糖酸钙 20ml,缓慢静脉推注；5% 碳酸氢钠 100ml,5 分钟内缓慢静脉推注完。②低钙血症：出现手指麻木、易激惹、腱反射亢进、抽搐等症状，可摄入含钙高的食物如牛奶，遵医嘱使用钙剂等。

（4）肾功能和营养状况：定期监测血 BUN、Scr、血清清蛋白、血红蛋白等变化。

4.用药护理

积极纠正贫血，如遵医嘱用红细胞生成激素，观察用药后反应，如头痛、高血压、癫痫发作等，定期查血红蛋白和血细胞比容等。遵医嘱用降压药和强心药。

5.其他

指导患者恶心时张口呼吸可减轻恶心感受；加强生活护理，尤其口腔及会阴部护理。接种乙肝疫苗，尽量减少血液制品的输入。护士应细心观察，及时捕捉到患者的负性情绪，及时动员相关力量协同给予心理疏导，增强患者对疾病治疗和生活的信心。

【评价】

（1）患者贫血状况有所好转，血红蛋白、血清清蛋白在正常范围；

（2）机体的水肿程度减轻或消退；

（3）自诉活动耐力增强；

（4）体温正常，白细胞未增高，未发生感染；

（5）情绪和心理状况稳定，配合治疗与护理。

【健康指导】

1.合理饮食

强调合理饮食对病情的重要性，教会制订及选用适量蛋白质、低磷、高热量食谱的方法，严格遵从饮食治疗原则。

2.增强自我保健意识

酌情参加活动和体育锻炼，以增强机体抵抗力；根据气候和天气及时添减衣被，注意保暖防寒；讲究个人卫生，避免交叉感染；避免劳累和重体力活动。积极治疗原发病，观察药物疗效和不良反应，去除或避免加重肾衰竭的诱因。

3.保护和有计划地使用血管

尽量保留前臂、肘等部位大静脉，以备血透治疗。已行血透者保护好动静脉造口，行腹膜透析者保护好腹膜透析管道。

4.定期复查

定期复查血、尿常规，肾功能和血清电解质等，准确记录每天的尿量、血压、体重。

5.积极乐观

增强对疾病治疗和生活的信心，提高生活质量。

参考文献

[1]李乐之,路潜.外科护理学[M].第5版.北京:人民卫生出版社,2014.

[2]陈孝平,汪建平.外科学[M].第8版.北京:人民卫生出版社,2013.

[3]吴在德.外科实习医师手册[M].北京:人民卫生出版社,2004.

[4]陈孝平.外科手术基本操作[M].北京:人民卫生出版社,2003.

[5]胡爱玲,郑美春,李伟娟.现代伤口与肠造口临床护理实践[M].北京:中国协和医科大学出版社,2010.

[6]尤黎明,吴瑛.内科护理学[M].第5版,北京:人民卫生出版社,2014.

[7]葛均波,徐永健.内科学[M].第8版.北京:人民卫生出版社,2013.

[8]陈灏珠,林果为,王吉耀.实用内科学[M].第14版.北京:人民卫生出版社,2013.

[9]胡品津,谢灿茂.内科疾病鉴别诊断学[M].第6版.北京:人民卫生出版社,2014.

[10]刘华平,梁涛.内外科护理学[M].北京:中国协和医科大学出版社,2011.

[11]朱元珏,陈文彬.呼吸病学[M].北京:人民卫生出版社,2006.

[12]蔡柏蔷,李龙芸.呼吸病学[M].北京:中国协和医科大学出版社,2011.

[13]陆慰萱,王辰.肺循环病学[M].北京:人民卫生出版社,2007.

[14]谢幸,苟文丽.妇产科学[M].第8版.北京:人民卫生出版社,2013.

[15]郑修霞.妇产科护理学[M].第5版.北京:人民卫生出版社,2014.

[16]魏丽惠.妇产科诊疗常规(临床医疗护理常规)[M].北京:中国医药科技出版社,2012.

[21]王卫平.儿科学[M].第8版.北京:人民卫生出版社,2013.

[22]崔焱.儿科护理学[M].第5版.北京:人民卫生出版社,2014.

[23]史学,陈建军.实用儿科护理及技术[M].北京:科学出版社,2008.

[24]石远凯,孙燕.临床肿瘤内科手册[M].第6版.北京:人民卫生出版社,2015.

[25]吴蓓雯.肿瘤专科护理[M].北京:人民卫生出版社,2012.

[27]何国平.实用护理学[M].北京:人民卫生出版社,2006.

[32]秦桂玺.急危重症病与急救[M].北京:人民卫生出版社,2005.

[33]叶文琴.急救护理[M].北京:人民卫生出版社,2012.

[34]王可富,王春亭.现代重症抢救技术[M].北京:人民卫生出版社,2007.

[35]刘峰.临床护理实践指南[M].北京:军事医学科学出版社,2011.